Sonnenschmidt, Rosina
Heilkunst und Humor

Rosina Sonnenschmidt

Heilkunst und Humor

Heiteres und Denkwürdiges aus der Praxis

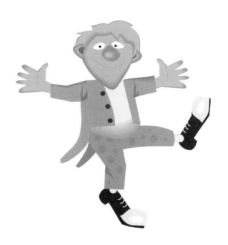

 Verlag Homöopathie + Symbol Berlin

Bibliografische Information der Deutschen Bibliothek
Die Deutsche Bibliothek verzeichnet diese Publikation in der Deutschen
Nationalbibliografie; detaillierte bibliografische Daten sind im Internet über
http://dnb.ddb.de abrufbar.

Umschlagbild: »Luftikusse« (Harald Knauss, Buntstiftzeichnung)

© 2004/2012 Verlag Homöopathie + Symbol, Martin Bomhardt, Berlin
Verlagsadresse: Liebigstraße 36, 10247 Berlin, Tel. 030 85103920 Fax: 85103930

Wichtige Hinweise

Haftungsausschluss: Medizin als Wissenschaft ist ständig im Fluss. Forschung und klinische Erfahrung
erweitern unsere Erkenntnisse, insbesondere was Behandlung und medikamentöse Therapie anbelangt.
Soweit in diesem Werk eine Dosierung oder eine Applikation erwähnt wird, darf der Leser zwar darauf
vertrauen, dass Autoren, Herausgeber und Verlag große Sorgfalt darauf verwandt haben, dass diese
Angabe dem Wissensstand bei Fertigung des Werkes entspricht. Dennoch ist jeder Benutzer aufgefor-
dert, die Beipackzettel der verwendeten Präparate zu prüfen, um in eigener Verantwortung festzustellen,
ob die dort gegebene Empfehlung für Dosierungen oder die Beachtung von Kontraindikationen gegenüber der Angabe in diesem Buch abweicht. Das gilt nicht nur bei selten verwendeten oder neu auf den
Markt gebrachten Präparaten, sondern auch bei denjenigen, die vom Bundesgesundheitsamt (BGA) oder
Paul-Ehrlich-Institut (PEI) in ihrer Anwendbarkeit eingeschränkt worden sind. Für jegliche Angaben über
die Anwendung von Arzneimitteln kann daher vom Verlag keine Haftung oder Gewähr übernommen
werden. Derartige Angaben sind vom Anwender eigenverantwortlich zu überprüfen.
Warennamen: Geschützte Warennamen (Warenzeichen) werden nicht besonders kenntlich gemacht.
Aus dem Fehlen eines solchen Hinweises kann also nicht geschlossen werden, dass es sich um einen
freien Warennamen handele.
Anonymisierung: Namen und Orte in diesem Buch sind gemäß der therapeutischen Schweigepflicht
verändert. Etwaige Ähnlichkeiten mit gleichnamigen Personen sind unbeabsichtigt und rein zufällig.

2. bearbeitete u. erweiterte Auflage 2012
Druck: TZ - Verlag & Print GmbH, 64380 Roßdorf
ISBN 978-3-937095-19-6
Printed in Germany

Inhalt

4. Lach-Mut in der Homöopathie 279

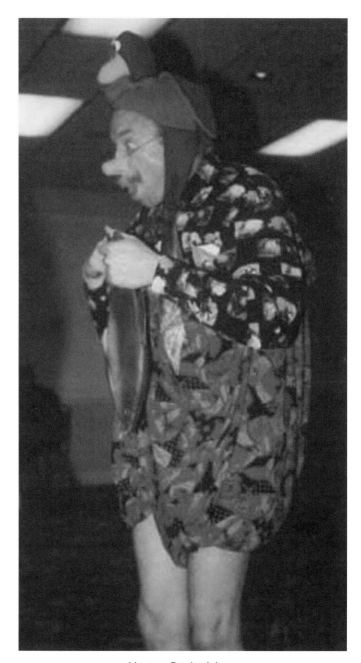

Hunter »Patch« Adams

Danke!

An meine wunderbaren Mitlacher und Kollegen der Heilkunst, die aus ihrem Praxisalltag ein paar Salzkörnchen zur Würze dieses Buches beitrugen:

- Tierärztin Anke Domberg für ihre wunderbaren Zeichnungen, die sie extra für dieses Buch anfertigte
- Heilpraktiker Andreas Krüger
- Dr. Wolfgang Vogelsberger
- Dr. Christiane May-Ropers
- Heilpraktikerin Mechtilde Wiebelt
- Dr. Annette Herrmann
- Dr. Birgit Schmidt
- Dr. Lutz Zieseke-Michaelis
- Dr. Lothar Hollerbach

Ein herzlicher Dank geht an David Gilmore, der den Clown aus dem Therapeuten lockt und der für dieses Buch einige Fotos zur Verfügung gestellt hat.

Unser besonderer Dank gilt dem amerikanischen Arzt Hunter »Patch« Adams, dem Vater aller therapeutischen Clowns, für das Bild auf der gegenüberliegenden Seite.

Vorwort
Andreas Krüger

Der revolutionärste Akt, den man tun kann,
ist öffentlich glücklich zu sein
Hunter »Patch« Adams

Buddha lacht
oder Gott einen Witz erzählen

Als mich meine treue Herzensfreundin Rosina Sonnenschmidt bat, einige Worte über den Humor und seine Heilkraft zu schreiben, bemerkte ich, wie spontan ein Lächeln über mein Gesicht huschte. Ich spürte die heilende Kraft dieses Lächelns und dachte an die vielen Situationen in meinem Leben – ob im realen Leben erlebt, im Film gesehen oder gelesen – als der Humor und auch das befreiende Lachen, besonders auch für mich selbst, Heilung, Öffnung und Wandlung brachte.

Ich dachte an meinen Lehrer Zalman Schachter, der uns auf einem wunderbaren Seminar zum Thema »Gebete und dem Umgang mit Gott« einmal erzählte, es sei eine alte jüdische Tradition, in einem Gebet Gott ein paar kraftvolle Witze zu erzählen, bevor man ihn um etwas bitten würde, um ihn zu erheitern und sein Herz für die Bitten zu öffnen.

Ich fand die Idee wunderbar, dass ich als Mensch die Kraft und die Möglichkeit hätte, meinen Gott heiter zu stimmen und ihn zum Lachen zu bringen. Später, in Zeiten eigener tiefster Dunkelheit, wo ich auch meinen Gott als einen trauernden und einsamen erleben musste oder durfte, habe ich immer wieder an dieses Erlebnis gedacht und mich Gott in meiner Dunkelheit sehr nahe gefühlt. Was für ein menschlicher Gott, der mit uns leidet, mit uns unsere Einsamkeit teilt, der aber auch mit uns lacht und den wir in direktem Zwiegespräch auch belustigen dürfen. Ich habe damals während dieses Seminars Gott einen halben Tag lang Witze erzählt, mir sein Gesicht vorstellend, das er in meinen Bildern der Seele hat, hoffend auf sein Lächeln oder sein Lachen. Ja, und es gelang mir, ihn zum Lächeln und zum Lachen zu bringen und ich möchte Euch, liebe Leser, verraten, dass mein Gott über Blondenwitze besonders laut und herzhaft lachte (was daran liegen mag, dass ich selber blond bin).

In meinen Gedanken zur Heilkraft des Humors und zur Heilkraft des Lachens dachte ich auch an einen der bewegendsten Filme, den ich je in meinem Leben gesehen habe:»Patch Adams«, der Begründer der Lachtherapie – gespielt von einem wunderbaren Robin Williams. Ich erlebte in diesem Film einen Arzt, der, nachdem er selbst die tiefsten Täler der Seele durchwandert hatte, es als tiefe Initiation begriff, dass es wohl das Höchste unseres Heilerseins sei, lachend Hoffnung und Optimismus in die Seelen unserer Mitmenschen zu bringen.

Dieser Film ist bis heute ein Muss für alle meine Heilerschüler und auch immer wieder für mich – bis jetzt habe ich ihn bestimmt ein halbes Dutzend mal gesehen. Eine wunderbare Erinnerung an die heilende Kraft des Humors.

Patch Adams hat uns vorgelebt und gelehrt, wie unverzichtbar das Lachen, das Lächeln und der Humor überhaupt für unser Heilsein ist. Er hat uns gezeigt, dass selbst in Zeiten tiefster seelischer Abgründe und dunkelsten Dunkels es das Lächeln eines Schmetterlings sein kann, das uns die Kraft gibt, weiterzuleben und weiterzulachen. Heute erklärt uns die klinische Psychiatrie, dass Lachen und Lächeln zur vermehrten Ausschüttung unseres Glückshormons Serotonin führen, wie umgekehrt ein chronisch nörgelndes und faltiges Dreinschauen zu einem Versiegen dieses Glückshormons führen kann. Ob es der indische Lach-Yoga ist oder die Lachmeditation der großen Seele Osho – sie alle wussten um die heilende Kraft des Lachens, um das Lachen als Sonne unserer Seele. Wer regelmäßig zu lachen vermag, kann seine Johanniskraut-Dosis schnell halbieren. Das erste, was unser Patient oft zeigt und woran wir erkennen, dass es wieder Hoffnung gibt, ist ein erstes Lächeln nach langen Wochen depressiver Dunkelheit. Was gibt es Schlimmeres, als wenn ein Patient sagt, er habe sein Lachen verloren! Was gibt es Schöneres als ein erstes Lächeln! Noch heute erinnere ich mich an das erste Lächeln meiner Töchter nach ihrer Geburt. Bis heute gibt es nichts, was mich glücklicher gemacht hat.

Auf meinen vielen Reisen in die Länder meiner Seele, zum Beispiel in den Garten der Erlösung auf dem Berg des Erwachens, durfte ich des öfteren dem erhabenen Buddha begegnen. Die ergreifendsten Momente dieser Begegnung waren gar nicht so sehr, was er tat und was er mich lehrte, sondern es war sein weltenerschütterndes Lachen, das ich jedes

Mal hören durfte. Erlache die Freiheit und zerlache das Leid. Das ist die Essenz meiner Buddha-Reisen. Nicht umsonst sagt schon der große Konfuzius: Lächeln erzeugt Lächeln.

Zur heilenden Kraft des Humors und zur Freiheit schaffenden Kraft des Lachens möchte ich zum Schluss noch eine Geschichte erzählen, die ich in meiner Lieblings-Phantasy-Buchserie über Thomas Covenant, den Zweifler[1], gelesen habe. Thomas Covenant, ein leprakranker Skeptiker, wird in eine Parallelwelt versetzt, um diese zu retten. Über mehrere Bände wird ein erbarmungsloser Kampf zwischen den Kräften der Liebe und den Kräften des Dunkels, die ihre oberste Manifestation in der Gestalt eines Lord Fouls, eines Oberdämonen oder Oberteufels finden, beschrieben. Der letzte Kampf findet zwischen ihm und dem besagten Covenant in der Burg des Dämonen statt, indem beide mit ihrer ganzen Magie aufeinander losgehen und Covenant dem Dämon seinen ganzen Hass und seine ganze Verzweiflung entgegen schleudert. Doch statt ihn zu eliminieren, wird der Dämon durch diesen Hass und die magischen Angriffe immer stärker. Statt den Dämon zu besiegen, nährt Covenants Hass ihn eher noch – und an diesem Kampf droht diese Welt zu zerbrechen.

Als alles verloren scheint und die wildeste Magie nicht ausreicht, um das Dunkel zu vernichten, geschieht die Wende. Ein Gefährte Covenants, der Riese Salzherz Schaumfolger, selbst tödlich verwundet, fängt auf einmal und scheinbar aus heiterem Himmel an zu lachen. Vielleicht aus Einsicht in die Irrationalität seines Versuches, den Dämon durch Magie und Hass zu besiegen, fällt dann auch Covenant in das Lachen des Riesen ein und es entzieht dem Dämon spontan seine Energie. Nach kurzer Zeit des heilenden Lachens passiert das, was Hass und Magie vorher nie erreichen konnten: der Dämon erlischt. Eine kleine fantastische Geschichte über die heilende Kraft des Lachens.

Lachen ist heilender und befreiender als alles, was wir sonst noch an Medien des Heilens und der Befreiung zur Hand haben.

Rosina Sonnenschmidt – Du Sonnenschein unserer Seelen. Dir sei Dank dafür, dass Du uns, wie in jedem Deiner Bücher, wieder einmal erinnert hast an das, was Heil bewirkt und dieses Mal an das Heil des Humors.

---

[1] Info zu Thomas Covenant Chronik (6 Bände) über: www.zvab.com

Dieses Buch ist eine Pflichtlektüre für mich, meine Schüler und meine Patienten.

In tiefer Dankbarkeit für dieses Buch – Glück auf und ein herzhaftes Lachen.

Dein Andreas – singt für die Kranken – tanzt mit den Riesen.
Der Buddha lacht

Wenn der Kampf verloren scheint
Das Dunkel übermächtig wird
Und die Dämonen anfangen unsere Seelen zu fressen
Dann sehen wir Dein Bild
Du – der Du alles erlebt hast
Alles erlitten hast, alles erliebt hast
Und wir sehen Dein Lächeln
Und wir hören Dein Lachen
Und wir wissen alles ist gut
Lachen der Stille
Lächeln der Leere
Aoum mani padme hum
Der Buddha lacht

Andreas Krüger – gesungen am 14. Januar 2004

Geleitworte zu einem inspirierenden Buch
Dr. Wolfgang Vogelsberger

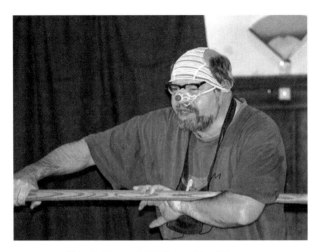

Abb. 1 Dr. med. Wolfgang Vogelsberger

»Humor ist die beste Medizin.« »Lachen macht gesund.« Wir alle kennen diese Sprüche. Doch wo befinden sich Humor und Lachen in unserer Medizin?

Mein Professor fragte uns als Studenten nach einem Unterricht am Krankenbett, ob der Patient eigentlich gelacht hätte. Als wir erstaunt verneinten, mussten wir kehrt machen und das Versäumte nachholen, nämlich den Patienten irgendwie zum Lachen bringen. Zum Glück gelang es uns und wir durften in der Folgezeit nicht nur gemeinsam mit diesem Patienten lachen, sondern auch mit vielen anderen. Nach kurzer Zeit war auf dem Schild der »Schmerzambulanz« der Justus-von-Liebig-Universität Gießen das erste »m« überklebt. Eine sinnvolle Reaktion auf das alte »Primum nil nocere!« (Das erste ist, nicht zu schaden).

Lachen, das bringt Loslassen, Ableiten, Entspannen, Öffnen und sogar Entgiften. Wer keinen gesunden Humor mehr besitzt, dem fehlen diese Gaben. Wenn die Humores – die körpereigenen Säfte – frei fließen, herrscht heitere Gelassenheit. Jetzt wird *Kairos*, der »günstige Augenblick«, möglich, in dem durch Sensitivität und Medialität die inneren

Stimmen von Therapeut und Patient hörbar werden. So entsteht ein Energiefeld für Patient und Therapeut, mit einem befreienden Lachen Herz und Hirn für wohltuende Gedanken und Bilder frei zu machen. Humor befreit den Instinkt und setzt Impulse frei für die gemeinsame therapeutische Arbeit.

Gerade dort, wo Gegensätze aufeinander prallen, gewinnt das Heiter-Spielerische Kraft für die Lösung eines Problems, eines Konfliktes. Lachen berührt und rührt. So kann sich Schwäche in Stärke wandeln.

Humor ist eine der Brücken zwischen Bewusstsein und Unterbewusstsein. Er hilft uns, den Zusammenhang zwischen dem unterbewussten Fühlen und Ahnen und der körperlichen Befindlichkeit zu schaffen. Hier ist immer wieder auch das provokative Vorgehen eines Narren notwendig.

Es sind die eindrucksvollen Bei-Spiele aus der Praxis, die dem Leser das Herz öffnen und so dieses Buch so wertvoll machen. Das therapeutische Vorgehen von Rosina Sonnenschmidt vereint spielerische Struktur und strukturiertes Spiel auf dem Boden intuitiver Kreativität. Es wird deutlich, dass in jedem Menschen ein innerer Clown schlummert, der auch gar keinen besonderen Aufwachraum braucht. Durch das Lachen finden Patienten und Therapeuten aus ihrer Atemlosigkeit in den Atem zurück. So findet ein Erwachen im Sinne des »Erkenne dich selbst« statt. Der Blick wird frei für das größere Ganze und das eigene Lebensproblem erlangt einen anderen Stellenwert.

In Rosina Sonnenschmidt vereinen sich die Möglichkeiten von Kunst, Lebenskunst und Heilkunst. Eine neue Heilkunde auf der Basis von Achtsamkeit, Klarheit, Wahrheit, gepaart mit Mut und Liebe, wird die Erfahrungen dieses Buches integrieren.

Dem neuen Werk dieser Mahnerin zur Umkehr sei eine rasche Verbreitung besonders unter den »Heilbefugten« gegönnt.

Dr. med. Wolfgang Vogelsberger

Freiburg, im drückend heißen Juli 2003

Lachtherapie zum Geleit
Dr. Christiane May-Ropers

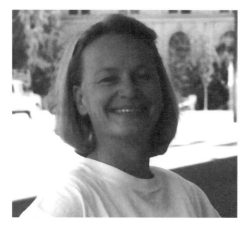

Abb. 2 Dr. med. Christine May-Ropers

Vorsicht – Lachen ist eine ansteckende Krankheit!

Lachen überwindet Barrieren und schafft einen Raum, in dem Menschen sich treffen und gemeinsam seine heilende Kraft erleben können.

Was bewirkt Lachen?

Lachen regt den Herzschlag und Blutkreislauf an, trainiert verschiedene Muskeln, stimuliert eine Menge Nerven und vertieft sowohl die Ein- als auch die Ausatmung.

Lachen massiert das Zwerchfell. Innere Organe, die Lunge und das Herz sowie alle vom Herzen ausgehenden Gefäße können einen größeren Spielraum erhalten. Der wechselnde innerkörperliche Druck beim Lachen erleichtert verschiedenen Organen wie der Lunge, der Leber, dem Herzen, der Bauchspeicheldrüse und den Nieren ihre Funktion.

Dabei lassen Muskelverspannungen nach und die Tiefenentspannung baut Stresssymptome ab. Der Blutdruck reguliert sich (steigt bzw. fällt) – ein ausgeglichenerer Blutkreislauf führt dem Körper neue Energie zu. Beim Lachen werden Endorphine freigesetzt, die schmerzlindernde

Fähigkeiten haben (Endorphine sind vom Körper produzierte chemische Verbindungen, die ähnlich wie Opium wirken.). Vor allem aber stärkt Lachen das Immunsystem, also die Abwehrkräfte unseres Körpers.

In unserer Klinik (*Nowo-Balance*-Klinik Bruneck) boten wir von 1985 bis 1995 Lachtherapie für unsere Patienten an, mit großem Erfolg, wobei die Patienten oft zunächst gar nicht begeistert waren, wie im folgenden Beispiel:

Patientin:»Wie??? Ich soll zur Lachtherapie gehen? – Was soll ich da? – Nein, das kann ich nicht.«

Dr. May:»Aber Frau Müller, Sie werden sehen, da sind lauter nette Menschen beisammen und ob sie lachen oder nicht, ist völlig egal. Und die Übungen werden Ihnen gut tun.«

Patientin:»Nein, so auf Kommando lachen, obwohl einem gar nicht so zumute ist, das kann ich nicht.«

Dr. May:»Also, bitte tun Sie's für mich, gehen Sie einmal hin und schauen Sie sich's an. Wenn's Ihnen nicht gefällt, brauchen Sie nicht mehr hinzugehen.«

So oder so ähnlich liefen die Motivationsgespräche meistens ab, wenn die Patienten auf ihrem Therapieplan »Lachtherapie« stehen hatten. Es war gar nicht so einfach, vorwiegend alte, oft von Schmerzen geplagte und häufig auch noch unbewegliche Menschen überhaupt zu bewegen, sich die Sache einmal anzusehen. Doch einmal dabei, war jeder Patient schnell begeistert. Unsere Ärzte hörten oft das Gejohle und Gelächter und wunderten sich, wie das möglich sei.

Mit viel Bewegung, Tiefatemübungen und Singen brachte unsere *Nowo-Balance-* und Lachtherapeutin Traudl diese Menschen in Schwung.

Lachtherapie bedeutet vor allem Flexibilität und Kommunikation mit der Gruppe, denn einer Gruppe ein Lachen oder Lächeln zu entlocken, erfordert jedes Mal eine neue Dramaturgie, eine neue Inszenierung. Wenn sich der Energiestau dann in Lachen auflöst, fließt für alle in der Gruppe enorme Energie – Heilenergie.

Kleines Lachkabinett
Einige Übungen zur Anregung des Lachens
Dr. Christiane May-Ropers

Die folgenden Übungen sind zum einen aus unserem eigenen Repertoire oder wir haben sie zum anderen bei verschiedenen Workshops kennen gelernt, wie zum Beispiel bei meinem verehrten Meister Patch Adams oder bei David Gilmore. Lassen Sie sich inspirieren, denn sicher haben Sie selbst noch viele weitere Ideen.

1. Grimassen schneiden

Das lockert die verkrampfte Gesichtsmuskulatur und man kann es auch vor dem Spiegel machen. Machen Sie Bewegungen wie:

- Kaugummi kauen
- »Ba, Ba Ba,...« (Dabei den Unterkiefer locker fallen lassen)
- Augen rollen oder schielen
- Die Zunge rausstrecken und gleichzeitig an den Ohrläppchen ziehen
- Schnute
- breites Froschmaul
- Nase rümpfen
- Stirne runzeln

2. Laut (am besten im Stehen), mit beiden Händen Bauch ganz tief unten halten

- Ha, Ha, Ha...
- Ho, Ho, Ho...
- Hi, Hi, Hi...
- He, He , He...
- Hu, Hu, Hu... Ha
- Ha, He, Hi, Ho, Hu...

Dabei einmal tiefe und einmal ganz hohe Töne. Bewegungen dazu, z.B. zu einzelnen Mitspielern gehen und mit Lachen herausfordern

3. Lachen mit geschlossenem Mund

4. Verschiedenes tierisches Lachen

Löwenlachen, Bärenlachen, Hundelachen, Hasenlachen, Papageienlachen, Mäuselachen, Krokodilslachen…

5. Sich auf den Rücken legen, Beine in die Luft wie ein Käfer und versuchen zu lachen

6. Übung zu zweit:

Zwei Partner stehen oder sitzen sich gegenüber. Es wird abwechselnd gezählt: Partner A »Eins«, Partner B »Zwei«, Partner A »Drei«, Partner B »Eins«, Partner A »Zwei«, Partner B »Drei« usw. Jetzt denkt sich Partner A für die Zahl »Eins« eine Grimasse aus, z.B. »Zunge rausstrecken«.

Nun wird wieder gezählt, doch dieses Mal streckt man anstelle »Eins« zu sagen, die Zunge heraus. In der nächsten Runde gibt Partner B einen Ersatz für die Zahl »Zwei« vor, z.B. »Stöhnen«. Anstatt zu zählen geht's jetzt also: Partner A »Zunge rausstrecken«, Partner B »Stöhnen«, Partner A »Drei« sagen, Partner B »Zunge rausstrecken« usw. In der nächsten Runde eine weitere Steigerung für die Position »Drei«… usw.

7. Zwei Teilnehmer sitzen sich gegenüber. Der eine erzählt fünf Minuten lang *ohne zu unterbrechen* nur Gutes, Lustiges und Schönes aus seinem Leben. Der andere hört mit intensiver Anteilnahme zu, ebenfalls *ohne ihn zu unterbrechen* oder Kommentare abzugeben. Dann wechseln!

8. Lachwettbewerb

Wer kann die anderen am besten zum Mitlachen bewegen?

Kleine Vorgeschichte

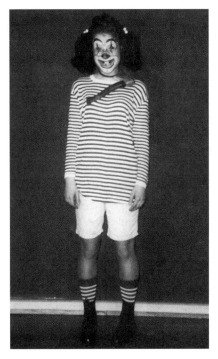

Abb. 3 Die Autorin als junger Clown

Wer meine Arbeit kennt, dürfte nicht sehr erstaunt sein, dass ich ein Buch über den Humor und seine enorme Heilkraft schreibe. Viele Menschen glauben, mein Leben habe einfach so heiter und schwerelos mit mir ins jetzige Alter und ständig auf Glückswolke Nr. 47 getanzt. Das stimmt einerseits, doch andererseits auch wieder nicht, denn ich habe wahrscheinlich genau so viele Täler des Leidens durchlaufen wie jeder andere auch. Zum Glück bekam ich allerdings schon ein gehöriges Potenzial Humor mit in die Wiege. Demzufolge verhielt ich mich schon als Kind, sehr zum Leidwesen meiner Lehrer, reichlich komödiantisch und malte mich dauernd als Clown oder dummer August an, persiflierte die Leute und ihre Verhaltensweisen und bescherte dadurch meinen (armen) Eltern alle halbe Jahre mit roter Nase einen »Blauen Brief«. Gramgebeugt folgte mein Vater jedes Halbjahr der Aufforderung, zur

Klassenlehrerin zu kommen und sich anzuhören, was ich alles schon wieder an Unfug getrieben hatte. Er zweifelte an der Effektivität seiner Erziehung. Eine clowneske Schülerin, die ständig neue Streiche ausheckte, passte einfach nicht in das Bild eines Mädchengymnasiums und führte meine Lehrer zu dem simplen Schluss, dass ich wohl deshalb Rosina hieße, weil ich statt grauer Zellen nur Rosinen im Kopf hätte. Was die Lehrer damals nicht wussten: Ich wurde just an dem Tag geboren, als meine Großmutter Rosina an Krebs starb, erhobenen Hauptes, lächelnd und ihren Segen einem Kind gebend, das gerade auf dem Absprung in unsere Dimension war. Was meine Lehrer auch nicht wussten: Mein unbotmäßiges Verhalten entsprang wohl einfach dem unbewussten Heilungsbedürfnis, etwas Spaß und Licht in das graue Leben von uns Schülerinnen zu bringen. Dazu muss man wissen, dass in unserer Klasse etliche Mädchen von ihren Vätern, Müttern oder auch beiden regelmäßig grün und blau geschlagen wurden. Weinen war unter unserer Würde, doch ich werde die Qual in ihren Gesichtern und ihre geschundenen Leiber niemals vergessen. Es gab für mich deshalb nichts Schöneres, als wenn sie mal lächelten oder sogar lachten. So stellte ich allen möglichen Blödsinn an, verkleidete mich und ahmte besonders gerne die Lehrer nach – was naturgemäß nicht gerade auf ihre Anerkennung stieß.

Kein Lehrer in den fünfziger und sechziger Jahren zitierte damals die Eltern in die Schule, weil sie ihre Kinder verhauten. So waren wir Kinder und Jugendliche auf Selbsthilfe angewiesen. Ich ließ mich als Klassenkasper trotz katastrophaler Noten nicht von meinen Streichen und anderen Kapriolen abbringen. Mein Französischlehrer war wohl der einzige, der einen Sinn darin erkannte: Wenn sie komödiantisch sein darf, lernt sie wenigstens fleißig. Also erlaubte er mir, dass ich Grammatik, Texte oder Gedichte vor der Klasse schauspielerisch darstellen durfte. Tatsächlich hob das dann auch meine Französisch-Note. Schon während der Schulzeit konnte ich mich nicht entscheiden, ob ich zuerst einen anständigen Brotberuf erlernen sollte oder besser gleich zum Zirkus gehen. Dem eindringlichen Rat meiner Eltern folgend ging ich dann doch den Weg des »Das eine tun und das andere nicht lassen«, was bedeutete, mich zunächst einem Musik- und dann einem wissenschaftlichen Studium hinzugeben und zeitgleich im Kefka-Theater von Milan Sladek meinem Hobby, der Pantomime, zu frönen. Dieses Theater war für meine heutige Heilkunst die beste Schule, denn der berühmte

Sladek trainierte uns intensiv genauestens die menschliche Natur zu studieren – in allen Lebenslagen, in allen Gesellschaftsschichten und an allen Plätzen, wo Menschen wirken. Fünf Jahre lang geschah dies, gemäß der Pantomimenkunst, schweigend – eine exzellente Sinnesschulung und Disziplin: nicht reden, sondern tun. Milan war ganz sicher, dass ich bei seinem Theater bleiben würde, doch mein Karma wollte noch ein paar andere Mäander absolviert wissen. Und da ich mit einem unerschütterlichen Gottvertrauen gesegnet bin, ging ich einige Wege, deren Sinn ich immer erst später verstand. Was ich in jenen Jahrzehnten sozusagen von der Pike auf lernte: Lächeln und Lachen sind Ambrosia für die menschliche Seele. So setze ich meine komödiantischen Gene, wenn ich sie schon von *dem da oben* geschenkt bekommen habe, auch gerne in der Heilkunst ein, um damit die Gebeugten und vom Schicksal Geschlagenen etwas aufzurichten und zum Lächeln zu bringen.

Für mich selbst war mein humoreskes Potenzial geradezu überlebensnotwendig, da ich sowohl schwere Krankheiten als auch ebensolche Lebenskrisen erlebte. Ich ging damit jedoch selten hausieren, weshalb meine Mitmenschen meist meinten, ich sei nur vom Glück auserwählt und stets auf Rosen gebettet. In gewisser Weise bin ich das auch, weil mich keine Krise meiner grundsätzlichen Lebensbejahung berauben konnte. Es begegneten mir auch immer wieder andere Menschen, die schon unvorstellbares Leid erduldet und dennoch einen sagenhaften Mutterwitz behalten hatten. Sie waren meine Vorbilder, das Leben so zu nehmen, wie es kommt. Ob meine Großmutter, meine Mutter, meine Onkel oder viele Freunde – ich empfinde vor ihnen, deren Leid ich nicht hätte tragen mögen und die dennoch stets zu einem Lächeln bereit waren, größte Hochachtung. Von ihnen habe ich etwas gelernt, was ich nur behelfsmäßig als Lebenskunst bezeichnen kann, was in Wirklichkeit etwas viel Erhabeneres ist und wofür ich jeden Tag dankbar bin.

Dieses Geschenk, das mir in die Wiege gelegt wurde und mich zu einem lebensfähigen Menschen machte, möchte ich mit anderen teilen, denn nichts kann mich so begeistern wie die menschliche Natur mit all ihren Licht- und Schattenseiten. Ich bin froh sagen zu können, dass ich die menschliche Spezies liebe und ich bin dem Schöpfer dankbar, dass er des Knetens der Pflanzen- und Tierwelt müde wurde und seinem inneren kleinen Teufelchen folgte, ein paar Zweibeiner zu modellieren, ihnen dann die Freiheit des Geistes einzuhauchen und ein paar Jahrmillionen zuzuschauen, was sie mit ihrem Hirn und Geist anstellen. Sicher ist dabei viel Schlimmes, aber doch auch viel Wunderbares heraus-gekommen. Was ich an unserer Spezies so liebe, ist die ständige Wahlmöglichkeit, das eigene Bewusstsein zu erweitern, erfinderisch zu sein und dabei lächeln, dichten, malen, singen oder tanzen zu können.

Da ich meine Lebensfreude auch Menschen verdanke, die längst gestorben sind, ist es mir eine Ehre sie posthum hier und da durch eine kleine Begebenheit zu Wort kommen zu lassen.

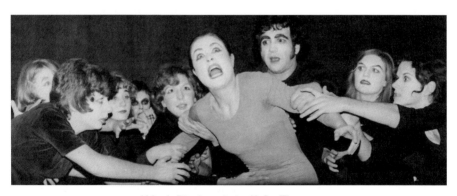

Abb. 4 Die Autorin im Kefka-Theater

Einführung ins heitere Metier

Die belletristische Literatur bietet bereits einige hübsche Bücher von Ärzten, die aus dem Nähkästchen plaudern und von Menschen und Tieren berichten, mit denen sie besondere Situationen erlebt haben. Interessanterweise handelt es sich bei diesen Autoren fast ausnahmslos um Schulmediziner, denen neben ihrer ärztlichen Berufung die Gabe des Schreibens und Lachens zueigen ist oder war. Ist es da nicht seltsam, dass gerade im sich ganzheitlich dünkenden Reich der Naturheilkunde noch so gut wie nichts darüber publiziert ist, was der Praxisalltag an seltsamen und heiteren Begegnungen zu bieten hat? Passt dazu, was ich auch immer wieder auf medizinischen Kongressen der »Ganzheitsmedizin« erlebe, nämlich Humorlosigkeit, Fanatismus und »Lachen = Tabu«? Ist ausgerechnet die Arbeit mit Naturkräften und natürlichen Heilmethoden so ernst, dass sie in dieser Hinsicht der Schulmedizin unterliegt? Stimmt es fröhlicher, Antibiotika und Cortison, Chemotherapie und Bestrahlung zu verordnen als Homöopathie, Heilkräuter oder Kinesiologie? Sollte es nicht eher umgekehrt sein?

Oder ist es vielleicht so, dass »ganz normale Mediziner« einfach mehr Lebensfreude haben als Vertreter der Ganzheitsmedizin?

Eine Erklärung habe ich darin gefunden, dass unter Ärzten und Psychotherapeuten häufig künstlerische Talente existieren und auch gelebt werden. Es gibt unter ihnen viele ausgezeichnete Musiker und Schauspieler, die die »Schönen Künste« vielleicht auch als Ausgleich zum täglichen Umgang mit Leid und Krankheit ausüben. Und es ist eine Tatsache, dass der Humor auf einem künstlerisch-schöpferischen Nährboden eine viel bessere Überlebenschance hat, als wenn jemand seine künstlerisch-kreativen Gaben nicht verwirklicht. Diese Gaben hat nämlich eigentlich jeder und sie lassen sich auch in jeder Altersstufe verwirklichen. Sei es, dass man Gedichte, Prosa oder Märchen schreibt, rezitiert, erfindet, liest oder illustriert. Sei es, dass man malt, bildhauert oder Ikebana steckt. Ich nenne diese Aktivitäten die »Ambrosia für die Seele«. Sie liegen jenseits von Leistung, Vorzeigen und Bewertung und dienen einfach nur der eigenen inneren Erbauung. Wir »erbauen« uns damit innere Räume und werden weit(er) und heiter(er)!

Wie steht es jedoch damit bei uns Naturheilkundlern?

Lachen, Humor, ein lustvolles Sein und die Verwirklichung der eigenen künstlerisch-schöpferischen Potenziale sind hier noch ziemlich Mangelware. Ich finde das sehr schade, denn unter Naturheilkundlern gibt es viele interessante und viele echte Heilerbegabungen. Jeden Tag danke ich, dass es uns Naturheilkundler hierzulande überhaupt gibt. Wenn man nämlich – wie ich – im Ausland (Frankreich) lebt, wo es durchaus Usus ist, Ärzte *öffentlich* der Neuen Medizin abschwören zu lassen (die Inquisition lässt grüßen!), weiß man es zu schätzen, dass in Deutschland Heilpraktiker staatlich anerkannt werden. In der Existenz der Heilpraktiker, die sich von jeher dem Credo »Medicus curat – natura sanat« verschrieben haben, liegt eine hoffnungsvolle Zukunft, trotz und angesichts von Gentechnik und Apparatemedizin. Hoffnungsvoll stimmt mich auch, dass die unselige Betonwand und das Angstpotenzial gegenüber der Naturheilkunde langsam abgebaut werden, die von der »heiligen Inquisition der Ärztekammer« einst errichtet wurden, denn sowohl die innere Umkehr vieler Ärzte und ihre Hinwendung zur Ganzheitsmedizin, als auch das wachsende Selbstbewusstsein der Heilpraktiker öffnen neue Räume. Meine Zukunftsvision ist eine Kunst zu heilen, die von denen ausgeführt wird, die sie wirklich verstanden haben. Wir sind derzeit dabei, uns als Heiler erst einmal untereinander die heilenden Hände zu reichen und unnötige Angstgebilde voreinander aufzulösen. Daher gilt es, zunächst den Fokus dorthin zu lenken und nicht auf die »Hardware« der Unbelehrbaren.

Apropos »Heiler«! Heiler im Sinne von »Geistheiler« sind im deutschsprachigen Raum auch eine wundersame Spezies, die zumeist der Humorlosigkeit frönt. Viele Geistheiler nutzen ihren Geist lieber, um bei anderen Fremdbesetzungen, okkulte Angriffe, Außerirdische oder schwarzmagische Wesen wahrzunehmen, als das zu tun, was erst einmal nahe läge: Heiterkeit zu verbreiten. Letzteres ist anscheinend nur in England möglich. Dort haben wir in unserer Medial- und Heilerschulung so viel gelacht, dass wir kaum noch gehen und aus den Augen schauen konnten. Wir lernten von unseren englischen Lehrern als erstes über uns selbst zu lachen und uns nicht so wichtig zu nehmen. Erst danach wurden wir gelehrt, die Hände aufzulegen oder fernzuheilen (und gerade bei der Fernheilung nicht zu vergessen, dem mentalen Versandpäckchen auch ein Lächeln mitzuschicken).

Auch in Deutschland gibt es gute und begabte Geistheiler. Die humorvollen unter ihnen muss man jedoch mit der Lupe suchen. Und auch die gesunden sind Mangelware. Es wird vielerorts krampfhaft am dürren Zopf einer exorzistischen Zunft festgehalten und mit aller Macht versucht, eine fortschrittliche Ganzheitsmedizin wieder ins Mittelalter zu zerren. Wo es nun gerade Mode ist anderen böse Geister auszutreiben, stellt sich natürlich die Frage, woher alle diese »bösen Jungs« kommen und vor allem, wohin sie eigentlich gehen, wenn sie schließlich ausgetrieben wurden?

Besonders fatal an dieser deutschen Heilerszene ist ja, dass das oberste ethische Gesetz des Heilens überschritten wird: der Patient wird durch eine negative Diagnose oder Prognose programmiert. So diagnostiziert der vermeintliche Heiler nicht nur etwas Böses, sondern er sagt auch gleich: *»Ich kann das wegmachen.«* Man kann hier über die Ähnlichkeit zur orthodoxen Medizin nur staunen! Die macht nämlich auch andauernd etwas weg (und produziert damit neue und tiefer gehende Probleme, wie jeder Homöopath weiß). Also, wohin entweichen all die negativen Wesen, die mancher Geistheiler vermeintlich entfernt?

Antwort: Dorthin zurück, woher sie hergekommen: in sein Bewusstsein. Und das macht ihn fast zwangsläufig krank!

Es gibt unter manchen Geistheilern eine sonderbare Heiterkeit, die mir jedoch das Blut eher gerinnen als lustvoll fließen lässt: »Komm, wir machen dem mal ein paar Fremdenergien weg« oder »Sollen wir dem mal zeigen, was 'ne Harke ist und den magischen Angriff abwehren?« Solche Sprüche habe ich tatsächlich schon gehört. Wie groß muss das Angstpotenzial eines solchen »Geistheilers« sein, dass er andauernd irgendwelche Angriffe wahrnimmt? Und wie klein muss sich ein Geistheiler fühlen, dass er sich mit solchen Sprüchen oder Handlungen wichtig machen muss?

Es bedarf keiner Erwähnung, dass es in unserer Welt vor negativen Energien nur so wimmelt. Sie springen jedem ins Auge und wir hören, sehen, fühlen, schmecken und riechen sie jeden Tag. Die Presse, das Fernsehen oder das Internet sind knallvoll mit Negativbotschaften. Jeder von uns ist fremdbesetzt – und zwar von den Widerspiegelungen unseres eigenen Ego-Bewusstseins, von grotesken, negativen und egomanen Gedankenformen. Der beachtliche Aufwand, diese Spiegelbilder unseres eigenen Bewusstseins dann auch noch in eigenständige Wesenheiten umzuformen, ist wahrlich eine Sisyphus-Leistung. Es scheint, als wären viele HeilerInnen taub für die Erkenntnisse der alten Bewusstseins-schulungen Asiens und auch der modernen Quantenphysik: Die Qualität *meines* Bewusstseins entscheidet, was ich wahrnehme. Ich erschaffe das, was ich sehe: »Du wirst, was du denkst.« Fremdenergien und magische Angreifer erschaffe ich in dem Augenblick, in dem ich sie (vermeintlich) wahrnehme. So stellt sich die Frage, wo gebe ich meine Energie hinein? Was bringt die Heilkunst vorwärts? Welche Energien stärke ich durch meine Gabe? Wo will denn der deutsche Geistheiler eigentlich seine Heimat finden? In den Schreckenskammern der Apparatemedizin oder in den hellen Gefilden der Ganzheitsmedizin?

So bin ich bis heute zu vielen Heilern begegnet, die ernsthaft krank waren und mit ihrem Leben nicht klar kamen und die sich voll pumpten mit negativem geistigem Ballast, als dass ich von ihrer heilerischen Leistung überzeugt wäre. Da nützt es auch nichts, ein paar Engelwesen in die Heilerarbeit einzustreuen. Denn es muss erst innen hell werden, bevor man eine Lichtgestalt halten und tragen kann. Erst muss das eigene Licht leuchten, bevor ich es einem Kranken vorantragen kann. »Zuerst heile deinen eigenen Geist, dann den der anderen«, so haben wir es oft von Tom Johanson in seiner Londoner Praxis vernommen. Wer immer auch dessen Praxis betrat, sei es im Rollstuhl, auf der Bahre, gebeugt, verzweifelt, dem Tode nahe oder von negativen Gedanken gefesselt – bereits nach fünf Minuten lachten die Patienten. Bevor Tom nämlich die Hände auflegte, verbreitete er erst einmal Humor. Ich durfte in England viele heitere Heiler erleben und habe durch sie begriffen, dass die verdienstvolle Arbeit eines spirituellen oder Geistheilers nur auf dem Humus einer unabdingbaren Liebe zur eigenen Spezies möglich ist – mit all ihren Ecken, Kanten und Abirrungen. Das setzt natürlich voraus, erst einmal sich selbst mit den eigenen Unebenheiten, Gaben und Torheiten liebend anzunehmen. Und dies geschieht am einfachsten durch den Humor.

Es steht uns Geistheilern gut an, über uns selbst zu lachen und Heiterkeit zu verbreiten, den eigenen Geist zu erhellen und dadurch ein Licht in die Welt zu tragen – nicht durch Lippenbekenntnisse, sondern durch Worte und Taten, die aus gründlicher Schattenarbeit an uns selbst erwachsen. Die eigenen Schatten zu durchleuchten, schafft Räume für Heiterkeit und für die innere Größe, die alten Zöpfe der Geisteraustreibung und die Wahnidee, es gäbe okkulte Angriffe, loszulassen.

Mein Herz schlägt für die Heiler, die ganz einfach das tun, was geistiges Heilen ausmacht: den Ratsuchenden liebend annehmen, ihn liebevoll berühren und sich von der Ganzheit seines Seins berühren lassen. Dazu bedarf es keiner Diagnose, denn die gehört samt Untersuchung und Anamnese ins Reich derer, die medizinisch dazu befugt und befähigt sind.

Gott sei Dank gibt es auch fröhliche Heiler. Leider vermehren sie sich jedoch nur langsam und leisten ihre hervorragende Arbeit alleine oder im Verbund mit Heilpraktikern und Ärzten. Sofern ich überhaupt noch »feste« Überzeugungen zustande bringe, so bin ich davon überzeugt, dass der *heitere* Heiler die Ganzheitsmedizin der Zukunft ausmacht. Er kann durchaus auch bei schwersten Krankheiten Erfolge haben, indem er »nur« die Hände auflegt oder fernheilt. Dafür muss jedoch der geeignete geistige Platz eingenommen werden. Dieser kann nur in der Ganzheitsmedizin sein und nicht in einem schwarzkatholischen Exorzismus oder in einer seichten Esoszene.

Auch die weiblichen Kräfte in der Therapieszene sind, durch die Brille der Komik betrachtet, kaum lustiger. Wo ist bei unseren heilerisch tätigen Frauen bloß der Humor geblieben?! Sicher, Frauen waren als Clown, dummer August, Närrin oder Possenreißerin schon immer selten. Doch selbst einfache Lebensfreude und Humor, das Tragflügelboot eines erfüllten Lebens, muss man im weiblichen Ozean von Unzufriedenheit und Frustration mit der Lupe suchen. Es fehlt der Mutterwitz und auch hier nahezu gänzlich die Gabe, über sich selbst zu lachen. Landauf, landab begegnen mir Frauen, die quasi hauptberuflich Probleme wälzen, Phobien ernähren und Zwänge aufrecht erhalten. Darüber streuen sie noch ein paar Süßigkeitssüchte – und fertig ist die unkreative Frau! Inzwischen sind wir Frauen nicht mehr die Heimchen am Herd, sondern die Frustnudeln im Büro. Wir werden zwar kaum noch vom Mann unterjocht, doch dafür unterjochen wir nun ihn. Wir können entscheiden, ob wir Kinder haben wollen oder nicht – und doch gibt es so viel Unzufriedenheit. So stören die Haare an den Beinen, die Falten im Gesicht, die Orangenhaut am Schenkel, die Fliege an der Wand und der Mann im Bett... Eine Frau, die einfach mal sagt: »Ich bin rundum glücklich und freue mich des Lebens« wird misstrauisch als Weltwunder und Ausnahme beäugt. Es kann nicht sein, was nicht sein darf. Nirgendwo begegnen mir so viele neue Verbote wie in der »Welt der Frau«. Diese Welt ist von gestylten, diätgeprüften Größe-36-Figuren bevölkert, bei denen die Schminke der Beautyfarm nur mühsam den Frust und die Lebensunlust zudeckt. Äußere Schönheit ist gefragt, nicht innere. Und bloß nicht alt werden, bloß nicht aussehen wie »Madame de Plissée, die Vielfältige«. Lachfalten werden »Krähenfüße« genannt und wie eine Krähe aussehen... unmöglich – Aus, Ende! Lieber Silikon und Faltencreme!

Für satten Humor und für die Leichtigkeit des Seins hat die Frau von heute keine Zeit. Sie muss ja schließlich 2000 Jahre Patriarchat nachholen und es dem Manne gleichtun. Daher absolviert sie nun auch die »typisch männlichen« Krankheiten wie Herzinfarkt oder Burn-out-Syndrom und belegt zudem möglichst viele Arten von Depression. Das Wort »Muße« scheint im weiblichen Wortschatz nicht mehr zu existieren.

Gerade unter den Esoterikerinnen sieht es besonders düster aus. Es wird geschwebt, gechannelt und das heilige Lachen eines Guru kopiert, doch im Innern ist es leer und hohl. Es wird kompensiert und sublimiert, es wird mit Engeln kommuniziert und endlos gecoacht und gemanagt und vieles mehr, um ja nur »up to date« zu sein. Dabei muss sie noch komplett »durchgedated« sein, um auch die eigene Wichtigkeit zu unterstreichen.

Wenn dann solch eine Erfolgsfrau mal wieder in meiner Praxis sitzt und die ganze Fassade abgeräumt wird und das Urweibliche zaghaft ans Tageslicht darf, dann ahnen wir beide die weibliche Kraft, die vorhanden sein *könnte*, wenn Intuition und Fruchtbarkeit, im physischen wie geistigen Sinne, zusammen mit Erotik und Humor (oder gar Gewitztheit?) wieder vereint sein dürften. Es ist mir dabei aufgefallen, dass ich gegenüber Patientinnen sehr oft im Konjunktiv spreche: was sein *könnte*, wenn es *wäre* und sein *dürfte*. Bei vielen Patientinnen muss ich jedes Wort auf die Goldwaage legen, um sie nicht völlig zu verschrecken, denn es ist immer alles so furchtbar ernst und kompliziert. Ich fasse dann oft eine halbe Stunde problemorientiertes Herumsumpfen in Leid und Unzufriedenheit so zusammen: »Danke, das genügt. Bevor wir weitermachen, verordne ich Ihnen erst mal das zentrale Heilmittel meiner Heilkunst, nämlich jeden Tag Danke zu sagen, morgens und abends.« Dann kommt häufig ein »Ja, aber«, doch ich sage dazu keinen

Ton mehr. Dann verordne ich noch das zweite Heilmittel: »Schreiben Sie 100 Gründe, um gesund zu werden auf!«

Das wirkt Wunder, ohne Globuli, ohne Arznei.

Wenn manchmal eine allergiesüchtige und phobisch ausgebuchte Dame der »Ersten« oder »Zweiten Welt« meine Praxis betritt, erinnere ich mich oft an Indien und würde ihr gerne einen Monat Arbeit in einem Slum der so genannten Dritten Welt verordnen. Die Phobikerin würde daran sicher nicht sterben, denn sie hat schon unendlich viel Energie entwickelt, um ihre Phobien am Leben zu erhalten. Sie ist deshalb durchaus zäh und überlebt alles! Würde diese Energie in Dreck, Armut und Hoffnungslosigkeit frei, so wäre schnell offenbar: die weibliche Kraft ist eine Überlebenskraft. Zu viele Frauen haben zu viel Zeit zu nörgeln und ihren Frust in Zipperlein oder in Phobien zu verwandeln. Das ist jammerschade und vergeudet soviel Lebenskraft. Das gilt gerade auch für chronische und »therapieresistente« Depressionen. Dabei könnten sie einfach ihre Intelligenz einsetzen und sich für die Lebensfreude entscheiden.

Nun habe ich so ziemlich alle feministischen Fettnäpfe durchwatet und es mir mit den emanzipierten Jet-Set-Frauen wohl gründlich verdorben. Macht aber nichts, denn alle, die im eigentlichen Sinne des Wortes »emancipare« (lat.: »aus der Hand entlassen«) wirklich loslassen können, werden mir meine glossenhafte Darstellung nicht übel nehmen. Die können nämlich lachen. Nur wer sein Ego loslassen kann, kann auch lachen. Dazu benötigen wir, schon rein physisch, einen Bauch, in dem sich ein Zwerchfell heben und senken kann. Wenn aber kein Bauch mehr sein darf, reicht es höchstens noch für ein krampfhaftes Kichern, mit vierfach übergeschlagenen Beinen, damit nur ja der Uterus nicht herausfällt – Sepia lässt grüßen! So schlagen wir dann mal das Repertorium zum Thema »Lachen« auf und finden da allerhand interessante Hinweise darauf, wie krank manches Lachen ist. Stramonium winkt zum Beispiel, wenn jemand besonders krampfhaft lacht, Hyoscyamus, wenn einer gar nicht mehr aufhören kann, Opium, wenn allzu albernes Gekicher an den Nerven zerrt.

Naturheillachpraxis
oder die lachende Homöopathie

Ein Einrichtungsgegenstand meiner Praxis ist bei Kindern sehr beliebt,
nämlich das Aquarium. Ein Kind kam herein, blickte auf das Aquarium,
zeigte auf die Fische und rief begeistert:
»Guck' mal, die fliegen!«

Dr. med. Birgit Schmidt

Für wen habe ich dieses Buch geschrieben?

Natürlich für jeden, der seinen Humor noch nicht verloren hat oder gerade im Begriff ist, ihn zu reanimieren oder sogar zu exhumieren. Natürlich auch für jeden, der schon immer gerne lacht und eine feste Liaison mit Mademoiselle Heiterkeit eingegangen ist. Dieses Buch soll auch ein Beitrag zur Synergie in der Heilkunst sein, indem hier nämlich Heilpraktiker und Ärzte gleichermaßen zu Wort kommen.

Wenn schon gemeinsam gelacht wird, wird dies vielleicht in die Hallen der Heiligen Inquisition der deutschen Ärztekammer dringen, die es immer noch nötig haben, eine offizielle Zusammenarbeit zwischen Vertretern beider Berufsstände zu verbieten. Jenes ist besonders deshalb unsinnig, weil Verbote zumeist aus Misstrauen und Angst um Pfründe und Erfolge entstehen und nicht aus Logik. Welch eine Entmündigung gestandener Mediziner, ihnen vorzuschreiben, mit wem sie kooperieren dürfen! Welch eine Arroganz gegenüber den Heilpraktikern, die die Naturheilkunde in den letzten 50 Jahren maßgeblich vorangebracht haben! Nun gut, ich will jetzt nicht ins Lamentieren verfallen und ich kann nur hoffen, dass das Licht der Heiterkeit in die Trutzburg derer dringt, die es noch nötig haben solche Verbote auszusprechen. Ganz lösungsorientiert, wie es unserer ganzheitlichen Arbeit entspricht, soll sich das auch hier widerspiegeln, indem sowohl Heilpraktiker als auch Ärzte die verschiedenen Themen hier und da durch kleine Beiträge, Geleitworte oder Aphorismen schmücken und bereichern. Dieses Buch ist in gewissem Sinne auch ein homöopathisches Buch, da ich nebenbei in den verschiedenen Abschnitten unsere Materia Medica durchstreife und die wichtigsten Arzneipersönlichkeiten vorstellen möchte, die mit »Lachen« zu tun haben. Kaum jemand von uns wird ein Homöopathikum allein aufgrund von Lachsymptomen verordnen, da scheinen andere Zipperlein und Krankheitszeichen meist wichtiger zu sein. Doch finde ich es als auditiv veranlagter Mensch besonders spannend, einen Patienten mit dem Ohr genau so intensiv wahrzunehmen wie mit dem Auge. Dabei fällt mir auf, ob, wie, wann und warum jemand lacht oder auch nicht lacht.

Die Homöopathie hat auch für diese relativ kleine Rubrik rund ums Lachen einige recht interessante Hinweise, die mir immer wieder Spaß machen und mir dazu verhelfen, die Hauptroute der Mittelfindung zu bekräftigen oder zu bestätigen. Die homöopathischen Anamnesen sind darin unschlagbar, weil Lautäußerungen, Sprache oder Gestik, kurz, das gesamte menschliche Verhaltens- und Ausdrucksrepertoire eines Patienten unmittelbar erfahrbar wird.

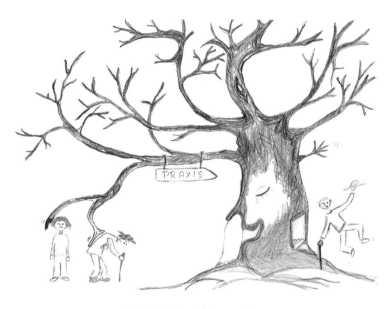

Abb. 5 Heilende Verwandlung

Schauen wir doch einmal, was das Repertorium zu bieten hat:

Personen,...

∞ ...bei denen beim Lachen alles schlechter wird – egal, ob sie angelacht werden oder von Lachenden umgeben sind. Da möchte ich nicht in der Nähe sein. Solche Miesepeter in einen Sack stecken und *Stramonium*, *Ignatia* oder *Cannabis* reinstreuen. Eines von ihnen trifft mit Sicherheit.

∞ ...die nie lachen. Champion ist *Arsen*. Die zweite Medaille geht an *Natrium*.

∞ ...die ausgerechnet dann lachen, wenn es gar nichts zu lachen gibt und den Ernst einer Situation nicht erkennen. Ein Begräbnis, ein wissenschaftlicher Vortrag oder ein armer Mensch stolpert auf der Straße und sein Tascheninhalt ergießt sich auf den Bürgersteig. Da können *Anacardium*, *Natrium* und *Lycopodium* nicht an sich halten und müssen lachen. Komische Leute! Schadenfreude ist ihre schönste Freude.

∞ ...die andauernd und über alles lachen. Das kann einem ganz schön auf den Senkel gehen. Hier muss ein *Nux moschata*-Dauertropf her. Dazu am besten noch Muskatnuss ins Essen geben, damit er wenigstens mal das in sich hineinbekommt ohne zu lachen.

∞ ...die Angst haben zu lachen. Das ist ganz was Vornehmes. Deshalb *Platinum* oder *Arsen* verordnen.

∞ ...die in Lachen ausbrechen, sobald man sie anschaut. Das hat verständlicherweise etwas Heiteres, wenn das Gegenüber wie ein Clown aussiehst. Aber ansonsten ist das eher nervig. Am besten *Lycopodium* hineinfüllen. Dann kann derjenige seine Augen wieder geradeaus richten.

∞ ...die nur im Bett lachen. Ich finde, das ist ein fantastisches Symptom! Das macht mir *Agaricus* so sympathisch. Wenn *Agaricus* dann im Bett liegt, steigt sein Teufelsbruder *Sulphur* dazu, denn der lacht beim Einschlafen.

Im Traum kommt dann noch *Lycopodium* vorbei. Kurz nach dem Wachwerden lacht *Lycopodium* noch mal, dann kommt der Ernst des Lebens. Am späteren Tag lacht wenigstens *Agaricus* dann noch über sein eigenes Tun.

∞ ...die lachen, wenn man eine bestimmte Stelle an der Wirbelsäule berührt. Das klingt nach einem Automaten – auf Knopfdruck lachen. Auch das kann *Agaricus*!

∞ ...die beim Lachen ausnehmend dämlich aussehen. Das kann schon mal passieren, wenn einem die Flasche mit *Nux moschata* oder *Tarantula* ausgegangen ist.

∞ ...die nur in sich hinein lachen. Mit *Sulphur* finden wir den kleinen Fiesen, der sich über einen lustig macht und sich dabei ins Fäustchen lacht.

∞ ...die irre lachen und sich dabei auch wie irrsinnig bewegen. Das ist ganz einfach: *Hyoscyamus* – immer wenn's irre wird.

∞ ...die ausgerechnet dann lachen, wenn sie am stärksten enttäuscht wurden. Das ist nun wieder kompliziert und klingt zunächst nach der Enttäuschungsmeisterin Ignatia, ist es jedoch meist nicht. Es ist wieder *Hyoscyamus*.

∞ ...die lachen, wenn sie gekitzelt werden. Das ist ja eigentlich völlig normal. Wer lacht da nicht? Aber dass der strenge *Stramonium*-Typ sich überhaupt kitzeln lässt und dann noch lacht, das ist bemerkenswert.

∞ ...die lachen, wenn der Zorn verraucht ist. So gehört es sich! Und so was steht als Krankheitssymptom im Repertorium! Versteh einer den *Borax*!

∞ ...die abwechselnd lachen und weinen. *Das* kennen wir von *Pulsatilla*.

∞ ...die nur dann lachen, wenn man sie ausschimpft. Das finde ich irgendwie komisch. Kann man sich bei *Barium* und *Graphites* gut vorstellen.

∞ ...die so lange lachen, bis sie blau anlaufen. Das klingt gefährlich und da muss *Cannabis indica* her. Wenn das auch nicht greift, hilft vielleicht *Cannabis sativa*.

∞ ...die lachen können ohne sich zu freuen. Diesen Immer-Lächler kennen wir: *Lycopodium Bonaparte!*

∞ ...die abwechselnd grimmig, höhnisch, explosionsartig, unkontrolliert nervös, spöttisch und/oder hysterisch lachen. Für das alles bitte: einmal *Belladonna!*

∞ ...die anstelle eines Wutanfalls einen Lachkrampf bekommen. Da wird's einem richtig unheimlich. Besser sofort *Stramonium* verabreichen.

∞ ...die immer *nach* einer anderen Aktivität lachen, entweder gleich nach dem Essen oder nach dem Gähnen oder nach dem Einschlafen. Wieder mal *Agaricus* mit seinen komischen Symptomen. Beim Stichwort »Essen« taucht aber auch *Pulsatilla* am Horizont auf.

☞ ...bei denen beim Lachen Tränen fließen. Völlig klar: Hier ist *Pulsatilla* der Champion, den 2. und 3. Platz belegen *Staphisagria* und *Causticum.*

☞ ...die ausgerechnet dann lachen, wenn sie eigentlich total schwach sind. Das klingt nach Kompensation und Vortäuschung falscher Tatsachen: *Conium.*

☞ ...die kein Mensch verstehen kann, weil sie vor lauter Lachen nicht mehr erzählen können, warum sie lachen. Das kann natürlich nicht gut gehen, besonders dann nicht, wenn man ewig auf die Pointe eines Witzes warten muss. Deshalb *Aurum* und *Belladonna* bereit halten.

☞ ...die bei einem Schreck lachen anstatt zu schreien. Das gehört wieder in die Hexenküche von *Hyoscyamus.*

☞ ...die im Klimakterium lachen. Das klingt ordentlich: bis 50 ernst, danach lacht die Frau. *Cuprum* ist hier ein guter Energieleiter.

Die merlineske Heilkunst

Die Lebensspanne ist dieselbe,
ob man sie lachend
oder weinend verbringt.

Affirmation für Patienten (Kalenderspruch)

Wenn Praxisarbeit nicht zum »Abarbeiten von Fällen« degeneriert, wenn der eigenen Aktivität die Muße folgen darf und wenn es, wie in der Musik, auch in der Heilkunst Pausen gibt, in denen das Erlebte nachklingen kann, dann wird Praxis oft zu einem Podium bühnenreifer Ereignisse, die mich immer wieder begeistern.

Lachen schützt zwar leider nicht vor Torheiten, aber es mildert doch etwas den Schmerz der Nackenschläge oder der Kopfbeulen des Schicksals. Es gab in meinem Leben immer wieder Momente, in denen ich eine Situation quasi von außen betrachten und ihr etwas Komisches oder Heiteres abgewinnen konnte. Das war mir natürlich erst im nachhinein möglich, auch wenn für mich nicht typisch ist, nachtragend zu sein oder lange im Sumpf des Selbstmitleids zu waten.

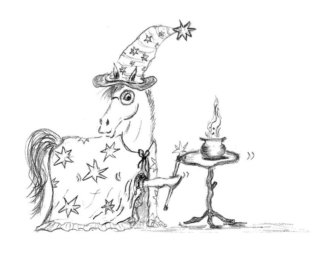

Abb. 6 Die merlineske Heilkunst

Ich finde ein Ungemach in meinem Leben sehr schnell komisch und muss dann oft unwillkürlich über mich selbst lachen.

Meine Gabe, die Komik einer Situation zu erfassen, belebt meine Praxis ungemein. Auch kläre ich meine Patienten darüber auf, dass das Lachen die innere Mächtigkeit aktiviert. Denken wir nur an den Film »Der Name der Rose«: Lachen in der Kirche, im Kloster oder im Tempel ist nicht erlaubt. Das Lachen sprengt nämlich alle Regeln und Tabus und wirft den Auslöser, also denjenigen, der etwas vermeintlich Wichtiges mitteilen zu müssen glaubte, auf sich selbst und auf die Frage zurück, ob das Gesagte wirklich so wichtig war. Lachen entwaffnet und nimmt den Wind aus den Segeln. Es ist der Prüfstein intellektueller Errungenschaften. Es ist ansteckend und damit die gesündeste aller »Infektionen«.

Kürzlich sah ich im Fernsehen eine äußerst komische Situation: Man berichtete über den ersten »Lachkongress«, vorwiegend mit solchen Therapeuten, die à la Patch Adams mehr Lustigsein in die Kliniken bringen wollen. Zweifelsfrei eine gute Absicht! Aber in dieser Sendung sah man nur lauter ernste und brütende Gesichter, die das Thema so abhandelten, als ginge es um Rechnungstabellen oder neue Industrieprodukte. Sogar die Therapeuten, die dort als Clown geschminkt auftraten, schauten ganz sachlich in die Kamera. Es gibt eine Tendenz, das Lustigsein und den Humor in eine didaktische Form zu gießen. Dabei bleibt ausgerechnet der Humor auf der Strecke. (Hoffentlich geschieht dies nicht ebenfalls in diesem Buch!). Sinn für das Komische, also Humor, entsteht aus genauer Beobachtung und ganzheitlichem Wahrnehmen (also mit allen Sinnen) in der Spannung zwischen zwei Polen. Der eine Pol ist unser sanguinischer Temperamentanteil mit der Bereitschaft, den Dingen und Geschehnissen etwas Heiteres abzugewinnen. Der andere Pol ist der melancholische Anteil unseres Temperaments, mit verschiedenen Graden bis hin zum Pessimismus, zumindest aber der Fähigkeit zu einer tiefgründigen Ernsthaftigkeit. Was einen echten Komiker ausmacht, ist die Erzeugung einer Spannung zwischen diesen Antipoden und der anschließenden Lösung. Deshalb gehören Ernst und Heiterkeit als Geschwister zusammen. Je größer der Sinn fürs Komische, desto tiefer sind auch die Gefühle und Gedanken.

Ich konnte dies gut an meinem leiblichen Vater studieren, der sein Leben lang als Musical-Clown im Zirkus und im Varieté und später als

Kabarettist arbeitete. Das A und O war bei ihm wie bei seinen Kollegen eine absolute Pedanterie in der Beobachtung menschlicher Verhaltensweisen bei der gleichzeitigen Fähigkeit, die Gesamtsituation quasi aus der Vogelperspektive wahrzunehmen. Nur in einer Schau von oben erschließt sich uns die Situationskomik des Lebens.

Natürlich braucht man neben einem halbwegs gut trainierten Zwerchfell vor allem auch den Wunsch zu lachen, sonst kann es einem schnell vergehen.

Es mag sich in den kommenden Kapiteln mancher fragen: Wieso stammen die Beispiele gerade aus einer homöopathischen Praxis?

Von Andreas Krüger hörte ich einmal den Begriff der »merlinesken Heilkunst« als Paradigma für die Homöopathie der Zukunft. Er zitierte dabei den berühmten Homöopathen und Heilkünstler Herbert Fritsche. Einige fundamentalistische Homöopathen bekamen daraufhin Bauchweh, weil sie das Wort »merlinesk« offenbar mit »burlesk« verwechselten (was ich übrigens gar nicht schlecht fände) und sich darüber aufregten. Den gigantischen Zauberer Merlin in unseren Reihen zu wissen, lässt mir das Herz aufgehen, denn in der Klassischen Homöopathie geht es oftmals noch so humorlos zu wie in der Hochschulmedizin. Doch der Begriff »merlinesk« weist auf mehr als nur auf das fröhliche Repertorisieren mit einem gehörigen Schuss Intuition. Merlin, der große mythische Magier war einer, der Wissen und Weisheit vereinte und die Mächtigkeit der Verwandlung repräsentierte. Im Allgemeinen stellen wir uns die Kunst eines Magiers wie im Varieté-Theater vor, wenn dort nämlich Dinge und Wesen verschwinden. Natürlich wissen wir, dass der Zauberkünstler uns täuscht und Tricks verwendet. Aber am liebsten wäre uns eigentlich, es wäre wahr.

Ist es nicht amüsant, dass wir auch in der Medizin oft die Kunst des Magiers herbeiwünschen? Der Arzt oder Heilpraktiker möge also den Zauberstab über kaputte Knie, schwache Nerven oder eine pickelige Haut halten und schnell alles zum *Verschwinden* bringen.

Die Pharmaindustrie nährt dieses Wunschdenken, denn jedes Jahr fluten unzählige neue Wundermittel auf den Markt.

Sie verheißen: »Migräne hopp und ex!« und dergleichen mehr. Aber die Pharmaindustrie ist selber nur ein gigantisches Varieté mit vielen chemischen Zaubertricks. Viele wollen getäuscht werden und lieben die Illusion für ihre Heilung selber gar nichts tun zu müssen. Einfach nur die Zauberpille nehmen – und alles wird gut. Der Unterschied besteht ja darin, dass im Variete jeder weiß, dass er getäuscht wird, bei der Pharmaindustrie jedoch glaubt, dass es wahr ist.

Der Begriff »merlinesk« hat jedoch mit Zaubertricks gar nichts zu tun. Merlin steht für den, der echte Wandlung in Gang bringen kann und der die innere Mächtigkeit hat, einen anderen Menschen zu berühren, damit er sich selbst heilt. Das ist die höchste Form des Heilens. Weder Jesus, unser größter Heiler, noch Merlin fügen irgendetwas hinzu oder nehmen etwas weg. Das tun nur die Pseudoheiler, die ihre Gaben und ihre Zeit damit verschwenden, anderen Menschen bei Aldi die Außerirdischen wegzubeamen oder das Kassenfräulein vor okkulten Angriffen zu schützen.

Jesus oder Merlin repräsentieren die Kraft, das Bewusstsein zu transformieren. Das geht nur, wenn man zu einem Wanderer zwischen der materiellen und immateriellen Dimension wird. Schauen wir zum Beispiel zurück auf Anton Mesmer, Samuel Hahnemann, Arthur Lutze oder Herbert Fritsche. Das waren nicht nur hervorragende Homöopathen, die sich an sichtbaren Symptomen orientierten, sondern Heiler, energetische Heiler, die auch einen Zugang zur immateriellen Welt hatten. Als Ärzte besaßen sie zweifellos viel Wissen und einen scharfen Intellekt. Aber sie hatten auch die Gabe der Hellfühligkeit, sie konnten sich in das innere Wesen eines Patienten einfühlen und sie konnten sicher das innere Arzneiwesen erspüren. Sehen konnte man nur magnetische Heilstriche über den Patienten und die Arzneiflasche. Das entsprach dem »Handwerk« des Mesmerismus im 18. Jahrhundert. Heute sagen wir dazu »Energieübertragung«, eine Form des energetischen Heilens. Was diese Homöopathen taten, war das Qi zu bewegen. Sie folgten nur ihrer sensitiven Wahrnehmung, wo und wie die Energien flossen. Sie kannten noch keine Meridiane und keinen Begriff »Qi«, doch wussten sie wohl um die Dynamis, die Lebenskraft. (Sie legten damit, nebenbei bemerkt, ein frühes europäisches Zeugnis ab für die Jahrtausende alte chinesische Medizin und ihre Energiemodelle). Sie machten Naturgesetze sichtbar und erfahrbar, nämlich dass die höhere Schwingung heilt und dass Energie eine fließende Kraft ist. Sie achteten besonders die heilende Kraft der Hände.

Ich kann Arthur Lutze täglich bestätigen, indem ich erlebe, dass es letztendlich nicht die Globuli sind, die heilen, sondern der Geist, das Bewusstsein, die Heilkraft, die sie verordnet und die Hände, die sie reichen, sei es real oder im übertragenen Sinne. Die Globuli sind unsere einstweilige Krücke, damit Therapeut und Patient noch etwas zum Anfassen und Schlucken, also irgendetwas Sichtbares haben. Somit gab uns Hahnemann nicht nur den Auftrag es ihm genau nachzumachen und die homöopathischen Mittel genau herzustellen und auszuwählen, sondern indirekt auch die eigene Heilenergie in jedem von uns zuzulassen, sonst hätte er in den Paragrafen 288 bis 290 seines »Organon« nicht eigens den Mesmerismus erwähnt. Heilenergie ist transformierende Energie, eine verwandelnde Kraft, die durch das Bewusstsein des Heilers ins Fließen kommt.

I. Kapitel

Das Heitere ist lösend –
Die Lösung ist heiter

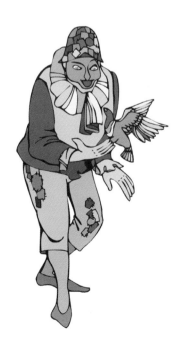

Die Anamneseerhebung ist bei Kindern oft ein Quell der Freude für mich. So zeigte sich die Anhänglichkeit des sechsjährigen Tim auf eine ganz besondere Weise. Er erklärte seiner Mutter ganz liebevoll: »*Mama, ich will nie von euch fortziehen... und wenn ihr tot seid, erb' ich das Haus.*«

(Dr. med. Birgit Schmidt)

Kehrt Mademoiselle Heiterkeit in den Praxisalltag ein, so lernt man etwas Wesentliches der Heilkunst, nämlich, dass die optimale Lösung eines Problems oder Konfliktes immer einfach ist oder zumindest sein darf, wenn man sich (endlich!) die Erlaubnis dazu gibt. Eine Lösung zeichnet sich dadurch aus, dass sie uns leichter macht, also erleichtert und heiter stimmt. Was liegt also näher, als die Synapse Heiterkeit und lösungsorientierte Heilkunst mehr zu beleben?! Wir sehen täglich das Gegenteil, wenn beim Therapieren alles wahnsinnig kompliziert ist und sich uns die lycopodischen Längs- und mercurialen Querfalten auf die Stirne prägen. Dann wird alles sehr ernst, fest und unbeweglich. Manchmal brauchen wir es natürlich mühsam und kompliziert, aber bei weitem nicht so oft, wie es geschieht.

Die folgenden wahren Begebenheiten mögen den Leser in die Abteilung »Heiterkeit« meines Lebens und meiner Praxis geleiten. Sie waren durchaus nicht gleich zu Beginn schon heiter. Das Komische, Absurde, Ver-rückte taucht meist unvermittelt auf. Indem es wahrgenommen wird und sein darf und im Patienten und in mir einen Raum bekommt, wird die Lebensenergie direkt hörbar – nämlich durch Lachen! Der erste Beitrag ist autobiografisch, als persönlicher Einstieg in dieses erste Kapitel, zumal er auch den Einstieg in mein Leben bedeutet.

Nix ohne Beten

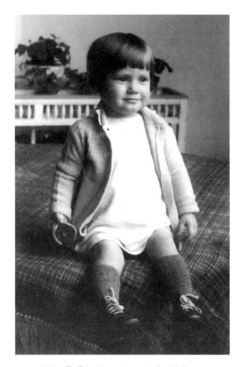

Abb. 7 Die Autorin mit drei Jahren

Ich war gerade drei Jahre alt, als meine Mutter wieder arbeiten ging. So wurde ich häufig zur Oma gebracht. Sie hatte zwölf Kinder geboren, von denen acht schon gestorben waren. In den Nachkriegswirrnissen hatte sie noch vier Waisenkindern eine neue Heimat gegeben. Es fiel also nicht weiter auf, dass sie noch ein Kind zu versorgen hatte. Oma war sehr gläubig und wohnte in einem schwarzkatholischen Dorf im Rheinland. Doch sie war auch ein wahres Original und sagte einmal zum Pfarrer: »Ich komme nicht in Ihre Kirche, da ist kein Gott und kein Jesus. Kommense zu mir ins Wohnzimmer, da sind se alle!« Oma machte jedes Jahr trotz harter körperlicher Arbeit eine Wallfahrt nach Kaevelar, brachte geweihte Kerzen mit und sprach dort, wo sie standen, immer laut mit dem »Herrn Jesus«.

Eines Tages entspann sich folgender, unvergesslicher Dialog zwischen ihr und mir:

»*Sach mal, tuste denn auch beten?*«

»Wat is dat, Oma?«

»*Pass auf...*«

Sie nahm meine Hände, zeigte, wie sie sich berühren sollten und sagte:

»*So, jez musste mittem lieben Jott reden. Hör mal, wat die Oma sacht: Leven Herrjott, wat hannisch fürenen Brassel, nä, nä! Ävo dat mät nix. Jev mer Kraff und ne joden Deu, wenn isch möd ben. Loss misch neddim Stesch und helf denne, dennenet noch schläschto jeht.*« (Lieber Herrgott, was hab ich für schwere Arbeit! Aber das macht nichts. Gib mir Kraft und einen Schubs, wenn ich müde bin. Lass mich nicht im Stich und hilf denen, denen es noch schlechter geht.)

»*Haste verstanden?*«

»Ja.«

»*Mach dat heute abend und sach dem Herrjott alles, watte willst. Un denk an die armen Kinderschen! Oma will morjen hören, watte Herrjott jesacht hat.*«

»Ja.«

Abends ging ich ganz aufgeregt ins Bett, faltete die Hände andächtig und sprach laut mit DEM, der nicht zu sehen war. Was ich sagte, weiß ich nicht mehr, aber das unglaubliche Gefühl, in einen sicheren Hort gelangt zu sein, ist mir unauslöschlich in Erinnerung. Ich war ganz sicher, dass mich jemand gehört hatte.

Am nächsten Morgen:

»*Na, wie waret mittem lieben Jott?*«

»Schön.«

»*Un wat sachter Herrjott?*«

»Der hat Danke jesacht.«

Oma strahlte und lachte übers ganze Gesicht: »*Siehste, dat ist doch doll! Dat machste jez jeden Abend; et jeht nix ohne Beten. Dat musste dir merken.*«

Ich habe es mir gerne gemerkt und gewann auf diese Weise ein vollkommenes Gottvertrauen, auch ohne Amtskirchenverein.

Dreißig Jahre später. Omas jüngste Tochter, meine Tante, lag im Sterben. Ich begleitete sie und sie wurde meine Lehrmeisterin für die Erfahrung der Sterbephasen. Oma weinte bittere Tränen, weil sie so viele Kinder zu Grabe getragen hatte. Dann hakte sie mich im Arm unter, wir gingen über den Stationsflur. Da sagte sie, halb lachend, halb weinend:

»Also, dä do boven, dat is doch ne ärje Jeck! Wie kann isch aal Huus leve und de Kinder stirve?! Nä, dat is nit joot. Dä kunt misch doch nemme statt et Elsje. Avö, dä will misch nit. Isch brösch dem de janze Himmel dorjenein.« (Also, der da oben, der ist doch ein arger Verrückter! Wie kann ich altes Haus leben und die Kinder sterben?! Nein, das ist nicht richtig. Der hätte doch mich nehmen können statt Else. Aber, der will mich sicher nicht, weil ich ihm den ganzen Himmel durcheinander bringe.)

Am Grab meiner Tante:

»Machet joot, Elsje. Jez kannste suvill Urlaub maache wide willst. Isch weiß, du bis immer do und mer sehe uns widder dröve.« (Machs gut, Else. Jetzt kannst du so viel Urlaub machen wie du willst. Ich weiß, du bist immer da und wir sehen uns drüben wieder.)

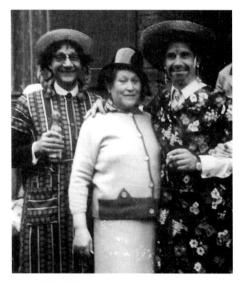

Abb. 8 Oma mit ihren zwei Söhnen

Der innere Narr

Lieber eine Kerze anzünden
als über die Finsternis klagen

Affirmation für Patienten

Zuviel Ernst macht krank und ein Lachverbot macht Menschen klein und kontrollierbar. Das Lachen entspricht energetisch sowohl dem inneren Kind als auch dem Spiegel oder Narren. Lachen öffnet spontan innere Räume allein schon durch die damit verbundene Tiefatmung und rege Zwerchfellbeteiligung. Lachen schafft Abstand zu allem, was eng und klein macht.

Im Volksmund heißt es: »Am Lachen erkennt man den Narren.« Doch Narr will meist keiner sein, höchstens zur Fastnacht. Da tut man dem Narren jedoch unrecht, denn am Königshof war der Narr oft gebildeter als der König und er war geistreich in seiner Wortwahl. Er war der Meister darin, das Negative so zu überzeichnen, dass dem Zuhörer ein innerer Abstand, also ein größerer Raum zur Verfügung gestellt wurde, in dem die »Wahrheit« hervortreten durfte.

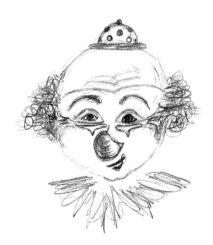

Abb. 9 Der innere Narr

War der Narr an einem Hof nicht geistreich, so fehlte ihm oft schnell der Kopf.

Heute lassen wir uns zwar redlich zum Narren halten, indem wir uns alles mögliche verkaufen lassen, was wir gar nicht brauchen und was uns eher krank macht, doch das Wesen des inneren Narren darf nicht sein. Darum ist alles so ernst und unwichtig.

Wie bekommt man einen Patienten nun zum Lachen und setzt dadurch kostenlos und ohne großen Aufwand schon mal viel Heilungsenergie bei ihm frei? Wie ich im vorigen Kapitel ausführlich erklärt habe, benutze ich dazu das Bild der »inneren Tafelrunde«. Ein Fallbeispiel:

Frau B. kommt wegen schwerer Knie- und Hüftarthrose, Obstipation, Uterusmyom und Schulter-Arm-Syndrom. Sie hat einen Aktenordner mit allen möglichen Untersuchungsergebnissen und Diagnosen mitgebracht. Sie sitzt kreidebleich und mit Leidensmine da, die Mundwinkel hängen herunter, die Augen sind halb geschlossen. Sie berichtet von ihren Leiden, mit langweiliger, monotoner Stimme, seufzt viel und sagt am Schluss einer Litanei von Sorgen und Nöten:

»Nicht wahr, da kann man gar nichts machen, oder?«

»Machen vielleicht nicht, aber lassen könnten Sie viel.«

»Wie? Lassen? Ich lasse ja schon alles weg. Ich essen keine Brötchen mehr, kein Schweinefleisch, ich gehe kaum noch vor die Türe und...«

»Möchten Sie das ändern?«

»Ändern? Da ist nichts zu ändern.«

»Möchten Sie einen ersten Schritt in Richtung Veränderung tun?«

»Geht ja nicht – mit den Knien und der Hüfte!«

»Ja, dann sind wir schon am Ende der Sitzung, denn ich kann auch nichts ändern.«

»Wie? Sie sind doch die Therapeutin.«

»Richtig. Meine Aufgabe ist, Sie bei Ihrem Heilungsprozess gut zu beraten und zu begleiten. Heilung ist Veränderung, und das ist Ihre Aufgabe.«

»Ja, da hört doch alles auf!«

»Schade.«

Frau B. schaut mich verwundert an. Da ich schweige und warte, wird sie nervös und fragt:

»Und Sie meinen, ich kann da was ändern?«

»Sicher, wenn es Ihr Wunsch ist, können Sie neue Schritte gehen und dadurch Ihren Zustand verändern.«

»Na gut, ich probier's!«

Ich erhebe eine ausführliche Anamnese und wir erstellen gemeinsam einen Therapieplan, der neben Medikamenten auch Hausaufgaben enthält. Ich erkläre ihr die Übung der »Reise zur inneren Tafelrunde«. Bei der Übung ergab sich dann folgender Dialog, als wir gerade beim inneren Narren angekommen waren:

»Schauen Sie bitte einmal geradeaus ans andere Ende. Was sehen Sie da?«

»Nichts!«

»Das ist der Platz des inneren Narren, des inneren Spiegels...«

»Da guck ich nicht rein!«

»Warum nicht?«

»Da sehe ich bloß meine Falten und so.«

»Erschaffen Sie sich ein Symbol oder eine Narrengestalt.«

Frau B. sitzt da mit zusammen gezogenen Augenbrauen und todernstem Gesicht.

»Geht nicht!«

»Versuchen Sie's mal.«

Frau B. sitzt wie versteinert. Plötzlich hebt sich ein Mundwinkel, dann der zweite. Es gleitet ein Lächeln über ihr Gesicht.

»Na, hat der Narr sich gezeigt?«

Frau B. fängt an zu beben, hält sich die Hand vor den Mund und lacht, dass die Tränen die Wangen herunterrollen. Sie ringt nach Luft und lacht so sehr, dass ich davon angesteckt werde. Frau B. versucht händeringend, ihre Fassung zurück zu gewinnen, aber je mehr sie es versucht, um so heftiger ist der Lachanfall.

Nach fünf Minuten ist ihr Gesicht knallrot und tränenüberströmt und kaum schaue ich sie an, muss sie wieder kichern und lachen.

»Lachen Sie sich ruhig aus, damit haben Sie schon die Hälfte Ihrer Heilenergie mobilisiert. Wenn Sie möchten, stehen Sie auf und gehen Sie im Raum herum.«

Frau B. steht auf und fängt sofort wieder an zu lachen. Sie kneift die Beine zusammen und sagt tränenerstickt:

»*Oh je, meine Blase. Wo ist das Klo?*«

Sie rennt zur Toilette, und ich höre sie darin lachen. Sie kommt wieder heraus, wischt sich mit dem Tempotuch das Gesicht ab. Sie bewegt sich völlig normal und scheinbar ohne Beschwerden.

»Wo ist denn jetzt Ihre Arthrose?«

»*Arthrose? Ach so, ja, wo isse denn?*«

Frau B. lacht wieder eine volle Salve über ihren eigenen Witz. Ich warte, bis sie sich beruhigt hat und mir sagen kann, was passiert ist:

»*Ich guck da nach unten, und da sehe ich einen komischen Typ in Schlips und Sacko sitzen. Wie so einer von der Bank. Der kaut Kaugummi und bläst den Kaugummi riesig auf. Da platzt die Blase und sein ganzes Gesicht in voller Kau...*«

Frau B. bricht wieder in schallendes Gelächter aus. Ich lache wieder mit, weil sie eine geradezu ansteckende Lache hat, die ich ihr gar nicht zugetraut hätte.

»*Das ist der Wahnsinn! Ich stell mir jetzt vor, ich geh in die Bank und da steht einer hinterm Schalter und bläst den Kaugu...*«

Frau B. bekommt den nächsten Lachanfall.

»Frau B., heben Sie doch mal beide Arme hoch, das hilft das Lachen etwas zu beruhigen.«

Frau B. hebt mühelos auch den Arm, den sie vorher kaum 20 Zentimeter hoch halten konnte.

»Na, das klappt ja auch schon gut. Wo ist jetzt das Schulter-Arm-Syndrom?«

»Tja, hihi, weiß ich nicht. Hab wohl 'nen Kaugummiarm bekommen...«

Wieder eine Lachsalve über den eigenen Witz.

Am Ende der Stunde fühlte sich Frau B. wie »neu geboren«. Unnötig zu sagen, dass sie die Übung mit der Tafelrunde gerne machte und nach einiger Zeit die Botschaft ihres inneren Narren verstand. Ihr Heilungsprozess benötigte zwar einige Monate, bis die positiven Veränderungen auch auf der physischen Ebene anhielten, doch die Qualität dieses Prozesses war entscheidend, und so konnte sie ihre körperlichen, psychischen und mentalen Beschwerden ganz anders loslassen, als wenn eine reine Konsumtherapie stattgefunden hätte.

Kongressgelächter

Sei gut zu Vögeln,
dann geht's den Vögeln gut.
Mit Vögeln wird alles leichter,
mit Vögeln lebt's sich gut!

Weisheit einer Vogelhalterin

Seit vielen Jahren bin ich auch in der ganzheitlichen Vogeltherapie tätig. Durch verschiedene Pionierarbeiten war ich bald international bekannt und wurde öfter zu Kongressen eingeladen. Das war ein großes Geschenk, da ich ja keine Tierärztin bin, sondern allenfalls ein »lustiges Huhn« mit einer guten Portion Pioniergeist. Diese Einladungen sehe ich sehr positiv, denn in der festgefahrenen Schulmedizin tut es gut, etwas zu verrücken.

Auf einem Kongress mit Tierärzten stellte ich meine Farblichttherapie und Homöopathie für Vögel vor. Viele schauten ob meines Vortrags zunächst etwas silbern drein und auf ihrer Stirn erschienen etliche Fragezeichen, denn Heilen muss kompliziert sein, um in den akademischen Kreisen Anerkennung zu finden. Und ich stehe da und erzähle von einfachen farbigen Glühbirnen und ein paar Zuckerkügelchen homöopathischer Natur, die chronische Vogelkrankheiten beheben und Vogelleben retten sollen.

Man hört also höflich zu. Der Vortrag ist zu Ende, herzlicher Beifall. Ich frage, ob es noch Fragen gibt. Ein älterer Tierarzt meldet sich und fragt: »*Haben Sie schon früh mit Vögeln angefangen?*«

Atemlose Stille im Saal. Die einen hängen noch in der grammatikalischen Verklemmung, die anderen stehen schon kurz vorm Platzen. Die Spannung ist kaum auszuhalten. Ich antworte lachend: »Ich war in jeder Hinsicht ein Spätzünder.«

Erst Kichern, dann lautes Lachen. Der Tierarzt stutzt und schaut sich um. Dann fällt auch bei ihm der Groschen. Er bekommt einen knallroten Kopf, den er heftig schüttelt, doch nach ein paar Sekunden muss auch er lachen und die Veranstaltung endet in allgemeiner Heiterkeit.

Wenn man über Vögel redet, sollte man stets den richtigen Kasus im Ohr haben, sonst ist man am Ende nicht gut zu Vögeln. Nun, da wir gerade beim Thema »Vögel« sind, fällt mir gleich noch eine Geschichte ein...

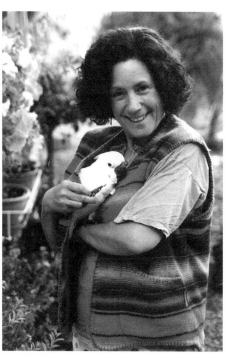

Abb. 10 Die Autorin mit Kakadu »Karlchen«

Göttliche Einfalt

Eigentlich gibt es keine schwierigen Patienten,
nur Therapeuten,
die mit schwierigen Patienten nicht umgehen können.

Diese Begebenheit gehört zu meinen liebsten, da sie mein Verständnis vom Heilen enorm erweiterte. Es geschah vor vierzehn Jahren:

Eine 78-jährige Dame rief mich wegen ihres Graupapageis aus Hamburg an. Er fraß und sprach nicht mehr und hatte sich alle Federn rausgerupft. Nach Ansicht des Tierarztes war er ein Fall für die Einschläferung. Die alte Dame brachte das jedoch nicht übers Herz, daher ihre Anfrage bei mir, ob ich nicht etwas für den armen Kerl tun könnte. Ich bat sie, mir eine Feder zum Testen zu schicken. Was dann kam, war ein leerer Brief. Ich nahm an, die Dame sei etwas verhuscht und habe einfach nur das Kuvert leer versandt. Ich war schon im Begriff, es in den Müll zu werfen, da spürte ich etwas kleines Hartes. Und tatsächlich, im Umschlag lag, ohne weiteren Kommentar, ein 2-Millimeter-Stück Federkiel. Ich testete diese kostbare Probe radionisch mit dem Biotensor, erstellte eine sogenannte »Organsystemanalyse« und fand eine Niereninsuffizienz und eine Fettleber. Danach erstellte ich einen Therapieplan mit Natrium muriaticum C200, Apocynum D12, Blaulicht und der Bachblüte Crab Apple. Ich rief Frau H. an und besprach den Plan mit ihr. Als ich das Wort »Bachblüte« erwähnte, sagte sie: »Ich wohne in Hamburg, da ist kein Bach, da ist nur die Elbe«. Aha! Als ich dann die Homöopathie nannte, fragte sie zweimal nach, was das denn sei. Sie hatte das Wort in 78 Jahren tatsächlich noch nie gehört. Ich konnte es nicht fassen und spürte allmählich etwas Unmut in mir hochsteigen. Also schrieb ich ihr alles genau auf und benutzte extra große Lettern: Besonders groß schrieb ich »Bitte halten Sie sich genau an den Plan« und listete, wie für ein Kind, jedes Detail im einzelnen auf.

Nach zwei Wochen kam ein Anruf von ihr: »*Coco frisst immer noch wenig, er spricht nicht und hat keine Federn.*«

»Bitte haben Sie Geduld – der Vogel hat ja nun schon seit sechs Jahren keine Federn. Halten Sie sich einfach an den Plan.«

Zwei Wochen später: »*Coco frisst immer noch nicht...*«

Meine Antwort (ungeduldig): »Ja, ja, Sie müssen halt noch etwas warten. Machen Sie genau die Therapie!«

Da kommt mir noch ein Geistesblitz: »Frau H., Sie können selbst noch etwas tun. Setzen Sie sich mit Ihrem Papagei unter das Blaulicht und sagen Sie zu Ihrem Coco: Ich vertraue, dass du wieder gesund wirst und ich habe dich lieb, so wie du bist.«

Frau H. ist begeistert. Ich höre zwei Monate nichts mehr und hake sie schon als undankbare Tierhalterin ab, die zwar Hilfe annimmt, aber kein Feedback zurück gibt.

Dann jedoch vor Weihnachten ein Anruf: »*Wunderbar! Mein Coco hat wieder alle Federn und frisst und spricht auch wieder. Ich bin ja so dankbar. Und übrigens: die Kügelchen haben mir auch gar nicht schlecht geschmeckt... Und wissen Sie, das mit meiner Blase ist auch viel besser geworden.*«

Ich war wie vom Donner gerührt. Selig sind die Einfältigen! Die nette Dame hatte also jeden Tag die Bachblüte brav selber geschluckt und auch die Globuli eingenommen und mit ihrem Coco unter dem Blaulicht gesessen und gesprochen: »*Coco, ich liebe dich so, wie du bist. Ich vertraue, dass du wieder ein schöner, gesunder Coco wirst.*«

Coco hat sein Heilmittel nie bekommen und doch wurde wieder ein schöner gesunder Vogel aus ihm – und ganz nebenbei verschwanden auch noch die Zipperlein der alten Dame. Die tierärztliche Nachuntersuchung von Coco ergab: Nieren gesund, Leber gesund. Die Tierärztin sagte: »*Das kann nicht sein, so was gibt es nicht.*«

Nun ja, inzwischen hat sich in der Tiermedizin erfreulicherweise bereits ein gewaltiger Bewusstseinswandel vollzogen. Heute setzen auch viele Tierärzte ihre Sensitivität und Heilenergie ganz selbstverständlich ein.

Die Pendlerin
Mechtilde Wiebelt

Eine ältere Dame kommt mit »gezücktem Bio-Tensor« in die Praxis, ihn gleichsam wie einen Degen vor sich hertragend. Sie beäugt misstrauisch unseren Eingangsbereich und schaut ängstlich und mit hochgezogenen Schultern um sich. Auf die Frage, was sie denn wolle, antwortet sie, mit ihrer »Waffe« auf mich zielend: *»Eine Freundin von mir ist bei Ihnen in Behandlung und da ich auch einen gesundheitlichen Rat brauche, möchte ich mit meinem »Bio-Tensor« prüfen, ob Sie die richtige Therapeutin für mich sind. Wissen Sie, mein Tensor hat mich noch nie im Stich gelassen. Ich kann damit alles prüfen, ob es gut oder schlecht ist.«*

Mit abweisender Geste antworte ich: »Da bin ich sicher *nicht* 'die Richtige' für Sie und ich lege auch keinen Wert darauf, von Ihnen getestet zu werden, sonst hätte ich mir einen Gutachter bestellt.« Ich danke ihr und sage noch, dass sie wohl keinen Therapeuten braucht, da sie ja ihren Tensor fragen kann. Verständnislos verlässt sie daraufhin meine Praxis.

Dieses Ereignis hindert sie allerdings nicht, ab und zu meine Kurse zu besuchen. Den »Tensor-Degen« hält sie allerdings dezent verborgen.

Gedankenpulver

Krötenwarzen, fett und ranzig,
um die Suppenschüssel tanz ich,
Kuddelmuddel, Schmuddeldei,
fertig ist der Zauberbrei.

Zauberformel für kleine Patienten

Bei dieser Geschichte muss ich etwas vorausschicken: Ich bin Asterix-Fan, nein, genauer Obelix- und Miraculix-Fan. Wenn ich beim Patienten eine Thematik antreffe, die die Solarplexusenergie betrifft (sich abgrenzen, abschalten können usw.), wähle ich gerne die Symbolik der Asterix-Figuren, sofern der Patient sie kennt. Ich erinnere den Patienten daran, dass in den Geschichten immer die Römer mit großen Schilden als (Solarplexus-) Schutz gegen den dicken (Barium carbonicum-) Obelix kämpfen, der einst in den Zaubertrank gefallen war. Zwischen ihnen steht der clevere Asterix, der nach ein paar Tröpfchen Zaubertrank ebenfalls gigantische Kräfte entwickelt und mit seinem Schild und Schwert ein ganzes Heer bekämpfen kann. Doch anders als Obelix, der immer gleich stark ist, braucht Asterix vom Zaubertrank zu gegebener Zeit einen Nachschub. Ich frage den Patienten in einer Trancereise: »Was lesen Sie auf dem Schild der Römer und auf dem von Asterix?«

Ich frage den Patienten, in welcher Rolle er sich am wohlsten fühlen würde. Man soll nicht glauben, keiner wolle in der Haut der Römer stecken! Es gibt Patienten, die mutig sagen: »*Ich halte zu den Römern, die waren schließlich eine Weltmacht. Was ich auf dem Schild lese? Na, wir sind doch wer!*«

Nun zur Geschichte, ein Auszug aus einer Anamnese mit einer kleinen Natrium-Patientin:

Ein blondes, zwölfjähriges, sehr hübsches Mädchen kommt wegen Bettnässen und psychischen Problemen in die Praxis. Der Schulpsychologe spricht von »depressiven« Zuständen unbekannter Ätiologie«. Als die Mutter mit Leidensmiene und Jammerstimme berichtet, dass Nicole keine Freunde habe, sinkt das Kind ganz in sich zusammen und schaut mich trübe und traurig an.

Doch ich muss mir das Lachen verbeißen, denn in der Gleichzeitigkeit dieses leidenden Ausdrucks von Mutter und Tochter liegt eine unbeschreibliche Komik.

Das weitere Gespräch mit Nicole ergibt, dass sie liebend gerne Freunde hätte, aber keiner sie mag. Sie ist immer alleine. Ihr jüngerer Bruder ist ihr als Spielpartner zu grob.

»Kennst du den Asterix?«

»Ja.«

»Magst du diese Geschichten?«

Achselzucken und verschämtes Lächeln.

»An wen hast du denn jetzt gerade gedacht?«

»An den Dicken, den Obelix.«

»Und was ist mit dem dicken Obelix?«

»Der ist eigentlich doof, aber stark.«

»Was meinst du mit doof?«

»Na, der frisst ein ganzes Wildschwein und dann rast der durch die Römer und haut sie alle um, nur, weil der in den Zaubertrank gefallen ist.«

»Und was ist daran doof? Magst du keinen Wildschweinbraten?«

Ehe das Mädchen antworten kann, fällt mir eine aufgebrachte Mutter ins Wort:

»Wir leben ganz vegetarisch und sehr bewusst. Ich achte sehr darauf, dass die Kinder wertvolle Nahrung bekommen.«

Ich antworte: »Das ehrt Sie und ist Ihre Entscheidung. Hier geht es nicht darum, dass ich Ihre Tochter zum Wildschweinbratenessen einladen will, sondern um das, was Obelix verkörpert.«

»Also, magst du Wildschweinbraten?«

Nicole schaut zur Mutter und sagt gehorsam beflissen »*Nein.«*

»Gut. Wieso ist Obelix so stark?«

»Weil er in den Zaubertrank gefallen ist, aber so was gibt es ja gar nicht!«

»Ach, was du nicht sagst! Das ist mir aber neu! Ich braue mir jeden Tag einen neuen Zaubertrank, bevor ich in die Praxis gehe.«

Nicole schaut mich entgeistert an. »*Wirklich?*«

»Ja.«

»*Und was ist da drin?*«

»Du weißt ja sicher von Miraculix, dass in einem Zaubertrank Kräuter sind. Aber das Geheimnis ist noch was anderes. Miraculix tut Mistelkraft, Lachen, Witze, Hoffnung und Lebenswillen da rein.«

Nicole schaut etwas interessierter. »*Ach! Nicht nur Misteln und Kräuter? Und Sie, was tun Sie da rein?*«

»Oh, ich habe da ein tolles Gebräu aus Teufelskralle, Drachenzähne, Lachen, Freude, Gedankenpulver und viel Heilenergie in Orange und Lila.«

»*Echt?*«

»Ja, echt. Was ist denn in deinem Zaubertrank?«

»*Nix. Hab ich nicht. Den gibt's ja auch gar nicht.*«

»Woher weißt du das so genau? Ich habe jedenfalls immer am Morgen meinen Zaubertrank. Wenn du keinen hast, wundere ich mich nicht, dass es dir schlecht geht. Magst du mal ein Rezept ausprobieren?«

Nicole lächelt verschämt, schaut die Mutter etwas unsicher an und sagt leise: »*Ja, warum nicht?*«

»Also, Du nimmst Kräuter, aber vor allem Gedankenpulver, das ist wichtig, das gibt die Würze. Heilkräuter kann jeder brauen, aber das Geheimnis ist das Gedankenpulver!«

»*Ach so.*«

Ich erkläre Nicole die Sache mit dem Schild als Zeichen der Solarplexus-Visitenkarte, auf der unsichtbar geschrieben steht, mit wem man es zu tun hat. Die Menschen lesen die mentalen Botschaften des Schildes intuitiv voneinander.

»Sag mal, so aus deinem Bäuchlein raus. Was steht denn auf dem Schild von den Römern?«

Sie überlegt kurz, lacht und sagt: »*Eigentlich Angst und Schwachsein.*«

»Wie findest du das?«

»*Na, blöd.*«

Auf deinem Schild lese ich: »Wer mich gerne hat, ist bescheuert.«

Nicole schaut mit offenem Mund an sich herunter. »*Wo steht das?*«

»Na, auf deinem unsichtbaren Schild, den du vor dir herträgst. Finde ich nicht besonders witzig und einladend.«

Sie lacht. »*Stimmt, und das können Sie lesen?*«

»Ja. Du kannst das auch. Was steht denn zum Beispiel auf dem Schild deines Bruders?«

»*Ich bin stark.*«

»Magst du dein Schild umschreiben?«

»*Ja.*«

»Möchtest du denn Freunde haben?«

»*Ja klar.*«

»Also, dann schreibst du mal dein Schild neu. Darauf muss stehen, was du für Gaben und Talente hast.«

»*Muss ich das sagen?*«

»Nein, das ist dein Geheimnis. Aber du wirst ja sehen, wie die Leute darauf reagieren, denn jeder liest das Schild vom anderen. Ja, und dann ist der Zaubertrank mit dem Gedankenpulver fällig.«

»*Und wie mach ich das?*«

»Du braust dir morgens ein Getränk, was du willst. Dann nimmst du das Gefäß in die Hand und sprichst eine Zauberformel, die musst du dir ausdenken. Dann stell dir vor, wie die Zauberformel als Gedankenpulver in den Trank kommt. Dann trinkst du den Zaubertrank.«

Nicole lächelt und ist nun sehr interessiert und kann es gar nicht abwarten, ihre »Hausaufgabe« auszuführen. Dazu bekommt sie Natrium muriaticum C 1000 als Einzelgabe.

Nach drei Wochen:

Die Mutter berichtet, Nicole stehe morgens in aller Frühe auf und laufe murmelnd mit einem sonderbaren Teegebräu durch die Küche. Das Bettnässen sei deutlich seltener und das Kind sei viel fröhlicher. Ich bitte Nicole ans Telefon, um ihre Stimme zu hören.

»Und? Wie klappt es mit dem Trank.«

»Echt gut. Soll ich mal sagen, was da drin ist?«

»Wenn du mir das Geheimnis anvertrauen möchtest?«

»Ich habe Hibiskus, Eisenkraut und Wermuttee gemixt und streue ein dolles Pulver da rein, aber das verrate ich nicht.«

»Gut. Die Mixtur hört sich ja schon höllisch an. Und wie klappt das mit dem Schild?«*»Ja, gut.«*

Einen Monat später höre ich, dass Nicole eine riesige Geburtstagsfeier auf die Beine gestellt hat. Die Mutter ist sprachlos (was auch erfreuliche Entwicklung ist), denn Nicole hat gar keine Einladungen versendet.

Nicole am Telefon. Ich frage sie: »Hey, wie hast du das denn gemacht?«

»Ich habe auf mein Schild tolle Sachen geschrieben. Und dann habe ich gedacht, wenn das wirklich stimmt, dass die Leute so ein Schild lesen können, dann schreibe ich einfach mal in großen Buchstaben meinen Geburtstag drauf und warte mal, was passiert.«

»Und was passierte?«

»Ganz was Komisches. Mich haben die aus meiner Klasse gefragt, sag mal, hast du nicht bald Geburtstag? Machst du keine Fete? Und da habe ich gesagt, ihr könnt gerne kommen.«

»Und?«

»Ja, und jetzt habe ich die Fete organisiert. Wir sind jetzt 17 mit denen aus meiner Klasse und einigen aus der Nachbarschaft.«

Ich höre deutlich Stolz und Stärke in der Stimme des Mädchens.

»Wunderbar, ich freue mich. Ich lese auf deinem Schild jetzt außerdem: Kommt her, ich kann tollen Zauberkuchen backen.«

»Wie? Können Sie das durchs Telefon lesen?«

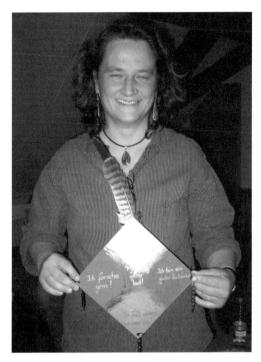

Abb. 11 Beispiel für eine Solarplexus-Visitenkarte

»Klar, kannst du auch. Muss man nur ein bisschen üben. Aber sag mal, stimmt das, was ich da lese?«

»*Ja, das stimmt wirklich. Hab ich mir ausgedacht.*«

»Tolle Idee, muss ich mir merken. Auf Zauberkuchen bin ich noch nicht gekommen.«

Das Bettnässen verschwindet bleibend und depressive Phasen tauchen auch nach einem halben Jahr nicht mehr auf. Die Mutter kommt nun selbst wegen Depressionen in meine Praxis (systemische Nachtigall, ick hör dir trapsen...)!

Zwergenschule

Hast du mal eine Elfe gesehen?
Nee, so was gibt's nicht.
Wer sagt das?
Mein Jojomba.
Wer ist das?
Der Kobold im Spielzimmer.

Ein Kind (als Patient)

Herr M. kommt mit seinem sechsjährigen Sohn Philipp in die Praxis. Das Problem: Der Junge kann nicht »normal« sprechen. Der logopädische Unterricht hat ihn soweit gebracht, überhaupt Laute zu produzieren, aber seine Sprache ist völlig unverständlich. Der Vater ahnt immer nur, was der Junge manchmal lebhaft von sich gibt. Doch nun steht die Entscheidung an, ob Philipp in eine Sonderschule gehen muss oder ob er in eine normale Schule kann. Der Vater will an das Problem nur ganzheitlich heran und hat schon seine anderen Kinder stets nur homöopathisch behandeln lassen.

Der Junge hört dem Gespräch zwischen dem Vater und mir aufmerksam zu. Ich nehme wahr, dass seine Augen alt aussehen und wie aus einer anderen Dimension schauen. Er hat einen verschmitzten Gesichtsausdruck, der mich lebhaft an einen Zwerg erinnert.

Ich unterhalte mich mit dem Vater. Dann entsteht folgender aufschlussreicher Dialog, bei dem ich bewusst auf die »Alphaebene«[2] gehe, um dem Kind möglichst in *seiner* Erfahrungswelt zu begegnen:

»Habt ihr zu Hause einen Garten?«

Heftiges Kopfnicken, bestätigende Laute.

»Gehst du gerne in den Garten?«

Freudiges Gestikulieren und bejahende Lautäußerungen.

---

[2] Tief entspannter Zustand mit geschlossenen Augen, bei dem im EEG die Alphawellen vorherrschen.

»Gibt es eine bestimmte Stelle im Garten, zu der nur du hingehst?«
Er schaut mich ernst und prüfend an, schweigt und nickt dann langsam.

»Hast du dort Freunde, die dir was beibringen?«

Strahlendes Lächeln, Nicken.

»Was bringen dir denn deine Freunde bei? Erzähl doch mal!«

Er beginnt, zunächst noch undeutlich, zu sprechen. Doch dann werden seine Worte plötzlich verständlich und mit einem Mal hören wir deutlich:

»Ja, die zeigen mir, wie man richtig umgräbt. Das muss man nämlich nicht mit einem Spaten machen. Ja, und wie ich richtig umtopfen kann. Die zeigen mir auch, wie ich ein Gartengerät anfassen kann, damit ich mir nicht wehtue.«

»Lernst du auch was über Pflanzen?«

»Ja, klar. Ich kenne alle Pflanzen im Garten und sage das auch meiner Mama, die gerne im Garten arbeitet. Ich weiß auch, dass die Löwenzahnblätter gut für die Leber sind und die Blüten giftig. Das sind Blumen, die muss man stehen lassen und nicht ummähen.«

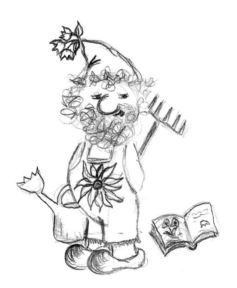

Abb. 12 Agaricus - Der Gärtner

64

Mittlerweile ist aus dem Gesicht des Vaters alle Farbe gewichen. Fassungslos schaut er auf seinen Sohn, der völlig normal spricht und betrachtet mich mit misstrauischen Blicken.

Ich frage den Jungen, ob er denn Lust habe, auch noch eine andere Schule zu besuchen als die Zwergenschule im Garten. Er überlegt und verfällt allmählich wieder in seine unverständliche Sprache. Ich versichere ihm, dass er völlig in Ordnung sei und schon viel mehr über Blumen und Pflanzen wisse als andere Kinder.

Nun müssten wir gemeinsam einen Weg finden, dass er auch in unserer Welt zur Schule gehen und unsere Sprache sprechen lernen könne. Seine Reaktion zeigt klar, dass er sehr gut versteht, worum es geht. Er schaut seinen Vater verschmitzt an.

Dieser ist total verwirrt und äußert, das gehe nicht mit rechten Dingen zu. Da ich primär auditiv veranlagt bin, achte ich stets genau auf die Worte und deren Zwischentöne. Deshalb gebe ich dem Vater Gelegenheit, seine Bedenken zu artikulieren. Es kommt heraus, dass ihm nicht nur die eben erlebte Episode unheimlich gewesen ist, sondern schon immer das Kind als solches. Ich empfehle ihm, sich einmal von dem Jungen zu den Zwergen einladen zu lassen. Der Junge ist begeistert und klatscht in die Hände und redet auf den Vater ein. Der schaut nur ungläubig auf seinen Sohn. Wer hat nun eigentlich ein Problem?

Nach diesem fruchtbaren Gespräch ist meine Entscheidung gefallen: Agaricus C1000, einmal pro Woche, drei Gaben, dann mitteilen, was sich positiv verändert hat. Ich erkläre dem Vater, welches das Arzneimittel ist und welche Gaben in ihm stecken. Dann versuche ich ihm klar zu machen, dass sein Sohn nicht behindert ist, denn er könne ja ganz deutlich und normal unsere Sprache sprechen. Momentan sei dies noch angebunden an eine Erlebniswelt, die uns Erwachsenen verborgen, jedoch für das Kind real sei. Diese mediale Begabung müsse geschützt und sanft erhalten bleiben. Er als Vater habe die Kraft, den Jungen zu stärken und ihm Sicherheit zu vermitteln. Die Behandlung diene dazu, die Türe in unsere Welt zu öffnen, so dass der Junge nicht nur in seiner, sondern auch in unserer Welt zu Hause sein kann.

»Nun sollten Sie versuchen, meine Rolle zu übernehmen und Ihrem Sohn mental zu begegnen. Dadurch wird er schrittweise sein Sprechvermögen in unsere Realität überführen. Es reicht nicht, dass Sie ahnen, was Ihr Sohn erzählt. Er muss sich von ihnen verstanden fühlen. Das ist mehr als Entschlüsselung von Lauten!«

Während dieser Unterhaltung hängt der Junge förmlich an den Lippen seines Vaters. Es wird deutlich, wie sehr er sich nach Verstehen und Annahme sehnt.

Der Vater gibt dem Kind dann zwar das Agaricus, aber er ist völlig gefangen in seinem (pietistisch geprägten) Weltbild und kann das, was er bei mir in der Praxis erlebt hat, nicht akzeptieren. Der Wunsch, dass sein Sohn normal sprechen könne, ist ihm weniger wichtig als die Angst, dass es die Realität des Kindes geben könne. Wer Gartengeister oder Zwerge wahrnimmt, muss verrückt und somit krank sein. Ein paar Monate später erfahre ich von Bekannten dieser Familie, dass der Vater sich bei anderen Homöopathen Rat geholt habe, ob denn das, was er bei mir erlebt hat, normal sei. Ich weiß nicht, welche Kollegen ihn beraten haben, jedenfalls soll der Junge weiter Agaricus bekommen haben.

Ich musste wieder einmal erfahren und akzeptieren, dass bei einem Kind ein Heilungsprozess nicht stattfinden kann, wenn die Eltern dagegen arbeiten. Und ich musste wieder einmal erfahren, dass Uneinsichtigkeit und Verblendung durch einen Glaubenssatz wie »Es kann nicht sein, was nicht sein darf« das größte Hindernis im Heilungsprozess ist.

Allerdings vertraue ich hundertprozentig in die heilende Kraft eines homöopathischen Mittels trotz aller Widerstände in einem Energiefeld – hier im systemischen Feld der Familie – zu wirken. Somit betrachte ich meine Arbeit mit dem Kind nicht als ganz umsonst oder gar verfehlt, sondern hoffe unerschütterlich auf das positive Potenzial, das dieser Junge mitgebracht hat.

Pippi

Das Lächeln eines Kindes
ist reines Licht
und verscheucht für einen Augenblick alle Schatten.

Wunder im Praxisalltag

Mit Kindern erlebe ich in der Praxis immer wieder herrliche Situationen, obwohl die Kleinen oft schwer krank sind und den Eltern das Lachen nach vielen schlaflosen Nächten bereits gründlich vergangen ist.

Frau J. kommt mit der dreijährigen Sylvia wegen chronischer Sinusitis, Rhinitis und Bronchitis. Die junge Mutter ist ganz fertig, weil das Kind kaum schläft.

»Du bist ein sehr hübsches Mädchen«

Sylvia nickt freundlich und sagt: »*Pippi.*«

»Musst du Pippi?«

Sylvia nickt. Die Mutter geht mit der Tochter zur Toilette. Es kommt kein Pippi. Sie sitzen wieder vor mir.

»Sag mal Sylvia, kannst du mir mal zeigen, wo es weh tut?«

Sylvia nickt freundlich und zeigt auf die Stelle am Körper und kommentiert es so:

Nase: «*Pippi*«

Ohren: «*Pippi*«

Hals: «*Pippi*«

Augen: »*Pippi*«

»Oh je, oh je, so viel Pippi?«

Sylvia wirft fröhlich die Ärmchen in die Luft und sagt: »*Pippi.*«

Sogar in der Luft ist Pippi, überall Pippi! Sylvia gluckst vor Lachen, wiederholt, indem sie in die Luft schaut und sagt aus tiefster Seele, beinahe andächtig: »*Pippi!*«

Die Mutter ist verwirrt und sagt: »*Ich verstehe das gar nicht. Sylvia kann so schön sprechen und jetzt sagt sie nur das eine Wort.*«

Ich zeige auf die Mama und frage: »Sylvia, wer ist das?«

»*Pippi!*«

»Das ist doch kein Pippi, das ist doch deine Mama!«

Sylvia nickt, strahlt die Mama an und sagt ehrfurchtsvoll: »*Pippi.*«

»Ich sehe, du hast ja dein Püppchen mitgebracht. Wie heißt es denn?«

Sylvia schaut liebevoll auf ihre Puppe und sagt leise: »*Pippi.*«

Wir lassen das Pippi einen Moment beiseite und ich befrage die Mutter nach den Symptomen des Kindes. Sie zählt alles Mögliche auf und das Mädchen hört auffallend aufmerksam zu. Ich versuche mir ein Bild zu machen und frage nach der familiären Krankheitsgenese. Die Mutter sagt: »Diese chronischen Erkältungskrankheiten sind untypisch in unserer Familie. Aber meine Mutter hat eine schwache Blase und schwache Nieren.«

Kaum hat sie das gesagt, schreit das Kind: »*PIPPI!!!*«

Die Mutter schreckt auf: »*Musst du jetzt Pippi?*«

Sylvia nickt fröhlich. Sie gehen zur Toilette. Es kommt kein Pippi. Sylvia setzt sich artig und sichtlich zufrieden wieder auf ihren Stuhl. Die Mutter ist völlig konsterniert:

»*Ich fass' es nicht, was mit dem Kind los ist!*«

Wir machen weiter in der Familienanamnese. Frau J. erzählt: »*Mein Vater hatte Prostatakrebs...*«

Sylvia ruft laut und nickt mit dem Kopf: »*Pippi!*«

Frau J. wird langsam ärgerlich: »*Nun hör doch mit dem Blödsinn auf, Sylvia!*«

»Also, mein Vater hatte...« »...*Pippi*«, vervollständigt Sylvia. Mama zieht nun die Augenbrauen hoch und ist kurz vorm Wutausbruch. Sie schaut Sylvia strafend an: »*Unterbrich mich nicht, hast du mich verstanden?!*«

Sylvia nickt freundlich und gehorsam. Ich nehme den Gesprächsfaden wieder auf: »*Also, Ihr Vater hatte ein Prostataleiden...*«

»...*Pippi!*« ruft Sylvia.

Da habe ich plötzlich einen Geistesblitz! Ich schaue das Kind an und denke: Vielleicht will mir das Kind die ganze Zeit etwas Wichtiges mitteilen?

»Sylvia, der Opa hatte was am Pippi?«

Sie nickt heftig und sagt sachlich und bestätigend: »*Pippi!*«

»Und die Oma hat schwache Nieren.«

Sylvia nickt bestätigend: »*Pippi.*«

»Und die Mama hat auch schwache Nieren?«

Sylvia nickt bestätigend: »*Pippi!*«

»Und du hast auch schwache Nieren?«

Sylvia nickt wieder bestätigend: »*Pippi.*«

»Und deshalb hast du so viel Pippi in der Nase und im Kopf?«

Sylvia nickt und seufzt erleichtert. Wir starren das Kind wie ein Weltwunder an.

»Frau J., Sie haben ein wunderbares Kind. Es sagt alles mit diesem einen Wort. Klar, Nierenschwäche ist hier das Thema!«

Zu Sylvia gewandt sage ich lachend: »Da will ich mal den Onkel Hahnemann fragen, was wir da für ein Mittel...«

»*Pippi!*« Heftiges Kopfnicken.

»Hat der Onkel Hahnemann auch was am Pippi?«

Sie nickt strahlend.

Mmm, nun bin ich überfordert. Wo steht, ob Hahnemann schwache Nieren hatte? Zur Mutter gewandt, sage ich: »Ich verordne als erste Maßnahme Solidago als Nierendrainage...«

»*Pippi!*«, fällt mir Sylvia ins Wort

»Sylvia, jetzt kannst du richtig mitarbeiten, ich wollte nämlich noch ein Mittel nennen. Also, was meinst du zu Solidago. Ist das gut fürs Pippi?«

Sylvia schaut für einen Moment ins Leere, dann nickt sie bestätigend:

»*Pippi.*«

»Und was meinst du zu Berberis?«

Sie schaut mich an mit einem Blick, als wolle sie sagen: »Wie kann man nur so einen Blödsinn fragen?« Ich bin fasziniert von diesem telepathischen Kind.

»Gut, dann bleibt es bei Solidago, Sylvia muss es wissen. Solidago D6 jeden Tag.«

Sylvia strahlt mich an.

Da kommt mir ein zweiter Geistesblitz. Ich frage: »Sylvia, habe ich auch was am Pippi?«

Sie schaut wieder für einen Moment ins Leere, dreht dann den Kopf etwas verlegen auf die Seite, schmiegt sich an die Mutter und sagt: »*Popo.*«

Wir müssen alle drei lachen.

»So, so, ich hab was am Popo! Vorne am Popo?«

Sie schüttelt langsam den Kopf.

»Hinten am Popo?«

»*Popo!*«

Aha. Was soll man dazu sagen! Sylvia hat hellsichtig wahrgenommen, dass mich gerade ein paar Hämorrhoiden behelligen.

»Sylvia, ich werde auch für mich beim Onkel Hahnemann nachgucken, was für ein Mittel ich brauche...«

»*Pippi!*«

»Ja, Onkel Hahnemann hat was am Pippi und ich was am Popo!«

Sie nickt bestätigend, freut sich königlich, klatscht in die Hände und wirft begeistert die Ärmchen hoch. Wer hat sich je schon einmal so über Nierenschwäche und Hämorrhoiden gefreut?

Die Mutter schüttelt den Kopf und sagt: »*Ich fasse es nicht! Aber ich habe schon so manches Mal gemerkt, dass sie meine Gedanken zumindest ahnt, wenn nicht sogar liest.*«

Die lustige Geschichte geht zunächst so zu Ende, dass tatsächlich Solidago zunächst in D6, später noch in C200 dafür sorgt, dass die Erkältungsneigung sowohl bei der Mutter als auch bei dem Kind verschwindet. Ich denke zwar auch noch an Tuberkulinum, Apocynum und alle möglichen Schüssler-Salze. Aber Solidago ist der Hit.

Diese Fallgeschichte hat noch ein kleines Nachspiel. Bei der zweiten Konsultation nach vier Wochen ist deutlich zu hören, dass bei Sylvia die Atemwege frei sind. Aber ich bin noch nicht zufrieden und erkenne, dass noch eine energetische Behandlung nötig ist. Ich lege meine Hand sanft auf die Brust des Kindes und sende ihr grünes Licht für die Lungen.

Sylvia sagt spontan: »*Heia!*«

»Ja, die Lungen gehen heia!«

Sylvia nickt bestätigend. Ich bitte die Mutter, mittags und abends, wenn das Kind zu Bett geht, die Hände sanft auf die Brust des Kindes zu legen und orangefarbenes Licht zu senden.

Nach vier Tagen ruft die Mutter an und berichtet: »Gestern war Schluss mit meiner Heilbehandlung. Sylvia schob meine Hand beiseite, legte ihre eigene Hand auf die Brust mit dem Kommentar: *Selber heia machen!*«

Ich fand die Idee, alles rund um die Nieren mit »Pippi« zu bezeichnen, so köstlich, dass ich noch tagelang meine Kommentare auf »Pippi« reduzierte. Nach einer Woche diagnostizierten meine Kollegen bei mir einen Hang zum Infantilismus, sicher nicht ganz zu unrecht, denn mit meinem schlichten Gemüt kann ich über einen guten Witz oder eine lustige Begebenheit noch wochenlang lachen. Und wenn ich mich mal mies fühle, visualisiere ich dieses strahlende Kind Sylvia und wie sie mit einem einzigem Wort alles sagte.

Gertrud, die Nährende

Gratulation zum hundertsten Geburtstag von Frau W.

Liebe Frau W., ich danke Ihnen,
dass ich eine Patientin betreuen darf,
die immer gut auf sich aufgepasst hat,
die gut für ihre Lieben gesorgt hat
und dabei in ihrer inneren Mitte geblieben ist.
Die Zufriedenheit, die Sie ausstrahlen
und die Selbstständigkeit, die Sie sich erhalten haben,
das ist ein großes Vorbild!

Frau W.:
Aber passen Sie auch gut auf sich auf,
damit ich immer jemanden habe,
an den ich mich wenden kann!

Dr. med. Lutz Zieseke-Michaelis

Heilen darf auch einfach sein. Ich propagiere dies in jedem Seminar und ermuntere die Therapeuten, ihrer Intuition und ihren sensitiven Fähigkeiten zu vertrauen und den einfachen therapeutischen Weg zu wählen. Der »Rest« ist dann immer noch kompliziert und anstrengend genug.

Doch bin ich keinen Deut besser als alle anderen Therapeuten, indem ich argwöhnisch werde, wenn etwas scheinbar zu einfach läuft. Dass auch die Homöopathie manchmal einfach sein darf, begreife ich oft erst hinterher oder kann es gar nicht glauben. Der alte inquisitorische Glaubenssatz »Es kann nicht sein, was nicht sein darf« sitzt uns immer noch tief in den Genen!

Auf einem Kurs traf ich das Konditor-Ehepaar Gertrud und Karl. In einer Pause klagte mir Gertrud ihr Leid. Sie konnte kaum noch laufen oder lange stehen, hatte andauernd Rücken- und Gelenkschmerzen. Sie hatte schon viele Fachleute aufgesucht. Nun erhoffte sich Gertrud Heilung, wenn sie zu mir käme. Ich versuchte, den Kelch an mir vorüberziehen zu lassen, aber sie blieb hartnäckig und vereinbarte einen Termin.

Ich wollte gut vorbereitet sein und schaute mir Fälle von Arthrose, Gicht und Rheuma an, las alle mögliche Fachliteratur und Arzneimittelbilder und wurde davon nur noch verwirrter. Nichts passte so richtig auf Gertrud. Da beschloss ich, einfach abzuwarten, was auf mich zukäme. Allerdings beamte ich Samuel und meine englischen Mediallehrer vorsichtshalber einmal an und bat um Inspiration.

An einem Donnerstag reist Gertrud aus 570 km Entfernung an. Es klingelt an der Praxistüre und ich öffne und vor mir steht ein Ungetüm von Plastiktaschen. Zuerst sehe ich die Eigentümerin der unzähligen Tüten gar nicht, doch dann erkenne ich dahinter Gertrud. Sie kommt herein, steuert zielbewusst auf das Behandlungszimmer zu und schüttet Unmengen von selbstgebackenen Broten, Brötchen und Gebäckstücken auf den Tisch: »Ich habe die ganze Fahrt über daran gedacht, dass Sie ja den ganzen Tag arbeiten müssen und sicher froh sind, wenn Ihnen jemand etwas zu essen mitbringt.«

Ich nehme auf der anderen Seite des Tisches Platz, zwischen uns duftende Berge von Esswaren. *Pulsatilla!* Das ist mir vom Verhalten und Aussehen der Patientin her sofort klar. Aber so einfach kann es ja nicht sein. Sie ist so weit hergereist, da kann ich schlecht die Sitzung sofort beenden. Wir unterhalten uns zuerst über alltägliche Dinge, auf die Gertrud bereitwillig eingeht. *Pulsatilla!* Dann frage ich, welche Assoziationen sie beim Anblick einer weidenden Kuh habe. Mit einem riesigen Seufzer und lächelnd sagt sie: »*Aaaach, herrlich, die strahlt so was Nahrhaftes, Mütterliches aus, so was Warmes.*« *Pulsatilla!*

Da kommt mir der Gedanke, etwas zu überprüfen, was ich einmal in einem Vortrag von Andreas Krüger gehört habe und was ich bis dahin noch nicht mit Pulsatilla in Verbindung gebracht habe.

»Frau H., ich frage Sie jetzt etwas ganz Verrücktes. Stellen Sie sich einmal vor, Sie würden tanzen...«

»*Ja, tu ich leidenschaftlich!*«

»Aha, wie bewegen Sie sich denn am liebsten? Zu welcher Musik tanzen Sie gerne?«

Sie bekommt einen roten Kopf und sagt verschämt: »*Also, es muss schon rhythmisch sein, so richtig in die Hüften muss das gehen. Aber ich denke immer, ich in meinem Alter...*«

»Was heißt hier Alter? Ist der Rhythmus nur bis zu einem bestimmten Alter zulässig?«

»Nein, das nicht, aber ich hab da so 'ne besondere Vorliebe...«

Gertrud tut sehr verschämt und traut sich nicht zu sagen, was ihr auf der Zunge liegt. Da wage ich einen Vorstoß: »Wie sieht es denn zum Beispiel mit 'ner fetzigen afrikanischen Trommelmusik aus?«

Gertrud sperrt verwundert den Mund auf. *»Ja, Donnerkeil! Sie sind ja hellsichtig! Woher wissen Sie das? Ja, es stimmt, es fährt mir schon gewaltig in die Hüften, wenn ich nur einen Schwarzen sehe. Und dann afrikanischer Tanz, also das ist einfach klasse!«*

»Ich bin nicht hellsichtig gewesen, sondern habe von einem Freund von diesem Zusammenhang mit Ihrem Konstitutionsmittel gehört. Da wollte ich wissen, ob das auch bei Ihnen zutrifft. Nun weiß ich es ja.«

»Das ist ja auch mein größtes Problem, dass ich im Augenblick nicht zur Tanzgruppe gehen kann. Es tut mir alles weh. Sie wissen ja...«

»Gut, dann habe ich das passende Mittel für Sie.«

Gertrud nimmt zwei Wochen täglich Pulsatilla LM30. Dann ruft sie mich an und berichtet:

»Die Schmerzen sind noch da, aber es geht mir so gut bei dem Gedanken, dass ich doch nicht zu alt für die Tanzgruppe bin. Ich bin die Älteste. Seit ich bei Ihnen war, sind die alle viel netter zu mir.«

»Sie waren trotz der Schmerzen in der Tanzgruppe?«

»Ja, die Schmerzen sind erträglicher und das Tanzen ist mir wichtig.«

Ich empfehle Pulsatilla C200 jeden dritten Tag als Langzeittherapie. Dazu täglich eine Stunde Blaulichtbestrahlung und eine Nierendrainage mit Berberis D6.

Nach vier Wochen ruft Gertrud wieder an: *»Die Ödeme in den Beinen sind weg, die Gelenke sind auch viel besser. Und ich hatte da einen sonderbaren Traum: Ich stehe auf einer Wiese mit Biokühen. Eine Kuh sagt zu mir: Du nährst dich nicht selbst, du nährst immer nur andere. Es wird Zeit, dass du dich selber nährst. Ich frage: Was soll ich denn essen? Da sagt die Kuh: Du isst genug. Du kannst dich anders ernähren. Sie kommt ganz nahe an mich*

heran, dass ich den warmen Atem spüre und stupst mich mit ihrer feuchten Nase an den Ellenbogen. Blitzartig gingen die Schmerzen weg. Sie stupst mich an die Hüfte – Schmerzen weg, sie stupst an mein Knie – Schmerzen weg. Da wachte ich auf, ganz verwundert über den Traum.«

»Und, haben Sie ihn verstanden?«

»Nicht so richtig.«

»Seien Sie mal ganz kreativ aus dem Bauch heraus. Was tat die Kuh? Was zeigte sie Ihnen?«

»Geistheilung! Das war wie Geistheilung!«

»Eben! Dann machen Sie mal das, was die Kuh bei Ihnen tat.«

»Meinen Sie, ich bin begabt dazu?«

»Aber klar, sonst hätten Sie ja nicht auf das heilende Wesen von Pulsatilla so gut reagiert und hätten nicht den Traum gehabt.«

»Dann soll ich mir also selber die Hand auflegen?«

»Versuchen Sie es und stellen Sie sich vor, wie aus der Mitte Ihrer Hand ein farbiges Licht abstrahlt, zum Beispiel Blau oder Orange oder was Sie wollen.«

»Blau! Das ist meine Farbe!«

»Gut, also Blau.«

Nach weiteren vier Wochen berichtet Gertrud, dass alle ihre Schmerzen verschwunden seien und sie sich so wohl fühle wie noch nie im Leben. Sie habe die heilenden Hände auch schon bei ihrem Mann und bei ihren Angestellten ausprobiert – mit Erfolg. Nun habe sie ein neues Lebensziel, nämlich ihre Heilenergie zu schulen.

So ist Gertrud zu unserer Medialschulung gekommen und arbeitet heute, neben dem Konditorberuf, als seriöse Heilerin.

Was Gertrud an nahrhaften Backwaren mitgebracht hatte, reichte für eine Woche zum direkten Verzehr und füllte auch danach noch geraume Zeit unsere Tiefkühltruhe.

Eins, zwei, drei, Arsen

Lasst den Kindern solange es geht
ihre Kinderzeit
mit Märchen, Gummistiefel-in-Pfütze
Schokolade-an-Nase
Und Lebenslust.
Wir brauchen Regenbogenkinder!

Rat für eine ehrgeizige Indigokindmutter

Es gibt wirklich erstaunliche Kinder, bei denen es einem manchmal wirklich heiß und kalt den Rücken herunter läuft. Da kommt ein fünfjähriges Mädchen in Begleitung einer ausnehmend hübschen und eleganten Mutter in die Praxis. Das Problem des Kindes: Es hält den Stuhl zurück. Ina ist nicht etwa verstopft, Nein, sie will kein Häufchen abgeben.

Vor mir sitzt ein Kind wie eine Elfe aus dem Film »Der Herr der Ringe«. Sie ist klein, sehr zart gebaut, mit riesigen dunkelblauen Augen, in denen ein unglaublicher Silberglanz liegt. Wenn die Mutter gesagt hätte, Ina stamme von irgendeinem Jupitermond oder sei Kassiopeia persönlich – ich hätte es geglaubt. Ina schaut wie mit Röntgenaugen, minutenlang, ohne mit der Wimper zu zucken. Ich halte ihrem Blick stand und wir schweigen und dringen tief ineinander ein. Das ganze Kind ist durchsichtig wie aus Elbenglas und wirkt ein paar tausend Jahre alt.

Die Mutter eröffnet das Gespräch: *»Sie wollen sicher wissen, was mit Ina los ist? Das kann Ihnen Ina auch selbst sagen.«*

»Gut. Ina, warum gibst du dein Häufchen nicht ab?«

»Ooch, einfach so. Ich mag kein Kakak machen.«

»Hilf mir mal, das zu verstehen. Was stört dich denn daran?«

»Wie ich schon sagte, ich mag es einfach nicht.«

»Wie riecht es denn?«

Sie verzieht das Gesicht. *»Das stinkt!«*

»Wie denn? Wie ein alter Socken? Ein alter Käse, wie faule Eier, scharf...?«

Sie überlegt ernsthaft, dann: »*Wenn ich mir das recht überlege, trifft nichts von dem, was Sie genannt haben.*«

»Gut, kluge Dame, dann sag mir, wie es riecht.«

»*Das stinkt ekelig!*«

»Aha, das ist schon mal klar. Wie fühlt sich das Häufchen denn an? Krümelig, schlabberig, matschig...?«

Die Mutter erstarrt zur Salzsäule und schaut mich entsetzt an. Ina schaut die Mutter mit einem vielsagenden Blick an: Das geht dich nichts an, das ist meine Sache. Sie wendet sich wieder mir zu und sagt ganz sachlich: »*Klebrig, ja, zu klebrig.*«

»Wie hättest du es denn lieber?«

Die Mutter atmet schwer und die Schames- und Zornesröte schießt ihr ins Gesicht. Sie rutscht unruhig auf dem Sessel hin und her. Ina beobachtet die Mutter, schüttelt den Kopf und sagt: »*Mama, eine Fünfjährige wird doch wohl wissen, wie sich das Häufchen anfühlt!*«

»Ich fasse mal zusammen. Dein Häufchen stinkt und es ist zu klebrig. Wenn es nun nicht mehr stinkt und sich besser anfühlt, wie ist es dann?«

»*Dann reicht es immer noch nicht.*«

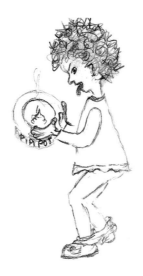

Abb. 13 Das stinkende Häufchen

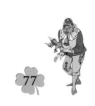

»Wie bitte? Was reicht noch nicht?«

Sie dreht die Augen gen Himmel. *»Na, Sie sind aber schwer von Begriff! Das Häufchen ist noch nicht gut genug!«*

Arsen tanzt vor meinem geistigen Auge.

»Du willst also sagen, das Häufchen ist noch nicht perfekt und deshalb willst du es behalten?«

»Genau!«

Ich schaue die Mutter fragend an. Die Mutter bestätigt: *»Ja, Ina meint, was da hinten raus kommt, ist noch nicht gut genug.«*

»Ina, hast du dir schon mal überlegt, dass das, was hinten rauskommt, dein eigenes Produkt ist? Du hast es erschaffen. Jetzt kommt es raus, du kannst es angucken, dann stellst du fest, dass du es nicht mehr brauchst.«

Ina hört sehr interessiert zu: *»Nein, so habe ich das noch nicht überlegt.«*

»Du könntest es ja mal versuchen. Du lässt dein Häufchen raus, schaust es an, begrüßt es und sagst zu ihm: Da bist du ja, ich hab dich gesehen, jetzt brauch ich dich nicht mehr. Tschüss! Und dann spülst du es runter.«

»Das werde ich versuchen.«

Ich bin fassungslos. Ina will aufstehen, doch die Mutter sagt zu ihr auf Französisch: *»Warte bitte, ob du noch etwas gefragt wirst.«* Aber Ina geht einfach hinaus. Ich unterhalte mich noch mit der Mutter und komme zu dem Schluss, dass mit diesem Einzelkind in dieser Familie etwas ganz und gar nicht stimmt.

Ina kommt wieder, macht bedeutungsvoll die Türe zum Behandlungszimmer auf, stellt sich wie auf einer Bühne hin und sagt: *»Was Sie gesagt haben, stimmt. Ich habe Kakak gemacht, hab's angeschaut und dann gesagt, ich brauche dich jetzt nicht mehr, tschüss! Dann habe ich alles runtergespült.«*

Die Mutter sagt zu Ina auf Französisch, dass sie wie ein kleines Kind »Kakak« sage. Ina antwortet auf Französisch: *»Lass mich doch, es macht mir Spaß.«*

»Aha, du sprichst auch Französisch?«

78

Ina streift mich mit einem mitleidigen Blick und sagt etwas ironisch (mit fünf Jahren!): »*Ich kann Ihnen das auch in vier anderen Sprachen sagen!*«

Es stellt sich heraus, dass die Mutter Französin ist und noch drei andere Sprachen perfekt spricht. Auch der Vater ist ein Sprachgenie und spricht perfekt sieben Fremdsprachen. Ina selbst ist viersprachig aufgewachsen. Ina sagt mir nun die gleiche Begebenheit auf Italienisch und Englisch.

Ich fasse es kaum, wie sich das Kind verhält! Es ist mehr als die übliche Altklugheit, die ich sonst schon oft bei Einzelkindern erlebt habe. Ina ist geradezu unheimlich alt und sie vermittelt mir bei jeder Bemerkung mental: »Wehe, du nimmst mich nicht ernst!«

»So, das hat also geklappt mit dem Häufchen. Bist du bereit, das auch zu Hause zu üben?«

»*Ja, das mache ich. Das ist lustig, dem Häufchen Tschüss zu sagen.*«

»Hast du sonst noch Probleme? Tut dir was weh?«

»*Nö. Das reicht ja auch für eine Fünfjährige, oder?*«

Das würde ich auch sagen. Ein Häufchen perfekt abzulegen ist eine große Aufgabe, die verlangt viel Übung. »So, dann sind wir fertig?«

Die Mutter fragt: »*Wieso fertig? Bekommt meine Tochter kein Medikament?*«

»Nein.«

»*Das gibt's doch nicht.*«

»Doch. Ihr Kind ist nicht wirklich krank. Was ihm fehlt, ist Kind-sein-dürfen, Schokolade an Nase, Gummistiefel in der Pfütze.«

Die Mutter schaut mich fassungslos an. Ina sagt: »*Jetzt haben Sie aber schlechtes Deutsch gesprochen.*«

»Ja, stimmt, aber hast du verstanden, was ich gesagt habe?«

Ina schaut die Mutter fragend an und ich sage noch einmal: »Also, wir sind fertig!«

»*Nein.*«

»So? Was ist denn noch?«

Ina schaut intensiv an die Wand, an der verschiedene Bilder hängen und weist mit dem Kopf dahin. Ich folge ihrem Blick. »Ja, was siehst du da?«

»Sehen Sie das etwa nicht?«

»Nein, was ist denn da?«

Ina schaut mit aufgerissenen Augen und deutlicher Ungeduld hinter mich. Ich drehe mich herum und sehe, dass ein Bilderrahmen minimal verrutscht ist. »Aha, das Bild hängt nicht gerade! Sag mir, wenn es richtig hängt.«

Während ich millimeterweise den Rahmen bewege, kneift Ina nicht mal die Augen zusammen, sondern verfolgt mein Tun aufmerksam und sagt schließlich: *»Halt, jetzt stimmt's.«*

Arsen! Ina bekommt Arsen LM12. Daraufhin haben die Eltern ein Problem. Ina wird mehr Kind, macht mit dem Übungsritual brav ihre Häufchen und lässt ihren Perfektionismus zugunsten von mehr Chaos fallen. Die Eltern sind klug genug das zu akzeptieren und kommen nach einer ganzheitlichen Behandlung zu der Erkenntnis: Wir haben ein Kind von fünf Jahren, das sich wie ein Kind von fünf Jahren benehmen und verhalten darf. Damit bröckelt auch bei den Eltern der ungesunde Anteil des Perfektionismus ab.

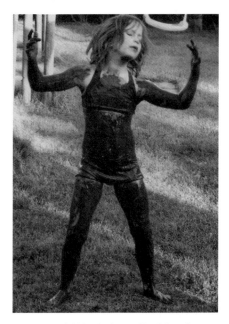

Abb. 14 Wunderbares Kind Serafina

Wunderkinder-AG

Fred, ein befreundeter Oberstudienrat, hatte die glänzende Idee, seiner Leistungsgruppe von 11 Jugendlichen eines Gymnasiums einmal etwas Kreatives zukommen zu lassen. Die Elfertruppe langweilte sich mit all ihren Einsern und hatte das Abitur, das in einem Jahr stattfinden sollte, bereits abgehakt. Was sollte man im letzten Schuljahr also anstellen, denn mehr als lauter Einser konnte man ja nicht mehr schreiben?! Das Auswendiglernen fürs Mündliche war auch schon erledigt. Unser Freund suchte daher händeringend nach irgendeiner sinnvollen Beschäftigung für seine elf Wunderkinder. So kam er auf die Idee: Rosina fragen, die macht lauter irre Sachen, die kann mit den Jungs und Mädels etwas anstellen. Fred präsentierte seinem Kurs nun die geniale Idee, ich könne anhand von praktischen Beispielen das Thema Musik und Farbe in zwei Schulstunden vorstellen. Die Elfergruppe erhob sofort Einspruch, denn zwei Stunden seien doch eine verdammt lange Zeit für so ein Pippithema. Nachdem die Wunderkinder den Fall mit ihrem normal begabten Lehrer 95 Minuten lang gründlich analysiert hatten, gewann unser Freund schließlich die Debatte. Der Termin wurde festgelegt und die elf Leutchen zu diesem Sonderkurs mehr oder weniger verdonnert.

Als sie kamen, ließen sie gleich durchblicken, dass sie mir weit überlegen waren. »Hochnäsige Rotznasen« war mein erster Eindruck und meine Lust mit ihnen zu arbeiten war schnell auf dem Nullpunkt. Fred schaute mich hilfesuchend durchdringend an und schickte mir einen Gedanken: »Mensch, mach' bloß was mit denen!«

Ich muss an dieser Stelle etwas einfügen, damit klar wird, was ich mit den Jugendlichen dann anstellte: Zwei Jahre vor diesem Ereignis hatte mich eine Universität zu einem Vortrag über Klassische Indische Musik eingeladen. Na, das kam mir ja gerade recht! Ich hatte die Uni-Laufbahn hinter mir gelassen, weil ich die frauenfeindliche und verklemmte Atmosphäre nicht mehr ertragen konnte. Dieser Vortrag über Indische Musik ging sicher in die Annalen universitärer Fachvorträge ein, denn ich ließ in der Ausschreibung ankündigen: »Bitte Buntstifte und Zeichenpapier mitbringen.« Der Saal füllte sich mit Professoren, Doktoranden, Studenten der Musikwissenschaft und Musikethnologie und einigen wenigen Indern und Musikinteressierten.

Man war offensichtlich von diversen Unis angereist, teils wegen des Vortragsthemas, teils aus Neugierde, was es denn wohl mit der seltsamen Ankündigung auf sich habe.

Ich leitete meinen Vortrag mit den Worten ein:»Indische Musik ist ein Spezialgebiet. Wenn ich Ihnen dieses Thema jetzt musikwissenschaftlich darlege, hören Sie Fakten, sonst nichts. Sie gehen nach Hause und füllen damit höchstens Ihren Faktenschrank, aber von der Indischen Musik haben Sie nichts verstanden – mit Ausnahme der anwesenden Vertreter der indischen Kultur. Deshalb schlage ich vor, Sie hören jetzt verschiedene Musikbeispiele, zücken Ihre Buntstifte und malen auf Ihr Zeichenpapier, was Ihnen Ihr Bauchhirn eingibt.«

Die Musik wurde eingeschaltet. Ratlose Gesichter im Saal. Nur die Inder lachten, zogen ihre Buntstifte hervor und begannen zu malen. Professor X schaute nach rechts und links, ob Professor Y oder Frau Dr. Z schon angefangen hatte zu malen. Ja, da malte tatsächlich einer lachend, dann zog ein anderer ein paar Buntstifte hervor, dann noch einer. Nach 5 Minuten malte der ganze Saal hochgebildeter Akademiker. Und weil man so etwas ja nicht ernst nehmen konnte, gab man sich jovial-lycopodisch:»Wir machen jeden Ulk mit.« Doch auf jedem Gesicht lag ein Lächeln, mal abschätzig getönt, mal freudig erregt, ob der ungewöhnlichen Art Musik zu hören.

Dann kam der Clou: Ich erklärte, dass wir offensichtlich alle dieselbe Musik gehört hatten, da es erkennbar Übereinstimmungen in der Farbwahl und in den gewählten Strukturen gab. Die Professoren und anderen gelehrten Damen und Herren schauten nun auf andere Blätter hin und her – und tatsächlich:»Ach, Sie haben hier auch Blau gewählt und lauter Spiralen gemalt. Ist ja höchst interessant!« Der Saal war voller Rascheln und erregtem Gemurmel. Man war erstaunt und angetan. Es folgte das zweite Musikbeispiel mit Malen und weitere mehr. Am Ende des Vortrags hatten die Anwesenden ein wenig davon begriffen, dass Musik erlebt werden muss und Tonfrequenzen und Farbfrequenzen etwas gemeinsam haben – und manches mehr wurde ihnen klar. Tosender Beifall am Ende des Vortrags. Lauter gelöste, lachende, dankende Akademiker verließen den Saal.

Nun saß ich hier mit den auf Indigo-Blau reduzierten Wunderkindern zusammen und erklärte ihnen, dass ich verschiedene Musikbeispiele ausgewählt habe und sie sich so setzen mögen, dass keiner sieht, was der andere malt. Die Idee, zur Musik zu malen, fanden die Teenies so »abgefahren«, dass sie sich gegenseitig Botschaften zuzwinkerten wie »Hey, die alte Irre. Lassen wir ihr den Spaß!« und betont lässig ihre Zeichenblöcke und Buntstifte zückten. Ich stellte vorsichtshalber noch unauffällig eine Flasche Platinum XM und Lycopodium XM in den Raum um auch den harmonisierenden Geist der Homöopathie präsent zu haben.

Das erste Musikbeispiel war eines, das alle kannten: Mozarts »Kleine Nachtmusik« Ta-tata-tatatatata. Nikki, der Obereinser, konnte es sich nicht verkneifen und zischte mir durch verklemmte Kiefergelenke rüber:»Ey, das ham wir rückwärts und vorwärts durchanalysiert.« Und heischte nach Beifallsblicken. Schulterzucken bei den Mädchen mit der Botschaft:»Ach komm, bringen wir es hinter uns.«

Die beinahe Achtzehnjährigen malten also brav ihre Bilder und achteten darauf, dass keiner des anderen Malerei sehen konnte. Lycopodium lässt grüßen! Nach dem ersten Satz trafen wir uns im Kreis. Jeder legte sein Blatt vor sich hin – und welche Überraschung! Fast alle hatten die gleiche Assoziation gehabt, nämlich einen Torbogen in Gelb und Orange, durch den eine muntere Schar festlich gekleideter Menschen schritt. Fragezeichen erschienen in den Gesichtern der jungen Leute, was wahrscheinlich Seltenheitsstufe 10 bedeutet, da man ja sonst bei lauter Einsern alles weiß. Und nun so was! Ich fragte sie, was denn ihr Eindruck von diesem Ergebnis sei – und es entspann sich ein sehr fruchtbares Gespräch, bei dem die jungen Leute Gedanken offenbarten, die mein Herz hüpfen ließen. Wunderbar! Dann sagte ich:»Wir haben uns nun kreativ hörend und sehend mit einem Musikwerk befasst, das jeder hier kennt. Wir machen das gleiche jetzt mit einer Musik, die noch keiner von euch gehört hat.«

Ich legte ein Musikbeispiel von Jodelgesängen aus Papua-Neuguinea auf. Pia kicherte und sagte in meine Richtung:»Ich weiß, was das ist, das ist alpenländische Musi'.« Andere stimmten zu, doch einige wiegten den Kopf fragend hin und her. Man war sich doch nicht so sicher.

Das war auch nicht weiter verwunderlich. Mein ehemaliger Doktorvater hatte uns Studenten mit den Papua-Gesängen ganz schön auf den Leim geführt. Wir alle tippten auf Alpenkultur – weit gefehlt.

Nach fünf Minuten Papua-Jodeln trafen wir uns wieder in der Runde. Als wir die 11 Bilder anschauten, öffneten sich vor Staunen einige Münder. Mein Herz hüpfte vor Freude noch höher: Diese Kids können tatsächlich noch staunen, wunderbar!

Ja, was war denn das? Lauter nach oben wirbelnde Strukturen vor Bergen und Palmen. Gelb, Blau und Grün dominierten als Farben. Auf meine Frage, wieso denn beim Jodeln Palmen auftauchten, hörte ich:»Ja, irgendwie musste da was Südländisches oder Tropisches hin.« Als ich die Herkunft des Musikbeispiels enthüllte, brach in der Gruppe Gelächter und noch mehr Staunen los. Die Jugendlichen waren begeistert und schauten sich die ähnlichen Bilder immer wieder an. Nun war eine herzliche und fröhliche Atmosphäre entstanden. Fred, der das Ganze aus sicherer Entfernung beobachtet hatte, jederzeit auf eine Katastrophe wegen völliger Ablehnung des Themas gefasst, rückte nun auch in unsere Runde und wollte mitmachen.

Das dritte Musikbeispiel war eines, das auch noch nie jemand gehört hatte, ein mit Dissonanzen gespicktes Werk aus dem französischen Mittelalter. Alle malten hingebungsvoll. Wieder in der Runde der Vergleich: große Ähnlichkeiten in der Wahl zackiger Strukturen und dunkler Farbtöne mit Rot dazwischen. »Hat einer eine Idee, was für eine Musik das ist?«, fragte ich. Man tippte auf was Modernes und tappte total im Dunkeln. Dann die Enthüllung und die Verblüffung. Ach, so etwas gab es schon im Mittelalter?

Es folgten noch ein paar ungewöhnliche Musikbeispiele. Als Schlusslicht hatte ich ein Beispiel aus dem Genre des »Heavy Metal« gewählt. Ich hatte das Stück noch keine zehn Sekunden gespielt, schrien alle durcheinander »Ausmachen! Ist ja furchtbar, das Gedröhne!« »Was sagt uns das?« »Das ist keine Musik, das ist Krach und macht aggressiv!«

Ich sprach über Körperrhythmen und natürliche »Beats«, dann über die schnellen technischen »Hämmer«, die nicht anregen, sondern zerschlagen. Nachdenkliche junge Gesichter. Ja, so hatte man das noch nie betrachtet. Nun wollten die für diesen Moment in normale, herrliche junge Menschen zurückverwandelten Teenies wissen, was ich denn überhaupt so mache. Als sie hörten, dass ich Heilpraktikerin und Homöopathin bin, waren sie ganz begeistert, dass man Heilkunst auch noch anders untermauern kann als mit Tabletten, Spritzen und Beta-

Blockern. Sie wollten auch wissen, wie mein Praxisalltag aussieht. Ich erzählte ihnen, dass trotz aller Krankheit und allen schweren Leidens auch gelacht werden darf und dass dies die Lebenskraft anrege. Pia sagte: »Da haben wir im Bio-Unterricht beim Thema Immunsystem gar nichts drüber gehört.« Ich erwiderte: »In meinem Biologie-Unterricht haben wir auch ewig über Weichtiere gesprochen. Die Schneckenliste rauf und runter, total langweiliges Glibberzeug. Aber komischerweise fällt mir das heute manchmal wieder ein, wenn ich Leute mit Weichteilrheuma in der Praxis erlebe. Dann sehe ich die Schnecke vor mir und etwas davon haben die Patienten auch. So richtig umsonst lernt man eigentlich nichts. Manches muss man erst nach der Schule lernen, wenn die rechte Motivation da ist.« Einige wollten etwas über Homöopathie wissen, weil sie in der Schule gehört hatten, dass in ihnen kein Wirkstoff nachweisbar sei und deshalb die Heilwirkung pure Einbildung sei. Ich erklärte ihnen ein paar Zusammenhänge, die erst verständlich sind, wenn man sein Weltbild von einem Quadratzentimeter auf einen Hektar ausweitet. Die jungen Leute waren kritisch, aber offen und wurden nachdenklich, dass es jenseits der Schul-Einsen wohl doch noch etwas zu wissen und zu erfahren gibt.

Wie Fred mir später sagte, war dieser Zweistundenkurs, der übrigens freiwillig um eine Stunde verlängert wurde, *das* Tagesgespräch im Gymnasium. Die jungen Menschen waren verwandelt, hatten mit dem inneren Ohr gelauscht und mit den inneren Augen geschaut. Danke, dass dies auch bei intellektuellen Überfliegern weiter lebt. Man muss sich nur etwas Kreatives einfallen lassen, um den Schatz zu heben.

Ich spendete meinen Mediallehrern als Dank ein stark parfümiertes indisches Räucherstäbchen. Sie schauten leicht benebelt aus ihren Bilderrahmen auf mich herab. Und Hahnemann begann gleich zu repertorisieren, welches Mittel er bei Hustenreiz durch zu viel Räucherwerk verordnen würde...

Tino, der Zirkusjunge

Lasst Regenbogenkinder werden,
lasst sie tanzen, tollen, turnen.
Sie verscheuchen die Wahnidee,
der Intellekt sei das Wichtigste.

Erkenntnis nach sechs Indigokindern

Da wir gerade bei Kindern sind, möchte ich noch die schöne Geschichte vom zehnjährigen Tino erzählen. Er kam mit seiner Mutter in die Praxis, ohne im eigentlichen Sinne krank zu sein. Er ist ein Adoptivkind, beide Eltern sind sehr intellektuell bzw. ganz in der Schulmedizin zu Hause. Und nun hat der freundliche Karmagott ihnen Tino geschickt, um die trockene Atmosphäre reduktionistischer Weltbilder gehörig zu beleben. Tino kommt in die Praxis, weil er sich sehr schwer tut in der Schule. Lernen ist nicht sein Ding. Er tut es den Eltern zuliebe und möchte ein braver und gelehriger Sohn sein. Er möchte die Erwartung der Eltern erfüllen und ist todunglücklich, dass er dem einfach nicht gerecht wird. Er schaut seine Mama immer wieder mit verträumten und verliebten Augen an. Die hält ganz liebevoll die Hand des Sohnes, ihm versichernd, dass es nicht schlimm sei, aber doch eines therapeutischen Rates bedürfe.

Wie ich den Jungen so anschaue, höre ich innerlich auf einmal ein Kichern hinter dem Rücken des Jungen und es taucht das Bild eines Zirkuswagens auf, dann ein Clown, der Purzelbäume schlägt. Schließlich sehe ich vor meinem geistigen Auge, wie Tino als Akrobat auftritt. Erstaunt über diese Wahrnehmungen beginne ich vorsichtig das Gespräch:

»Sag mal, Tino, was machst du in deiner Freizeit?«

»Och, ich spiele draußen.«

»Gehst du gerne in den Zirkus?«

Ein Leuchten geht über das Gesicht von Sohn und Mutter.

Die Mutter: *»Na, und ob. Wir lassen keinen Zirkus aus, denn Tino ist ganz vernarrt in den Zirkus. Da muss ich aufpassen, dass er nicht beim nächsten Zirkus hängen bleibt.«*

»Tino, was würdest du denn im Zirkus gerne tun?«

»Am liebsten wäre ich Akrobat.«

Ich fasse es nicht!

»Bist du denn sehr gelenkig?«

»Jo, schon.«

Die Mutter: *»Das ist aber stark untertrieben. Er ist unglaublich schnell und gelenkig. Der kann jetzt schon alle mögliche Bodenakrobatik, dass einem ganz schwindelig wird.«*

»Und auf dem Seil...?«

»Hab' ich auch schon ausprobiert. Klappt ganz gut.«

»Du, ich muss dir jetzt mal was ganz Komisches sagen. Eben habe ich hinter dir genau das gesehen. Dazu einen dummen August, der als Akrobat die Leute zum Lachen bringt. Wie steht's denn damit?«

Tino schaut sich um und sagt lachend: *»Ja, das würd' ich schon gerne machen.«*

Die Mutter schaut mich an und wir müssen beide lachen.

»Tja, da haben Sie einen tollen Knaben, der muss wohl in die Zirkusschule!«

Die Mutter und der Sohn schauen sich liebevoll an. Der Sohn nimmt die Hand der Mutter und drückt sie an sein Herz.

Die Mutter: *»Das ist sicher dein Herzenswunsch.«*

»Ja, Mama, das wäre schön.«

»Nun ist da die leidige Schule. Könnten wir da nicht einen tollen Deal machen? Du gehst mal zu einem Lerntrainer, der dir zeigt, wie man leichter und schneller den Stoff in die Birne bekommt und nebenbei besuchst du in den Ferien immer die Zirkusschule für Kinder. Na?«

»Ja, mach ich.«

Die Mutter: *»Sie werden lachen, wir haben in Frankreich sogar schon mal ausgekundschaftet, wo Tino in den Ferien zu einer Zirkusschule gehen kann. Wir wissen zwar nicht, wieso mein Mann und ich gerade an so ein*

Kind geraten sind, aber wir sind dankbar, denn unser Alltag ist durch die Possen unseres Sohnes viel lustiger geworden.«

Gesagt, getan. Ich überwies Tino an eine Brain-Gym-Spezialistin (Sonderform der Kinesiologie), durch deren Gehirnintegrationsübungen Tino die Schulaufgaben beinahe »mit links« machte. Er war so unendlich glücklich, in allen Ferien im Kinderzirkus seine Akrobatik zu schulen und allmählich auch als Clown aufzutreten.

Mein Anamnesebogen blieb leer. Keine Krankheit, sondern nur Talent hatte sich gezeigt. Ein Talent, das leider sehr selten geworden ist, denn, wie schon gesagt, sollen Kinder jetzt lieber auf Indigo dressiert werden. Da tut einem so ein Regenbogenjunge richtig gut!

Die Geschichte hatte noch einen aufschlussreichen Nachhall.

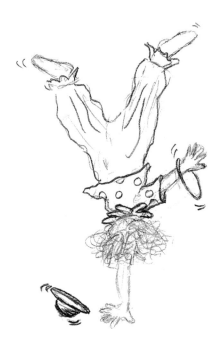

Abb. 15 Akrobat – schööön!

Die Mutter kam zu mir auf einen Kurs. Abends saßen wir noch gemütlich beisammen. Sie berichtete über die guten schulischen Fortschritte sowohl in der Pflichtschule als auch in der »Kürschule«:

»Aber ich muss Ihnen etwas sagen, was ich in Gegenwart des Kindes nicht sagen wollte. Tino bekamen wir mit fünf Wochen von seinen Eltern – der Vater Deutscher, die Mutter vom Balkan. Die Mutter von Tino stammt aus einem kleinen Wanderzirkus, hatte Rumänien verlassen, um in Deutschland einen ordentlichen Beruf zu lernen, aber versackte in der Prostituiertenszene. Also, wir übernahmen den Jungen. Mein Mann ist ja Arzt und sagte, wir würden das schon schaffen, die etwas chaotische Vergangenheit des Kindes zu ordnen. Wir haben dem Jungen ein schönes Zuhause geboten, und er ist wirklich ein dankbares, wunderbares Kind. Ich habe das Baby gesehen und sofort gewusst, das oder keines. Etwas in mir war so fröhlich, so glücklich. Als ich später Tino beobachtete, wie er, ohne dass ihm das jemand gezeigt hätte, akrobatische Kunststückchen auf dem Rasen vorführte, erinnerte ich mich an meine Kindheit. Ich war schon immer ein absoluter Zirkusfan, und es wäre mein innigster Wunsch gewesen, mit dem nächsten Zirkuswagen abzuhauen. Aber nun komme ich ja aus einer total akademischen Familie, da wäre Zirkus gleich nach der Prostitution gekommen. Nein, unmöglich wäre es für mich als Mädchen gewesen, das zu tun, was ich eigentlich am liebsten getan hätte: Rumziehen wie eine Zigeunerin. Und dann kommt so ein Kind zu mir! Ist das nicht eine tolle Fügung?!«

Ja, die Schicksalsgöttin ist bisweilen auch geneigt, ihre humorvolle Seite zu zeigen. Vielleicht ist es aber auch so, dass wir das Wirken der fröhlichen alten Dame bloß nicht erkennen und deshalb immer meinen, sie sei so hart zu uns Menschlein.

Wie werde ich krank?

Mechtilde Wiebelt

Eine Patientin Mitte Vierzig klagt über brennende Bauchschmerzen mit Diarrhöe, zunehmende Schwäche und Angst. Diverse Untersuchungen (Magen-, Darmspiegelungen, Ultraschall usw,) bescheinigen ihr beste Gesundheit. Sie besteht jedoch auf der Wiederholung derselben, da sie sicher sei, dass es einen Befund geben müsse. Arsen bessert vier Wochen lang!

Dann taucht sie wieder in der Praxis auf und beschwert sich darüber, dass die Ärzte nichts finden. Sie sagt, dass sie nicht ruhen werde, bis man eine schwere Krankheit bei ihr finde, denn sie wisse einfach, dass sie schwer krank sei. Sie erhält Übungen, die sie nicht macht und kommt zwei Wochen später schon wieder, diesmal mit neuen Beschwerden, nämlich brennenden Rückenschmerzen, die sie angeblich nicht mehr aushält. Während ich nachdenkend ins Telefon schweige, sagt sie in einem Anflug von Selbsterkenntnis:»Gell, immer wenn die Ärzte bei mir an einem Punkt nichts finden, schaffe ich mir eine neue Beschwerde an.«

Der Raser
Mechtilde Wiebelt

Ich warte gerade auf einen Patienten, der sich als unheilbarer Kandidat mit Morbus Bechterew angekündigt hat. Noch keine 40 Jahre alt und Frührentner. Er verspätet sich und ich gehe deshalb in den Vorgarten, um nach meinen Pflanzen zu sehen. Plötzlich rast mit einem Wahnsinnstempo ein BMW in unseren Hof und kommt weniger als 1 cm vor dem Garagentor zum Stehen. Ich habe es schon krachen hören. Es dauert dann recht lange, bis ein alt und aggressiv wirkender Mann ausgestiegen ist, der sich als mein Patient vorstellt.

In der Anamnese versuche ich, ihm Fragen zu seiner Person zu stellen, aber er spricht nur von seinen doofen Verwandten und von anderen verhassten Menschen, die er am liebsten umbringen würde. In meiner Vorstellung zeigen sich Arzneien wie Mercurius oder Hepar sulfuris. Das Fragen gebe ich bald auf, denn er gibt sich angriffslustig, boshaft und nachtragend. Ich traue mich nur noch eine einzige Frage zu stellen: »Fahren sie gerne Auto?« Er: »Ja, klar. Das Autofahren ist die einzige Beschäftigung, bei der ich keine Beschwerden habe. Nur beim Ein- und Aussteigen. Im übrigen glaube ich nicht, dass Sie mir helfen können und ich habe auch kein Geld für große Rechnungen, denn die Blutsauger in meiner Verwandtschaft haben dafür gesorgt, dass ich nicht zu Geld komme.« Das hinterfrage ich nicht weiter. Ich möchte den Herrn so schnell wie möglich wieder loswerden und erkläre ihm, dass ich eigentlich keine Lust habe, meine Zeit mit Leuten zu verschwenden, die für ihre Gesundheit nicht ernsthaft aktiv werden wollen. Ich biete ihm aber noch an, eine Arznei zu nehmen. Er stockt, mustert mich und sagt dann, ich sei ihm sympathisch, weil ich ehrlich sei. Dann nimmt er die Arznei und zahlt freiwillig in bar. Im gleichen Tempo wie er gekommen ist, verschwindet er auch wieder.

Monate später höre ich von seiner Nachbarin, dass er mittlerweile bei der Gartenarbeit gesehen werde, dass er wesentlich bessere Laune habe und mit den Mitmenschen ab und zu normal spreche. Die Arznei war Acidum nitricum.

Christian, der Hänger

Hämobaddi isch des, wo wirkt und nix drin is.

Schwäbische Definition

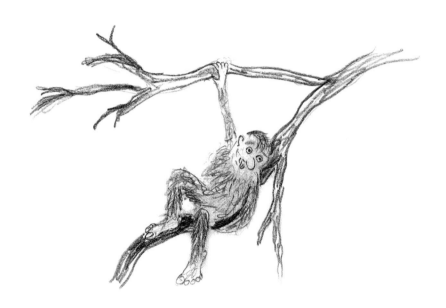

Abb. 16 Der Hänger

Mit Jugendlichen erlebe ich immer wieder spaßige Situationen, auch wenn sie zunächst einmal überhaupt nicht den Anschein von etwas Spaßigem haben. Da kommen Eltern mit ihrem vierzehnjährigen Sohn wegen schlechter Konzentration, schlechten Schulnoten, schlechter Haut und schlechtem Schlaf – mir wurde schon selber ganz schlecht von den vielen schlechten Symptomen. Während die Mutter seine Mängel hierarchisch geordnet vorträgt und der Vater lustlos, mit hängenden Schultern und verkniffenem Mund die dickbäuchigen Glücksgötter auf meinem Tisch beäugt, sitzt Sohn Christian so schlaff im Sessel, als könne er nie wieder aufstehen. Ich sehe ein deutliches Energiegefälle zwischen der aufrecht sitzenden Mutter, dem missmutigen Vater und dem Sohn, der mit weit vorgeschobenem Becken, eingesunkenem Brustkorb, halb offenem Mund, mit dicker Kassenbrille und einem zu Tode gelangweilten Gesichtsausdruck in dem Sessel hängt.

Ich beginne die Anamnese und frage Christian:

»Sag du doch mal, wie es dir geht.«

Schaut weg. »*Hmpf.*«

»Wie darf ich die Antwort verstehen?«

Die Mutter: »*Christian, nun gib doch der Frau Doktor mal Antwort. Wie sitzt du überhaupt schon wieder rum...*«

»Lassen Sie nur, Frau W. Ich würde mich gerne mit Christian selber unterhalten. Also, was sind deine Beschwerden?«

Christian zuckt nur gelangweilt die Schultern und schaut weg.

»Sollen die Eltern raus gehen?«

»*Nö.*«

»Aha, jetzt kommt ja was aus deinem Mund. Können wir jetzt loslegen?«

Christian schaut mich fragend an.

»Ja, es geht hier um dich. Also, schieß los, die Klagemauer ist eröffnet. Jammere, klage, schimpfe, sag was du willst. Hier ist alles erlaubt. Je mehr du meckerst, um so besser.«

Christian schaut mich mit offenem Mund an, als käme ich vom Mars. »*Öhh, mmh, fff.*«

»Willst du nicht reden?«

Christian zuckt nur mit den Schultern.

Okay! Ich höre auf zu fragen, lümmele mich in meinen Sessel und schaue an die Decke. Es vergehen drei unendliche Minuten. Die Eltern rutschen unruhig in ihren Sesseln herum. Christian starrt mich an wie das siebente Weltwunder und ist über die Situation sichtlich verwirrt. Ich sage mir: Ich halte so lange durch, bis hier etwas passiert! Es gehen fünf Minuten ins Land, da wollen die Eltern gerade etwas sagen, als Christian sich kerzengerade zur vollen Größe aufrichtet.

Er schaut jetzt schräg auf mich herunter. Ich frage: »Na, wie gefällt dir meine Haltung? Tolle Energie, was?«

Christian lächelt verlegen. Während ich mich auch wieder aufrichte, sage ich: »Na, kapiert? Also, schieß los, sonst ist die Sitzung hier beendet.«

»Ähh, ja, ich...ähh...mmh, fff.«

Nun wird es mir langsam zu dumm. Ich schalte meine Hellsinne ein und betrachte den Knaben von einer anderen Warte aus. Da taucht in mir innerlich das Wort »Vater« über dem Kopf des Jungen auf. Es geht also um den Vater.

»Christian, soll der Vater rausgehen?«

»Nee, der kann hier bleiben.«

Die Mutter: »Ja, es gibt da ein Problem mit meinem Ex-Mann. Christian will nicht mehr zu ihm, aber sein Vater will ihn regelmäßig sehen. Christian benimmt sich dort flegelhaft und aggressiv.«

Christian zischt seine Mutter, verärgert wie eine aufgescheuchte Viper, an, fletscht die Zähne und durchbohrt sie mit Stilett-Augen. Da tauchen vor meinem geistigen Auge schon mal ein paar Heilmittel auf: Vipera berus, Staphisagria, Bufo...

»Also, Christian, was ist nun? Können wir endlich mit der Anamnese beginnen?«

»Amnäse, Amnäse. I will koi Amnäse!«

»Gut. Dann sind wir fertig für heute. Überleg dir in Ruhe, was du willst und komm dann wieder. Du kannst mich auch anrufen, dann machen wir einen neuen Termin aus.«

Ich stehe auf und ermuntere die Herrschaften, ebenfalls aufzustehen.

Der Vater: *»Ja, wie, was? War das alles?«*

»Ja. Christian ist alt genug. Er kann mich anrufen, wenn er bereit ist.«

Der Vater: *»Ja, soll das heißen, die Sitzung ist zu Ende?«*

»Sie sagen es. Kein Gespräch mit Christian, keine Therapie. Ganz einfach.«

Die Mutter ist vor lauter Staunen verstummt. Christian schaut seine Eltern hilfesuchend an, doch ich reiche ihm die Hand und sage nur: »So, dann auf ein anderes Mal, Wiedersehen.«

94

Die drei gehen langsam und zögernd in Richtung Ausgang und warten immer noch darauf, dass ich etwas sage oder tue. Aber ich halte durch. »Also dann, auf Wiedersehen!«

Christian reicht mir eine Hand, die sich wie ein aufgeweichtes Brötchen anfühlt, sein Mund steht weiterhin offen. Dann dringt offenbar ein Gedanke durch sein erschlafftes Hirn: *»Des mit der Amnäse, isch des Hämobaddi?«*

»So weit sind wir noch gar nicht gekommen, du mochtest ja nichts sagen, dann kann ich auch keine Anamnese erheben.«

«Grieg i jez koi Middel?« (Bekomme ich jetzt kein Mittel?)

«Noi.«

»Schad.«

»Ja, vielleicht schade, aber vielleicht brauchst du ja gar kein Mittel. Vielleicht bist du ja ganz in Ordnung.«

Christian, der sozusagen zwischen Tür und Angel die Sprache wieder gefunden hat, schaut mich argwöhnisch an. *»Moinense des?«*

»Ich weiß es nicht. Also dann, alles Gute und Tschüss!«

Die Drei nuscheln was von »Ade« und schlurfen davon. Ich fühle mich nach diesem Besuch völlig schlapp und ausgelaugt. Als ich mir gerade einen Grüntee koche, klingelt das Telefon. Zu meinem Erstaunen ist Christian am Apparat: *»Des mit der Anmäs hän i mir überlegt.«* – Pause – »Heißt das, du willst noch mal kommen?«

»Ja, ohne die Zwoi.«

Ich kann es nicht fassen. Christian kommt zurück, setzt sich sogar einigermaßen ordentlich in den Sessel und ich erhebe eine ausführliche Anamnese, bei der schließlich Barium carbonicum C1000 herauskommt.

»So, dann hätten wir das Mittel. Danke, dass du so toll mitgearbeitet hast.«

Christian schaut mich an, zieht einen Mundwinkel nach oben wie zu einem Lachen. *»Des mit der Amnäs, des is fei a Gschäft, gell?«*

(Das mit der Anamnese, das ist eine ziemliche Arbeit, nicht wahr?)

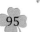

»Ja, muss man schon üben, stimmt. Macht aber auch Spaß, wenn man sich unterhält und den Menschen besser versteht, der Probleme hat.«

»Un was macht jez des Middel?«

»Es macht dich durchlässiger, dass du nicht mehr so rumhängst und gibt dir mehr Energie.«

»Die Kügele?«

»Ja, da ist viel Kraft drin.«

»Ach! Un was sin des für Kügele?«

»Zucker! Einfacher Zucker mit einer Information.«

»A wa!« (Ach was! Schwäbischer Ausdruck des Erstaunens)

»Ja.«

»Un wi kommt jez die Infomazion do druff?«

»Mental.«

»A wa!«

»Ja, toll was?«

»Ja, un wie kommt jez die Infomazion in mi nei?« (in mich hinein)

»Mund auf, Kügele nei.«

»Un denn, was bassiert denn?«

»Die Information kommt bei dir an. Guck mal hier, das schöne Kristallbild.« Ich zeige ihm ein Bild von Emoto[3]. »So was passiert auch mit deinem Blut und den anderen Flüssigkeiten. Wenn die Information in dich reinkommt, entstehen auch solche schönen Bilder in deinem Blut, in der Lymphe und im Gehirnwasser.

Und das bewirkt die positive Veränderung.«

Christian starrt gebannt und mit offenem Mund durch seine Kassenbrille, die er zum hundertsten Male von der Nasenspitze nach oben schiebt auf das Bild.

»Geil!«

---

3 Masaru Emoto: Wasserkristallbilder

»Ja, das kann man so sehen.«

Nach diesem ersten Kontakt macht Christian seine Entwicklung langsam, aber sicher.

Er wirkt nach zwei Monaten Barium wie ausgewechselt und ist viel präsenter, netter und aufgeschlossener. Der Junge lehrte mich auch wieder, die Wirkung von Homöopathie möglichst unkompliziert zu erklären.

Entbindung
Dr. Lothar Hollerbach

Vor einer Woche kommt meine Helferin in das Zimmer. »Vor der Türe steht eine Patientin, die möchte ihre homöopathischen Kügelchen abholen.«

Ich: »Welche meint sie?«

Helferin: *»Die für nach der Entbindung, für das Geburtserlebnis.«*

Ich: »Wieso, hat sie Probleme?«

Helferin: *»Ja, sie hatte einen Kaiserschnitt und hätte gerne die homöopathischen Kügelchen, um das Geburtserlebnis nachzuholen.«*

Ich: »Für sich?«

Helferin: *»Nee, fürs Kind!«*

Alex, der Ara

Erinnerst du dich noch an den Tag
An dem du zum ersten Mal
homöopathisch therapiert hast?
Ogottogottogott!

Heilpraktiker, dem Koma nahe

Immer wenn ich an die Frühtage meiner homöopathischen Arbeit denke, fällt mir der Fall von Alex, dem Roten Ara aus England ein, bei dem alle meine Schutzengel gleichzeitig Notdienst hatten.

Ich hatte in einer englischen Papageienzeitschrift über Vogeltherapie geschrieben. Daraufhin kamen viele Anfragen, so auch die einer älteren Dame aus Bristol. Sie hielt seit 34 Jahren einen Roten Ara, der überall dabei sein durfte und der für sie wie ein Kind war. Ihre richtigen Kinder waren längst erwachsen und ihr Mann war früh gestorben. So bildete Alex das Zentrum ihrer Passion jemanden zu versorgen. Alex hatte das Spiel all die Jahrzehnte brav mitgemacht. Aber seit etwa vier Jahren zerzauste er sein Gefieder, fraß auch schon mal seine Flaumunterwäsche komplett auf oder ließ die Flaumfedern stehen und rupfte sich dafür die Deckfedern aus. Frau G. hatte inzwischen alle Vogelspezialisten Englands abgeklappert, doch nichts hatte geholfen. Nun sandte sie mir zwecks Test und Therapie eine Feder. Ich stellte fest, dass Alex physisch gesund war, aber psychisch krank, weil er sich nicht gegen die Überbemutterung seiner Besitzerin wehren konnte. Ich telefonierte mit Frau G. und hörte schon an ihrem Slang und ihren Antworten, dass sie zu der sozialen Gruppe gehörte, die ich in England schon so oft erlebt hatte: typisch englischer Humor bei so gut wie keiner Schulbildung (zur Information: in England besteht keine Schulpflicht!). Ich erklärte der Dame, dass ich Gelb und Blau als Bestrahlung empfehle, dazu das homöopathische Mittel Lycopodium C1000 (zum Verständnis: Vögel haben wenig Materie, so dass sie auf hohe Potenzen besser ansprechen als auf tiefe). Frau G. machte noch ein paar lustige Bemerkungen darüber, dass sie Zuckerkügelchen noch nicht ausprobiert habe, wenngleich Alex Süßes genau so gerne wie sie esse...

Damals, vor zwölf Jahren, war ich im Umgang mit Homöopathie insofern noch etwas naiv, als ich die Heilreaktionen noch nicht richtig einschätzen konnte. Was passierte? Ich hatte mit Frau G. abgemacht, dass sie mich anrufen und berichten sollte, was sich bei Alex verändert hatte.

»Hallo, wie geht es Ihnen, Frau G.?«

»*Wie man's nimmt, eigentlich sehr gut.*«

»Und wie geht es Alex?«

»*Hervorragend. Er bekam Stielaugen, wenn er die Globuli sah. Er nahm sie ganz gierig.*«

»Und was hat sich getan?«

»*Er hat fast schlagartig mit dem Federrupfen aufgehört und nicht wieder angefangen.*«

»Ist das nicht wunderbar?«

»*Ja, wunderbar! Ich bin sehr glücklich darüber.*«

»Das freut mich. Eben machten Sie so eine Einschränkung...«

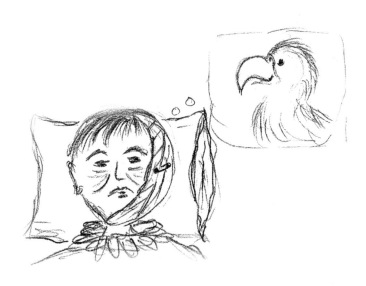

Abb. 17 Das kaputte Ohr

»Och, wissen Sie, ich liege im Krankenhaus.«

»Was? Was ist denn passiert?«

»Alex hörte sofort auf mit Rupfen und hat mir statt dessen fast das ganze Ohr abgebissen, na ja, es ist ganz schön durchgebissen, will ich mal sagen. Ein paar Fetzen hängen noch am Kopf. Und ich habe ja noch links ein gesundes Ohr. Das reicht für mich alte Box!«

»Wie bitte? Alex hat sie angegriffen?«

»Ja, ist doch toll, nicht? In vierunddreißig Jahren hat er das nicht getan. Das Lycopodium war im Vogel drin, da kam ein anderer Alex heraus. Ich schlage vor, dass Sie jetzt ein milderes Mittel empfehlen, das nicht mehr so heftige Reaktionen hervorruft und mein gesundes Ohr erhält.«

»Das tut mir wirklich sehr leid für Sie. Ich werde mich bessern.«

»Okay!«

Tja, das war mein erster Lycopodium-Volltreffer, aus dem ich unendlich viel lernte, für zig spätere Lycopodium-Vögel, die von ihren Besitzern infantil gehalten werden und die unter Lycopodium plötzlich eine Grenze ziehen, selbstbewusst werden und den Menschen in seine Schranken zurückweisen.

Frau G. kam aus dem Krankenhaus. Dann erklärte ich ihr, warum Alex sich so verhalten hatte und dass es nun an ihr sei, etwas an der Beziehung zum Vogel zu verändern. Da knarrte es bei ihr heftig im Gehirngebälk, denn ein holistisches Denken, dass das psychische Fehlverhalten des Papageis etwas mit ihrer Überversorgung zu tun haben könnte, war neu für sie. Aber sie hatte nicht nur Humor, sondern besaß einen guten »common sense« (gesunder Menschenverstand):

»Also, ich bin jetzt 79, Alex wird 36, da bleiben uns doch noch ein paar schöne Jährchen. Wenn Sie meinen, ich muss was ändern, dann will ich das auch tun.«

Die Lösung war einfach: Frauchen und Alex bekamen nun beide zweimal pro Woche Lycopodium C200. Alex wurde dazu erzogen sich pro Tag ein paar Stunden selbst zu beschäftigen. Frau G. lernte sich in ihrem Leben noch um andere Kontakte zu bemühen und die Fixierung auf Alex zu lockern. Bald hatte sie einige Freunde, die ebenfalls Papageien hielten.

Denen erzählte sie begeistert, was Farblichttherapie sei und dass man bei der Homöopathie schon mal ein paar Bisswunden einkalkulieren müsse. Aber es führe letztendlich zu einer Verbesserung.

Alex und seine Besitzerin leben immer noch. Alle paar Jahre bekam ich eine Weihnachtskarte, auf der in krakeliger Handschrift ihr Namen stand. Mehr konnte sie als Analphabetin nicht schreiben. Aber ich verstand ihre liebenswerte Botschaft. Frau G. sagte am Telefon: »*Es geht uns gut. Wenn ich Alex mal wieder überversorge, fasse ich an mein rechtes Ohr – das ist übrigens wieder als Ohr erkennbar! – und denke: ehe der dich wieder beißt, nimmste lieber 'n paar Globuli von dem Likopoudjom.*«

Kindersorgen

Der 10-jährige Tobias ehrte mich mit seinem Vertrauen besonders. Als seine Eltern überlegten, ins Ausland zu ziehen, stimmte er vehement dagegen, mit der Begründung:

»Wenn ich dann dort krank werde, kann die Birgit mich nicht behandeln und ich muss sterben.«

Dr. med. Birgit Schmidt

Elfchen

Ein junges Elternpaar kam wegen seines Kindes, dessen Entwicklung nicht so recht vorangehen wollte. Es war nun schon sechs Jahre alt, aber in allem etwas zurück. Die Sprache war undeutlich und die Sätze oft unvollständig. Der Kindergarten war vorbei, die Einschulung tauchte am Horizont auf und die Eltern hatten berechtigte Sorge, dass die Normalschule für Kinder wie dies keinen Platz bereit halte. Ich nannte das Kind sofort »Elfchen«, denn es sah so aus. Die Mutter bestätigte, dass die Tochter jeden in ihren Bann zog, ja, eine geradezu charismatische Ausstrahlung habe. Elfchen hatte strahlend blaue große Augen und ein überirdisches Lächeln auf dem Gesicht. Diese Augen schauten ins Nirgendwo, aber das Kind schien in einer andauernden Euphorie zu sein. Die Sorge der Eltern, ob eine Behinderten- oder eine Normalschule anstehe, wurde immer wieder durch das lachende Kind gemildert.

Es entspann sich folgender Dialog, der mich dann ganz unerwartet zum passenden Mittel führte:

»Sag mal, du schönes Elfchen, hast du schon mal ein anderes Elfchen gesehen?«

Sie nickte heftig mit dem Kopf und versteckte den Kopf verschämt in Papas Schoß.

»Hat die Elfe dir denn auch was gezeigt?«

Sie nickte wieder heftig mit dem Kopf und kreuzte zwei Finger in der Luft. Dazu nuschelte sie etwas, das sich wie eine Formel anhörte.

»Ist das ein Zauberspruch?«

»Ja!«

»Ich hab den nicht so ganz verstanden. Kannst du ihn für mich noch mal wiederholen?«

Sie nickte, kreuzte wieder zwei Finger in der Luft und sagte mit rhythmischen Körperbewegungen: »*Mayoni, mayoni, hamba, hamba we.*«

Der Vater schaute besorgt auf das Kind und warf mir einen vielsagenden Blick zu wie »Das hat sie öfters!«

»Sag mal, du schönes Elfchen, wenn du die Zauberformel sprichst, möchtest du dabei lieber sitzen, liegen oder stehen?«

Das Kind strahlte, klatschte in die Hände und rief: *»Hinlegen!«*

Die Mutter schaute mich völlig entgeistert an und sagte: *»Das passiert öfter. Sie legt sich hin und schaut dann ganz benebelt. Da denke ich immer, jetzt taucht sie ab in ihre Welt.«*

»Sag mal, Elfchen, wie riecht es denn, wenn du da so liegst?«

»Mmh, süß!«

»Und du magst das?«

Heftiges Kopfnicken.

»Und was hast du dann in der Hand?«

Das Elfchen schaute mich von der Seite keck an und sagte: *»Stäbschen, langes Stäbschen.«*

»Aha, und da ist was dran?«

Sie klatschte vor Freude in die Hände, rutschte vom Schoß des Vaters herunter und torkelte durchs Zimmer. Dabei rief sie: *»Stäbschen, Stabschen, Stibschen, Stubschen!«*

Die Eltern hatten nun beide sehr besorgte Gesichter und fragten sich wohl, was denn der Zirkus hier zu bedeuten habe. So allmählich begannen sie auch an mir zu zweifeln. Aber das Elfchen hatte mich ganz in seinen Bann gezogen und ich folgte der Spur weiter.

»An dem Stäbchen ist was dran?«

»Ja.«

»Und das schmeckt gut?«

»Nee, iii, nee, doch, aah, schmeckt gut, iii!«

»Ist denn in dem Stäbchen was drin?«

»Ja, ja, ja!«

»Und das tut gut?«

»Mmh!«

Das Mädchen drehte die Augen nach oben und drohte umzusinken. Sie ließ sich auf den Schoß der Mutter fallen und lachte nun wie irre.

»Danke, Elfchen, du hast mir sehr geholfen, dein Mittel zu finden.«

Zu den Eltern gewandt sagte ich: »Ihre Tochter hat mich soeben in eine Opiumhöhle geführt...«

»Ja, um Gotteswillen, das Kind hat noch nie was mit Drogen zu tun gehabt, auch wir haben so was noch nie genommen. Wie können Sie denn bloß auf so eine Idee kommen, das ist doch absurd? Unsere Tochter braucht doch keine Droge...«

Der Vater war ganz außer sich und ließ sich kaum beruhigen. Feindliche Energie schlug mir entgegen. Ich wartete, bis er sich einigermaßen gefangen hatte und versuchte ihnen dann zu erklären, wie Opium homöopathisch zu verstehen sei. Doch der Vater wehrte ab. Die Mutter war indessen bereit, meinen Rat anzunehmen. So verordnete ich Opium C30 jeden zweiten Tag.

Nachdem die Familie wieder gegangen war, saß ich noch eine Weile allein im Behandlungszimmer und ließ die Szene, die ich mit dem Kind erlebt hatte, noch einmal an mir vorüberziehen. Der leidenschaftliche Widerstand des Vaters musste eine tiefere Bedeutung haben. Ich begab mich in einen Alpha-Zustand und sah hinter dem Vater einen Ahnen, der bequem, mit einer Opiumpfeife in der Hand, in einer Nische lag. Nun war mir klar, dass hier ein systemisches Problem vorhanden sein dürfte und das Kind etwas von dem Opium-Bewusstsein geerbt hatte.

Drei Wochen später: Die Mutter rief mich an und berichtete, wie sich bei Elfchen alles ausgezeichnet verändert hatte. Das Kind sprach deutlicher, die Sätze wurden vollständig und vor allem driftete sie nicht mehr ab, sondern schaute fokussierend in die Welt. Der Vater hatte sich inzwischen ein Buch über Homöopathie gekauft um zu verstehen, was ich ihm erklärt hatte. Er war nun auch selber überzeugt, dass Opium das richtige Heilmittel war. Was aber noch viel interessanter war: Er berichtete spontan von einem Verwandten aus der Urgroßvatergeneration, der eine Weile in China gewesen und dort opiumabhängig gewesen war. Dadurch hatte er sich beruflich und gesundheitlich völlig ruiniert. Die Familie musste den Opiumabhängigen wegen ihres gesellschaftlichen Rufes vertuschen und schließlich »durchfüttern«.

Als er schließlich in einem Krankenhaus den Folgeerscheinungen des Opiumkonsums erlag, deckte man zwanghaft den Mantel des Vergessens über die Angelegenheit. Ein systemisches Familienfeld funktioniert jedoch wie ein lebendiger Organismus. Deshalb lässt sich etwas darin nur unterdrücken, jedoch nicht auslöschen. So entstanden in diesem System neue Süchte: Die Sucht immer gut dazustehen, durch Fleiß seine Daseinsberechtigung zu definieren und eine makellose Fassade aufzubauen, hinter die niemand schauen darf – all dies waren Verhaltensmuster der Nachfahren des Opiumsüchtigen. Damit der Organismus »Familie« erhalten bleiben kann, übernimmt ein Familienmitglied den Konflikt, wenn er nicht gelöst werden kann. So kam das Opium zu Elfchen oder besser gesagt: Elfchen übernahm das Erbe des manischen Ahnen – und wie zu erwarten, war damit Selbstentfremdung und Leiden verbunden.

Inzwischen macht das Mädchen riesige Fortschritte in der Entwicklung auf allen Ebenen und die Eltern haben den Ahnen erlöst, indem sie ihn in einem kleinen Ritual mental angesprochen und ihm verziehen haben. Wie war ich eigentlich auf Opium gekommen? Man macht im Leben ja nichts umsonst und nichts ist zufällig. Während meiner letzten Forschungsreise nach Indien bekam ich, durch die Kaste der Rikschafahrer, Zugang zu einem Treffpunkt von Opiumsüchtigen. Bis dato konnte ich mir darunter gar nichts vorstellen. Aber die Dunstschleier dort und der süß-penetrante Geruch, der den langstieligen Opiumpfeifen entstieg sowie die euphorischen Gesichter der seitlich liegenden Männer und Frauen – das alles brannte sich in mein Gedächtnis ein. So kam ich gleich auf die Fährte dieser Arznei-Persona, als ich das Mädchen erlebte, einen ersten opiumhaltigen Eindruck gewann und ihm dann Fragen stellen konnte, die den Vorhang zu seiner Opiumhöhle hoben. Elfchen befand sich damit sofort im systemischen Feld des Ahnen. Daran können wir auch sehen, dass wir bei der Arbeit im systemischen Feld erstens medial wahrnehmen können und zweitens, jenseits von Raum- und Zeitbegrenzung, sofort von den Ahnen dieses Feldes »überschattet« werden. Kinder übernehmen durch ihr Leiden eine solche Energie nicht nur, sondern sie zeigen sie auch sofort in der Praxis. Man muss nur seinen inneren Sinnen trauen.

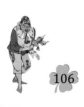

Rosina – so ein Schussel!

Vergessen?
Was hab ich denn vergessen?
Zapperlot!
Jetzt hab ich vergessen,
was ich vergessen hab!

Gedankenakrobatik eines Patienten

Heiterkeit erreicht für mich den Höhepunkt, wenn ich über mich selbst lachen kann. Dazu folgendes Erlebnis: In all meinen Kursen und Büchern betone ich, dass man sich bei energetischer Arbeit sorgfältig über den Solarplexus erden möge. Ich brauchte bei meiner Medial- und Heilerschulung drei Jahre, um endlich abschalten und loslassen zu können.

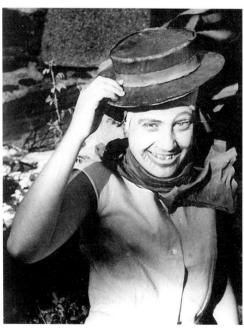

Abb. 18 Die Autorin mit 17 Jahren

Vordem war ich ständig auf Empfang und meinte, im Leben dauernd etwas zu verpassen. Also nahm mich meine wichtigste englische Tutorin, Margaret Pearson, unter ihre alten lebenserfahrenen Fittiche und ließ nicht locker, bis ich aus dem FF das »switch on« und »switch off« beherrschte. Dennoch geschieht es, dass ich in der Zusammenarbeit mit einem Patienten manchmal so sehr von seinem Leiden beeindruckt und durchflutet bin, dass ich seine Symptome nacherlebe.

Frau J. kam wegen Gedächtnisstörungen, Depressionen sowie düsteren Vorahnungen, die stets alle eintrafen. Außerdem gab es Beziehungsprobleme mit ihrem erwachsenen Sohn, der sich 43-jährig noch von Muttern aushalten ließ. Vor mir saß ein zusammengeschnurzeltes Mütterlein, grau gekleidet, grau im Gesicht und grau im Denken.

Ich fragte nach einzelnen Symptomen und sie berichtete, dass sie lauter dummes Zeug mache, wenn so ein Anfall von geistiger Verwirrung käme. Sie vergesse mitten im Satz, was sie sagen wolle und vergesse auch Termine und Namen. Das alles sei ihr furchtbar peinlich.

»Aber, ich bin ja sowieso immer nur das Aschenputtel der Familie gewesen. Ich bin ein Nichts.«

Ich schaue suchend in der Luft herum, Frau J. folgt mir und schaut ebenfalls suchend nach rechts, links, oben und unten. Schließlich fragt sie: *»Was suchen Sie denn? Kann ich Ihnen behilflich sein?«*

Ich antwortete: »Sie sagten, Sie seien ein Nichts, da habe ich das Nichts gesucht. Ja, wo isses denn?!«

Frau J. schaut mich prüfend an, verzieht keine Miene und hat den etwas mühsamen Witz meinerseits offenbar nicht verstanden. Am Ende der Anamnese verordne ich Lycopodium, weil das Selbstwertgefühl der Dame zu schwach ist und sie linkisch auf mich wirkt.

Die Dame geht und ich spüre den Drang, mir einen Grüntee zu kochen. Ich gehe in die Küche, wo sich an gewohnter Stelle der Wasserkocher befindet. Daneben stehen Teekanne, Teedose, Teesieb und eine schöne japanische Teetasse. Ich gieße das Wasser aus dem Hahn in die Teekanne und drücke am leeren Wasserkocher den Hebel zum Heizen. Dann streue ich drei Prisen Teeblätter in das Teesieb und werfe alles zusammen in den Abfalleimer.

Dann nehme ich den Wasserkocher, schalte ihn ab und gieße das nicht vorhandene Wasser in die Teetasse. Schließlich nehme ich, wie üblich, die Teekanne mit ins Behandlungszimmer und gieße das kalte Wasser gedankenverloren über den Tisch.

Erst jetzt wacht mein verkorkstes Gehirn aus den Nebelschwaden geistiger Umnachtung auf und ich schaue fassungslos auf die Sauerei auf dem Tisch. Ich bekomme einen solchen Lachanfall, dass ich mit dreimal verknoteten Beinen zum WC rennen muss, weil die Blase sich meldet. Zum Glück finde ich dort auch noch die Zeit, meinen Solarplexus wieder in Ordnung zu bringen.

2. Kapitel

Leben wie Gott in Frankreich – Heilen in Deutschland

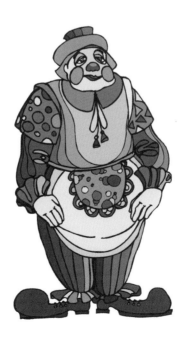

Ach, Sie wohne bei denne mit der
Tur de Franz!

Kommentar einer pfälzischen Patientin

Mein Lebensgefährte und ich wohnen im Elsass, also nahe der Grenze in Frankreich. Wir, die »rasenden Deutschen«, wie wir genannt werden, haben dort sehr viel gelernt, das uns geduldiger und gelassener machte, was uns aber auch stolz auf Deutschland werden ließ. Wir wohnen nun seit acht Jahren dort und ich bekam durch französische Patienten einen tiefen Einblick in das nicht vorhandene französische Gesundheitswesen und in das stattdessen vorhandene, autoritäre Wesen der dortigen Schulmedizin. Seitdem freue ich mich jeden Tag darüber, was wir in der ganzheitlichen Human- und Veterinärmedizin in Deutschland alles erreicht haben und darüber, dass es den Heilpraktiker gibt. Durch unsere Medien gewinnen wir leicht den Eindruck, in Deutschland hätten wir im Gesundheitswesen katastrophale Verhältnisse. In Frankreich gibt es dagegen das Problem offiziell nicht, weil alles »sous la table« (unter dem Tisch) gehalten wird, um es vornehm auszudrücken. Wenn ich fortschrittliche französische Mediziner traf, dann im Ausland. Im Lande selbst erfährt man nur durch Zufall von einem Kollegen, der Akupunktur oder Homöopathie therapeutisch einsetzt und auch dazu steht – und das in dem Land, wo Hahnemann zuletzt seine größte Anhängerschaft hatte. Das tatsächliche Problem wird erst offensichtlich, wenn jemand eine ganzheitliche Therapie möchte. Dann sucht er selbst im Elsass vergeblich und preist sich glücklich, einigermaßen Deutsch zu sprechen, um einen Heilpraktiker oder Naturarzt jenseits der Grenze aufsuchen zu können. Ich kenne in Baden-Baden auch einige elsässische Kollegen, die aus Frankreich ausgewandert sind, weil sie die rückschrittliche und reduktionistische Medizin nicht mehr ertragen haben. Ja, leben kann man in Frankreich wirklich wunderbar. Man darf nur nicht krank werden...

Unser Leben in Frankreich fing damit an, dass alles anders war, als man uns sagte. Da war zum Beispiel die Post, bei der man wie gewöhnlich alle Tage seine Briefe, Pakete, das Girokonto usw. versorgte. Doch dann kam Weihnachten und die Leute gingen auf einmal mit Gummischürze und Eimern in die Post. Als ich meine Weihnachtspost absenden wollte, dachte ich zunächst, man hätte über Nacht das Postamt verlegt – was mich nicht gewundert hätte. Nein, das war durchaus das Postamt. Viele Leute gingen jedoch hinein und gaben mitnichten Briefe ab, sondern Eimer, die der ebenfalls gummibeschürzte Postmann annahm und damit im Nebenraum verschwand. Nach wenigen Minuten kam er zurück und übergab ihn neben dem Schalter, sichtlich schwer schleppend, in vorsichtige Hände. Ich betrachtete diese seltsamen vorweihnachtlichen Vorgänge eine Weile lang staunend. Einer der Postbeamten sprach mich schließlich freundlich an und wies mit der Hand auf meine Briefe: »*Ostèr?*« Verdutzt schaute ich auf meine Briefe: »Nein, Weihnachten!« Er fragte wieder: »*Wollen Sie Ostèr?*« Ratlos schaute ich den Mann an. Die Gummischürzenleute vor dem Schalter eilten mir zur Hilfe, formten ihre Hände zu zwei Schalen und klappten sie auf und zu: »*Ostèr?*« Da fiel bei mir der Groschen oder Centime: Aha, Austern! Ich antwortete, ich wollte eigentlich keine Austern kaufen. Man schaute mich weiterhin freundlich an und sagte: »*Mais, Champagne, voulez-vous un grand Champagne?*« Es gab also auch Champagner in der Post. Das war jedoch nicht irgendein Champagner: Einer der Postbeamten hatte einen Bruder, der hatte einen Freund und der Cousin von dem Freund, der macht Champagner. Ganz klar und einfach. Es wunderte mich gelinde, dass der andere Postbeamten das gleiche sagte. Auch er hatte einen Bruder, dessen Freund einen Cousin mit Champagnerproduktion hatte. Nach sieben Jahren Elsass weiß ich heute, dass dieses Muster legalisiert wurde, denn es liegen in der Post eben nicht nur Überweisungsformulare, sondern auch Prospekte von irgendwelchen Freunden, deren Cousins biologische Weine nebst Champagner herstellen.

Jean-Michel, der ältere Postbeamte, sprach gut Deutsch und war in den Anfängen unserer Wohnstatt in Frankreich sehr hilfsbereit, wenn es um Überweisungen und Kontenführung ging. Er litt an einer schweren Neurodermitis. Für ihn war es sonnenklar, dass der Dorfarzt jahrelang Cortison einsetzte. Dabei wurde er immer kränker und verlor schließlich das Gehör im linken Ohr. Wenn wir uns unterhielten, drang nicht einmal ein Fünkchen von Idee in sein Bewusstsein, dass man etwas anderes als Cortison einsetzen könnte. Er nahm die schweren Nebenwirkungen als gottgegeben hin. Als ich ihn einmal fragte, ob denn das Cortison überhaupt etwas nütze, sagte er schlicht »*Nein*«. »Aber warum nehmen Sie es dann noch?« Es kam die verblüffende Antwort: »*Der Doktor will es so.*

Er ist böse, wenn ich es nicht nehme.«

Da ich kaum Missionseifer oder Sendungsbewusstsein habe, empfahl ich ihm auch keine andere Therapie; so blieb alles, wie es war. Er wurde immer kränker und wurde schließlich in seiner Arbeit heruntergestuft, weil er die Leute nicht mehr verstand und fristete ein freudloses Dasein im Postamt. Er wurde schließlich mit schlanken 52 Jahren zwangsentlassen, weil er für »La Poste« ein Problem wurde. Ohne Klage und ohne Protest gegen die Obrigkeit nahm Jean-Michel auch dies hin. Wenn er vor lauter Neurodermitiswunden im Gesicht kaum noch aus den Augen gucken konnte und ich ihn stumm anschaute, sagte er achselzuckend: *»Bon, c'est la vie!«*

In Frankreich ist die Ganzheitsmedizin noch Äonen entfernt von uns und die Schulmedizin hat eine ungeheure Macht. Wer zum Beispiel mit Menschen am Arbeitsplatz zu tun hat, muss sich jedes Jahr impfen lassen. Dies ist eine Pflicht unter Androhung den Arbeitsplatz zu verlieren. Das trifft Geschäftsleute, Therapeuten und Lehrer. Impfschäden sind an der Tagesordnung. Es gibt sogar Ärzte, die erst impfen und wenn dann alle möglichen Nebenwirkungen auftauchen, Thuja D6 verordnen oder einen der wahnsinnigen Cocktails aus 5 bis 6 Hochpotenzmitteln in C200. Dies findet nicht im fernen Südfrankreich, sondern im Elsass statt, der reichsten und fortschrittlichsten Provinz Frankreichs – wenn man mal von Paris absieht. Wenn Elsässer in meine Praxis kommen, bin ich darauf gefasst, dass ihre schweren körperlichen und psychischen Probleme durch den Impfwahn ausgelöst wurden. Auch Krebsfälle infolge von Impfschäden erlebe ich »en masse«. Aber das kümmert niemanden. Man ignoriert einfach, dass Impfungen den Menschen klein und infantil machen, weil die ständige Durchimpfung das Immunsystem infantilisiert. Kein Wunder, dass alle sehr autoritätsgläubig sind. Es wird zwar sofort eine Revolution vom Zaun gebrochen, wenn in unserem Quartier die Mülltonnen ein paar Meter weiter zum Abholdienst gerollt werden sollen. Aber bei wirklich wichtigen Dingen schweigt man und riskiert keinen Affront gegen die Obrigkeit. Man muss sich vorstellen, dass im Jahr 2001 tausend französische Ärzte öffentlich der »Neuen Medizin« abschwören mussten, unter Androhung des Approbationsentzuges. Das ist moderne Inquisition! Es ist nicht fassbar, wie reduktionistisch die medizinische Versorgung stattfindet: Kinder werden kurz nach der Geburt schon mit einem Impfcocktail verseucht, dann jedes Jahr gegen alles Mögliche weiter geimpft. Pubertierende Mädchen müssen beim Einsetzen der Menstruation die Pille nehmen, damit alles regelmäßig kommt und keine Schmerzen entstehen usw. Zur Orientierung: Wir wohnen nur 40 km von der Grenze nach Deutschland entfernt!

Vieles von dem, was wir auch medizinisch von einem geeinten Europa erwarten würden, ist weit von der Realität entfernt. Das erlebe ich bei französischen Patienten, die sich für eine alternative Heilmethode interessieren. Hier nur ein repräsentatives Beispiel, das eher in die Abteilung des Denkwürdigen gehört und nur deshalb in dieses Buch passt, weil der Patient selbst sehr humorvoll war.

Herr V. wird mir als menschliches Wrack vorgestellt. Er ist erst 57 Jahre alt und sieht schon aus wie ein Greis. Er trippelt unbeholfen ein paar kleine Schrittchen, sabbert wie ein Baby und kann nur noch unartikuliert sprechen. Er war Schuldirektor, seine Frau Lehrerin. Herr V. hatte sich zum x-ten Mal gegen Polio und Tetanus impfen lassen müssen. Auf einem Spaziergang war er zusammengebrochen. Er war danach paralysiert und verlor die Sprache. Frau V. suchte alle möglichen Spezialisten auf, die über die üblichen Untersuchungswege keine Erklärung fanden. Nur ein einziger Arzt diagnostizierte einen schweren Impfschaden und empfahl eine homöopathische Behandlung. Der Behandlungsplan wurde mir vorgelegt, weil er nichts bewirkt hatte. Für jedes Symptom hatte der Kollege einfach ein anderes Mittel ausgewählt, dazu alle möglichen Komposita, Nosoden sowie zwei Psychopharmaka und vier Antibiotika (vorsorglich, gegen Infektionen). Dieses Chaos hatte natürlich alles nur noch schlimmer gemacht. Da entschieden die beiden sich, es einmal mit Akupunktur zu probieren. Nun praktiziert im Nachbardorf ein hervorragender chinesischer Arzt, der mit ein paar Nadeln wieder eine erste Ordnung in den verwirrten Organismus brachte. Er überwies den Patienten dann an mich, wegen der Homöopathie, die er als ideales Komplement erachtete.

Nun saß Herr V. mit traurigen Augen vor mir und war redlich bemüht, Antwort zu geben. Seine Frau musste die Babysprache übersetzen. Was mich beeindruckte, war, dass Herr V. trotz dieser schweren Behinderung würdevoll blieb. Ich erklärte ihm meine Behandlungsweise und wie sein Beitrag zu seiner Genesung aussehen könnte und fragte ihn, ob er bereit sei, mitzuarbeiten. Da strahlte ein großes Lächeln übers Gesicht.

Ich verordnete einige orthomolekulare Mittel und Thuja LM12. Dann gingen wir zu den Atemübungen über, denn bei Herrn V. war die Koordination zwischen dem Gehirn und den Beinen ebenso gestört wie der Gleichgewichtssinn. Die Übung: Bei jeder Bewegung *lunar* atmen, also betont einatmen. Das Bein heben, aufsetzen, gehen. Dann einatmen und sich hinsetzen, wieder einatmen und aufstehen. Nach vier Runden steht Herr V. bereits wie ein Stehaufmännchen auf und während er geht, kann er plötzlich sprechen. Die Nase läuft, aber nicht mehr der Speichel. Er lacht und weint zugleich und kann es nicht fassen. Seit Monaten ein erster deutlich sichtbarer und spürbarer Erfolg. Er versucht es wieder, vergisst, Atem und Beinbewegung zu kombinieren, und sofort läuft der Speichel wieder und ihm bleibt die Sprache weg. Wir drehen noch eine Runde, bei jedem Schritt wird eingeatmet, dann locker ausgeatmet. Herr V. findet die Sprache wieder und sagt auf Elsässisch: »*Ich habe meine Beine und meinen Kopf wieder gefunden. Die können jetzt wieder zusammen arbeiten. Merveilleux!*«

Das Wunder hält noch nicht an. Sobald er nicht richtig atmet, fällt er in das alte Muster zurück. Aber er ist zuversichtlich. Nun sprechen wir noch über die Therapie und ich frage Herrn V., was er denn am liebsten einnehmen würde, wenn er freie Wahl hätte. Er lachte in sich hinein und versucht ein Wort zu artikulieren, das sich wie »Schnaps« anhört. Frau V. schaut ihren Mann entrüstet an und sagt: »*Aber Xavier, wie kannst du so etwas sagen. Das ist doch hier eine ernste Sache!*« Aber Xavier amüsiert sich köstlich, so dass wir schließlich alle lachen müssen. Ich sagte: »Tja, das ist wohl ein Fall der Telepathie, denn Sie müssen tatsächlich Schnaps trinken«. Nun schaut mich Herr V. prüfend an, ob ich meinerseits einen Witz gemacht habe. Er schaut mit offenem Mund seine Frau an, dann wieder mich. Auch Frau V. schaut verdutzt hin und her. Ich wiederhole: »Es ist wahr, Sie bekommen einen sehr speziellen Trunk verordnet, mit Namen Kräuterwurz, ein Wahnsinnsgesöff, von einem alten Kräuterkundler gebraut, der sich damit aus dem Rollstuhl gebracht hat. Es sind frisch gepresste Kräuter in einer besonderen Mischung, mit Alkohol konserviert. Und das ist der Schnaps, den ich schon bei etlichen Patienten erfolgreich eingesetzt habe. Es schmeckt höllisch, wirkt aber fabelhaft.« Herr V. strahlt und nuschelt etwas, das seine Frau so übersetzt: »*So eine Therapie lasse ich mir gefallen!*«

Abgemacht. Herr V. macht brav seine Atem-Bewegungsübungen und trinkt seinen Schnaps. Dazu schluckt er orthomolekulare Heilmittel und setzt Thuja oben drauf. Damit gedeiht er wunderbar und ist vor allem wieder positiv und fröhlich.

Für alle Homöopathen, die beim Lesen jetzt komisch geschaut haben: Körperbewegung ist sichtbar gemachter Atem. Was uns hier in Europa wie ein Wunder anmutet, ist seit vielen tausend Jahren woanders bereits eine bekannte Realität. Als wir noch im Hechelatem unser Raubtierwesen lebten und brüllend durch die Wälder rannten, gab es im Himalaja und im Industal bereits die Entwicklung der Atemkunst, auf der übrigens auch der archaische Hatha-Yoga basiert. Meine Patienten profitieren heute davon, vor allem bei Bewegungsstörungen oder, wie bei Herrn V., bei einer gravierenden Störung zwischen Kleinhirn und peripherem Nervensystem. Es sollte uns Therapeuten hellhörig machen, dass bei guter Koordination zwischen Hirn und Extremitäten auch das Sprachzentrum (im linken Hirn gelegen) angeregt wird, denn Sprachstörungen haben mit unrhythmischem Atem zu tun und benötigen in jedem Falle ein Training, damit Gleichgewichtssinn, Körperbewegung und Atemfluss wieder in einen lunaren oder solaren Rhythmus kommen. Ich schaue deshalb nach, welcher Atemtyp[4] der Patient nach seinem Geburtstag ist und lehre ihn, entsprechend seine Bewegungen zu »beatmen«.

---

[4] Es gibt den solaren und lunaren Atemtyp, was besagt, dass im Moment der Geburt das Atemzentrum des Kindes entsprechend den Lichtverhältnissen von Sonnenstand und Mondphase angeregt wird. Näheres hierzu in meinem Buch »Das Praxisbuch der Atemenergetik solar-lunar«, Ehlers Verlag 1999

Léonie, die Tierliebhaberin

Positivieren –
C`est le dernier cri!

Kommentar eines Elsässers

Bleiben wir noch ein wenig auf der französischen Seite. Beim ersten Zusammentreffen meiner Weihnachtspost mit dem postalischen Umschlagplatz von Austern und Champagner lernte ich Léonie kennen, eine Frau von 57 Jahren. Sie sah Clärchen, unser behindertes Kakaduweibchen, auf meiner Schulter sitzen (ich passte also ganz gut in die illustre Postgesellschaft) und war ganz verzückt. Sie berichtete, sie habe selber fünf Hunde und einen Graupapagei. Sie habe da gehört, ich behandle auch Tiere. Ob sie denn nicht mal mit ihrem Graupapagei kommen könne.

Alex, der Graue, hatte sich nämlich die Federn gerupft und stieß mit zwei Jahren – das entspricht dem Teenageralter des Menschen – immer noch Babylaute aus, demzufolge er auch nur Brei fraß und keine Körner.

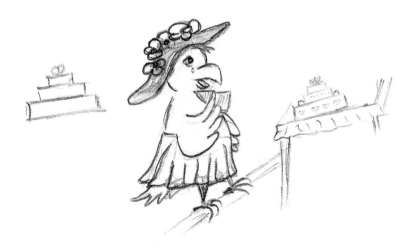

Abb. 19 Babypapagei Alex

Von Léonie erfuhr ich, dass sie ein ganzes Jahr Geld gespart hatte um sich ihren Traum von einem sprechenden Graupapagei zu erfüllen. Sie stammte aus bescheidenen Verhältnissen, ihr Mann war Holzhacker im Wald gewesen und saß seit 15 Jahren im Rollstuhl.

Alex wurde dann von mir homöopathisch behandelt (Ignatia C200), dazu Blau- und Gelblicht. Er fraß daraufhin brav seine Körner und nicht mehr seine Federn. Léonie war außer sich vor Freude und erzählte allen, Alex habe nur so ein paar weiße Kügelchen bekommen und davon sei alles besser geworden. Sie erzählte das auch in der Pharmacie, deren Angestellte die fröhliche Dame für übergeschnappt hielten.

Da Alex so schnell geheilt war, kam dann auch Léonie selber und fragte, ob sie auch mal so tolle weiße Kügelchen einnehmen dürfe. Ich machte eine homöopathische Anamnese mit ihr, bei der sich herausstellte, dass sie Tag und Nacht unter schweren Schmerzen in der Schulter litt. Außerdem versagten ihre Knie oft den Dienst, zudem waren überhaupt alle Gelenke geschwollen und sie konnte keine Nacht schlafen. Im Leben war ihr alles zuviel, denn in der Familie hing alles an ihr: Sie versorgte ihren schwer behinderten Mann, ihre Mutter (in Gestalt einer 85-jährigen »Beißzange«), fünf Hunde, einen Papagei und zwei hyperaktive Enkel, denn nebenan wohnte auch noch ihr Sohn mit Familie. Zur Untermalung legte sie mir noch abenteuerliche Blutbefunde vor, alles in allem schrecklich. Ich fragte mich, wie ich hier eine ganzheitliche Behandlung oder gar prozessorientierte Homöopathie ansetzen sollte.

Léonie zeigte mir ihre weitere Untersuchungsakte und eine Blinde hätte sehen können, dass die Symptome jährlich genau dann schlimmer wurden, wenn gerade mal wieder eine Rundumimpfung stattgefunden hatte. Ich tat das Naheliegendste und verordnete ihr erst einmal Causticum LM6 (in Frankreich gibt es übrigens nur D6, C30 und 200 Korsakov). Das Wunder geschah und Léonie hatte weniger Schmerzen. Dazu sah sie ein, dass sie ihren Stress reduzieren müsse. Ich verordnete ihr eine dreimonatige Schüssler-Kur (auch Schüssler-Salze sind in Frankreich nicht erhältlich!), die ihr ausgesprochen gut bekam. Nach drei Monaten war sie wieder richtig fit und erzählte allen im Dorf, sie habe nur weiße Kügelchen und weiße Tabletten gelutscht und alles sei ohne Nebenwirkungen gewesen. Kurz bevor sich die Euphorie der Dorfbewohner dahin verstieg, mich als Wunderheilerin anzubeten, wagte ich einen Vorstoß in meine sonst auf deutschem Boden übliche Behandlungsweise, nämlich Prozessorientierte Homöopathie. Ich stellte Léonie meine klassischen vier Fragen:

Warum sind Sie krank? Was sind Ihre Gedanken zu Ihrer Krankheit?

Was sind Sie bereit zu ändern?

Was tun Sie für Ihre Seelennahrung?

Was ist, wenn die Krankheit verschwunden ist? Was tritt an ihre Stelle?

Léonie strahlte mich an: »*Warum ich krank bin? Das weiß ich nicht. Nur der Herrgott im Himmel weiß das.*«

»Der da oben weiß es auch erst, wenn Sie es wissen.«

»*Aber Madame Rosina, das darf man nicht sagen.*«

»Ich sage es aber. *Sie* haben die vielen Zipperlein, also hat das was mit *Ihnen* zu tun. Was ist Ihre Idee dazu?«

»*Da bin ich aber sehr ratlos. Das hat mich noch nie jemand gefragt. Man spricht nicht darüber, was man über seine Krankheit denkt. Das will auch kein Arzt wissen.*«

»Schade. Ich lasse jedenfalls nicht locker, bis Sie mir etwas über Ihre Erkenntnisse gesagt haben.«

»*Muss ich das wirklich?*« Léonie schaut mich verschmitzt an, in der Hoffnung, wir könnten gleich wieder miteinander lachen. Ich halte mich aber bewusst ganz ernst.

»Ja, Madame Léonie, ich mache nicht weiter, bis Sie eine Antwort wissen. Ich kann warten. Ihre Knie können auch warten. Sie tun schon so lange weh, da kommt es auf ein paar Tage nicht an.«

»*Oh, mon Dieu, Sie sind aber streng. Ich muss erst meine Gedanken dazu sammeln, ich muss Ihnen ja eine gute Antwort geben.*«

»Eine gute Antwort? Eine ehrliche Antwort!«

Léonie geht nach Hause, sichtlich erstaunt, dass ich meine Anamnese nicht fortsetze und klar signalisiert habe, dass ich erst eine Antwort auf diese Frage hören möchte. Schon zwei Tage später kommt Léonie mit zweien ihrer jungen Windhunde wieder bei uns vorbei und ruft schon vom Gartentor aus:

»Madame Rosina. Ich habe verstanden!«

Ich eile zu ihr, begrüße sie und ihre Hunde: »Na? Was sagen Sie zu Ihrer Krankheit?«

»Ich mache mir viel zu viel Stress. Ich renne immer rum, den ganzen Tag mache ich keine Pause. Ich lade mir immer mehr Verantwortung auf. Deshalb tut mir alles weh.«

»Wollen Sie das ändern?«

»Das kann ich nicht ändern!«

»Ich kann es auch nicht ändern. Die Homöopathie kann es nicht ändern und der liebe Gott kann es auch nicht ändern.«

»Niemand?«

»Doch, Sie!«

»Unmöglich!«

»Gut, dann warten Sie, bis Sie eine Idee haben, wie der erste kleine Schritt einer Änderung aussehen könnte.«

Léonie wartet einen Augenblick, ob ich vielleicht nicht doch einen Witz gemacht habe und mit einem guten Rat herausrücke. Aber ich bleibe standhaft, schaue sie ernst an und lache nicht.

»Jetzt sind Sie wieder streng zu mir...«

»Weil ich Sie mag und von Herzen wünsche, dass es Ihnen besser geht. Aber ohne Ihre Mitarbeit geht das nicht.«

»Arbeiten Sie so in Ihrem Cabinet (Praxis)?«

»Ja.«

»Die deutschen Klienten sind aber intelligent!«

»Oh, Madame Léonie, das hat doch nichts mit Intelligenz zu tun, das hat was mit der eigenen Autorität zu tun.«

Bei dem Stichwort »Autorität« zieht Léonie die Augenbrauen hoch, streckt sich und sagt mit Würde: *»Mais oui, das verstehe ich. Natürlich habe ich Autorität, sogar Alex* (der Graupapagei) *hört auf mich. Mein Mann auch!«*

»Na, wunderbar, dann hören Sie auch mal auf *sich* und geben Sie mir Ihre Antwort auf meine Frage.«

»Darüber muss ich erst nachdenken... Haben Sie nicht doch ein paar Kügelchen... meine Knie...oh, oh...«

»Erst die Antwort, dann die Knie!«

Léonie geht lachend und kopfschüttelnd davon.

Es dauert vier Tage, ehe sie sich wieder meldet. Léonie hat sich das Hirn zermartert, wie sie etwas ändern könnte. Dabei war sie äußerst kreativ. Hier ein paar köstliche Kostproben ihrer Überlegungen:

Alle Hunde abschaffen – oh nein, das ist zu traurig!

Die zwei Enkel abschaffen – oh nein, da muss ich weinen!

Alex abschaffen – oh nein, das halte ich nicht aus!

Meine Mutter abschaffen – das wäre wunderbar!

Meinen Mann abschaffen – oh nein, das ist absurd, der Gute!

Wenn das nicht ein schöner Einstieg in die prozessorientierte Homöopathie ist! Viele meiner deutschen Patienten sind nicht so ehrlich-kreativ. Wir steigen auf die äußerst kreativ-utopische Idee ein, die Oma abzuschaffen. Léonie lacht sich kaputt bei dem Gedanken, ihre Mutter entweder auf den Mond zu schicken oder sie meistbietend zu verkaufen oder etwas zu kreieren, damit sie sich einfach in Luft auflöst. Auf jeden Fall wird ihr nun klar, dass hier etwas geändert werden muss. Nun zeige ich Léonie die dazu passende Übung:

Sich hinstellen, die Arme nach vorne strecken, dann seitlich ausbreiten und dabei laut sagen: »Bis hierhin und nicht weiter« (Jusqu'ici et pas plus loin!).

»Sie machen diese Übung jeden Tag, pro Person zwölfmal.«

»Darf ich bei der Mutter dreißigmal?«

»Klar, aber vergessen Sie nicht ihren geliebten Alex und fünf Hunde sowie Ihren Mann.«

»Oh, Alex, mon petit bébé ! Das ist sehr schwer. Meinen Sie, der mag mich danach noch?«

»Nix bébé! Der alte Schlingel braucht dringend eine Grenze zu Ihnen.«

»Sie sind wieder so streng!« Sie lacht dabei.

»Eben, weil ich Sie mag, keine Diskussion.«

»Und weiße Zuckerkügelchen?«

»Nix Zuckerkügelchen, erst üben, dann Globuli.«

Léonie amüsiert sich sehr über das Wort »Globuli« und übersetzt: *»Lauter kleine weiße Erdkugeln!«*

Dann mache ich einen Hausbesuch bei ihr. Ich habe in meinem Leben schon oft gelacht. Aber, um die Situationskomik dieses Hausbesuches zu begreifen und warum ich vor Lachen schier nach Atem rang, muss man wissen, dass das typisch elsässische Haus knallvoll ist mit dunklen Möbeln und – für mein Empfinden – eher an eine Gruft erinnert. Irgendwo dort im Dunkeln sitzt den ganzen Tag die Oma und wartet aufs Essen. Edgar, ihr Mann, befindet sich irgendwo, eingeklemmt zwischen zwei Sofas, in seinem Rollstuhl. Zwischen dem Fernseher und dem Herd steht der Käfig von Alex. Zwischen all dem wuseln drei Miniterrier auf dem Boden herum. Im Nebenzimmer zetert gerade einer der Enkel. Und durch dieses Chaos schlängelt sich Léonie strahlend und lachend hindurch. Ich hätte dieses Chaos maximal einen Tag ausgehalten, dann wäre ich sicher von Haus und Hof geflohen und hätte im Einpersonenzelt übernachtet. Oma, Mann und Tiere hätte ich hemmungslos verkauft oder verschenkt.

In diesem Haus gibt es darüber hinaus ein ungeheiztes Schlafzimmer, in dem Léonie diszipliniert jeden Tag ihre Abgrenzungsübungen vollzogen hat – mit einem durchschlagenden Erfolg, von dem ich mich selbst überzeugen konnte:

Die Oma wird nun zum Kartoffelschälen eingesetzt. Wenn sie meckert oder zu naseweis wird, sagt ihr Léonie: *»Das geht dich nichts an, das ist mein Haus und du bist hier Gast! Zack!«*

Die Enkel kommen nur noch zwei Mal pro Woche.

Die Hundespaziergänge werden besser koordiniert. Edgar, der Ehemann wird angewiesen, diese Übung auch durchzuführen. Alex benimmt sich anständig und krakelt nicht mehr herum, um seinen Willen durchzusetzen. Die Knieschmerzen verschwinden.

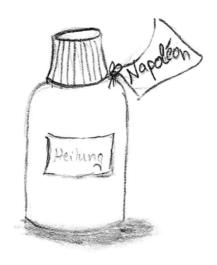

Abb. 20 Lycopodium Bonaparte

Léonie scheint recht stolz über ihre Errungenschaft und gründliche Veränderung und es geht ihr vorzüglich. Ich frage sie: »Wie fühlen Sie sich?«

»Comme Napoléon L'Empereur«

»Superb! Dann weiß ich Ihr nächstes Mittel: Lycopodium.«

Manchmal darf Homöopathie auch einfach sein. In Frankreich habe ich Lycopodium schon besonders oft verordnet. Für viele Franzosen ist Napoleon immer präsent, da ihm gegenüber eine Art Hassliebe besteht. Sie äußert sich sowohl in einem beachtlichen Nationalstolz als auch in der autoritätsgläubigen Unfähigkeit selbst etwas zu verändern. Es finden im Alltagsleben ständig Streiks und Revolutionen statt, die zu nichts führen und nur momentan etwas den Unmut besänftigen, manchmal nach dem Motto »Viel Lärm um Nichts«, manchmal nach der liebenswerten Einstellung »Hauptsache, wir machen was los« (ohne wirklichen Erfolg zu erwarten).

Auch das »Fête de Quartier« (im Deutschen etwa eine Art Stadtteilfest) ist eine Aktion von Nationalstolz in mikroskopischer Form. Unser Dorf ist winzig, aber wie das große Paris dennoch in verschiedene Quartiers (Viertel) eingeteilt. Wenn unser Miniquartier mit seinem »Fête de Klintz« dran ist, müssen wir die Besten des Dorfes sein. Alles was sich fortbewegen kann, kommt dann. Die Frauen übernehmen die Küche und übertrumpfen sich gegenseitig in der Auswahl der Rezepte. Die Männer sitzen zusammen, palavern und trinken köstlichen Wein. Eine Heerschar von Kindern und Tieren tollt in der Mehrzweckhalle (»salle polyvalente« – klingt das nicht viel schöner?) herum.

Die Leute freuen sich alle, wenn wir Nicht-Einheimische mit Karlchen, dem flugunfähigen Kakadu auch zu Besuch kommen. Diese nette soziale Einrichtung gibt auch neu Zugezogenen die Chance sich vorzustellen und die Dorfbewohner kennen zu lernen. Hier erlebt man die typisch elsässische Form der Vernetzung, indem der Friseur neben dem Haareschneiden auch töpfern kann, der Schmied auch Wellensittiche züchtet, die Bäckersfrau französische Märchen sammelt und der Judolehrer gerne Hecken schneidet – also ein liebenswertes buntes Häuflein Menschen.

So sprach sich natürlich ebenso schnell im Dorf herum, dass es Léonie wieder gut ging, nur durch die Übung sowieso und ein bisschen »Napoleon«. Léonie klärte die Ehefrauen auf, wie man die Übung macht und erzählte amüsiert, dass es in der Homöopathie den Napoléon als Arznei gebe. Das fanden die Oberhaslacher so verrückt, dass in der Folgezeit immer mehr Leute vorbeikamen und um ein Fläschchen Napoléon baten.

Nun ja, trotz allen Amüsements blieb ich bei meiner therapeutischen Einstellung. Auch das sprach sich im Dorf herum und so dürfen nun Frohsinn, Humor und Ernst miteinander Käse essen und Wein trinken.

Léonies Behandlung schloss ich mit einem Räucherstäbchen für Samuel Hahnemann und einem weiteren für meinen Kollegen Andreas Krüger ab, der bei seiner Lycopodium-Prüfung Napoleon begegnet war. Ich zeuge für ihn, dass dies stimmt – in Frankreich noch mehr als in Deutschland!

Edgar

*Das Elsass hat eine interessante
homöopathische Layline:
Lycopodium Bonaparte
und Sulfur-laissez-faire.*

Fazit meiner Behandlungen von Elsässern

Besagter Edgar, also Léonies Mann, ein dreiundsechzigjähriger Elsässer, zählt zu den wenigen Menschen, die mich mit ihrem Humor auf dem Grünstreifen links überholt haben und mich noch mehr darin bestärkten, die Heilkunst vom Humor durchfluten zu lassen.

Bei uns im Dorf leben viele kranke Menschen, die sich jedoch gar nicht wirklich krank fühlen und fröhlich vorm Haus sitzen und die Welt betrachten, obwohl sie keinen Meter mehr gehen können ohne vor Schmerzen zu stöhnen. Man geht eben am Stock und klagt nur etwas im Lebensmittelladen über alle möglichen Wehwehchen. Das Elsass ist sehr sykotisch und produziert neben Impfschäden viele Erbschaften der Gonorrhöe, der »Franzosenkrankheit Nr. 1«. Sykotische Mittel wie Medorrhinum, Thuja oder Lycopodium sind hier der Renner.

Edgar muss in einem eigenen Kapitel gewürdigt werden. Mit der Kenntnis des Falles »Léonie« kann man erst recht ermessen, was der Heilungsprozess von Edgar bedeutete.

Er saß also im Rollstuhl und war schon immer das Faktotum des Dorfes, denn sein Rollstuhl war motorisiert. Wenn er damit nicht gerade durch die Gegend rauschte, sah man ihn allenthalben irgendwo mit einem der älteren Bewohner palavern.

Er besaß eine beachtliche Diagnosesammlung: Multiple Sklerose, Arteriosklerose, Alzheimer, Krebs (Melanome), Prostatakrebs und Diabetes. Er war lange und oft im Krankenhaus gewesen und wurde dort mit dem Einmaleins der Schulmedizin vollgedröhnt. Aber das Tollste war, dass er für jedes Medikament mit seiner jeweiligen Riesenpalette von Nebenwirkungen jeweils noch ein weiteres Mittel bekam, um diese Nebenwirkungen zu bekämpfen.

So bestand sein chaotisches Krankheitsbild aus unzähligen Nebenwirkungen der Nebenwirkungen.

Als er mein Patient wurde, litt er am ganzen Körper unter schrecklichem Juckreiz. Die Haut war deshalb überall mit blutigen Kratzspuren überzogen. Im Gespräch konnten wir uns nur »über das chinesische Holzelement« verständigen, also schreien, denn er war nahezu taub. Ich erhob eine ausführliche Anamnese, an deren Ende ich dachte, ich gebe besser gleich auf. Mein arsenischer Persönlichkeitsanteil war mit so viel Chaos und Leid hoffnungslos überfordert. Wo sollten wir anfangen? Am besten vorne, auf Platz 1, dachte ich, um überhaupt etwas Struktur/Klarheit hineinzubringen. Deshalb unterhielt ich mich noch eine Weile mit Edgar weiter um seine Persönlichkeit besser kennen zu lernen. Seine Frau übersetzte schreiend hin und her. Was mir besonders auffiel, war sein Humor. Er lachte immer wieder über sich selbst und beschrieb sich als Depp, der umhertorkelt und keine zwei Schritte normal gehen kann. Wir machten ein paar Gehversuche, bei denen der schwere Mann keuchend nach Luft rang und Angst hatte, hinzufallen. Ich erklärte ihm die lunare Atemweise. Dabei bekam er einen Lachanfall nach dem anderen, bis ihm die Tränen die Wangen herunterrollten. Schließlich schickte er seine Frau raus. Trotz allen Leids musste ich schließlich auch lachen – seine Lache war ungemein ansteckend.

Nach 30 Minuten lachendem Atem-Gehtraining konnte er erstmals seit langem wieder alleine stehen und rief: »Hallo, Léonie, jetzt geht es zum Tanz. Zieh dein gutes Kleid an, ich sammle mal meine Beine zusammen!« Dabei schlug er sich vor Lachen auf die Oberschenkel.

Ich gab ihm Sulfur C200 täglich, dazu orthomolekulare Mittel zur Verbesserung der Zellatmung und den berühmten Kräuterwurz. Ich bat Léonie mich anzurufen, wenn es Probleme gäbe.

Die Wochen gingen ins Land und ich hatte viel zu tun und dachte gar nicht mehr an Edgar. Da machte ich eines Tages eine Radtour mit meiner »Ente« (Karlchen, dem Kakadu) und fuhr am Haus von Edgar und Léonie vorbei. Léonie hatte mich an dem weißen Kakadu schon von weitem erkannt und wedelte heftig mit den Armen. Als ich sie erreichte, fuchtelte sie wild mit den Armen in Richtung Hügel, prustete vor Lachen und wusste vor lauter Freude gar nicht, was sie zuerst sagen sollte. Ich schaute hinauf und traute meinen Augen nicht. Da stand Edgar rank und schlank und winkte zu uns herunter.

Um das Wunder kurz zusammenzufassen: Edgar konnte eine Stunde pro Tag am Stück alleine und nur mit Stock zu Fuß gehen. Außerdem hörte er wieder besser und der Juckreiz war auch verschwunden. Seine überflüssigen Pfunde waren zudem durch die vermehrte Atem- und Körperbewegung nur so von ihm abgefallen. Edgar kam nun langsam den Hügel herunter und strahlte: *»Jetzt ist bald Weihnachten. Wie versprochen, kann ich schon jetzt gut laufen. Es geht mir gut. Léonie muss aber immer aus dem Zimmer raus, wenn ich meine Übungen mache. Sie lacht nämlich immer und dann muss ich auch lachen und wenn wir beide lachen, mache ich mir in die Hose. So kann ich ja nicht auf den Ball gehen.«* Er schwor, dass seine Heilung nur dem Schnaps (Kräuterwurz) zu verdanken sei.

Er und seine Frau reisten dann nach Straßburg zum Neurologen, der vor zehn Jahren gesagt hatte, Edgar sei unheilbar krank und müsse den Rest seines Lebens im Rollstuhl verbringen. Es spricht sehr für den Arzt, dass auch er sich mit den beiden Leutchen herzlich freute und neugierig fragte, wie es denn zu einer solchen Verbesserung des Zustandes gekommen war.

Edgar: *»Da habe ich dem Docteur gesagt, Sie müssen auch mal den Schnaps trinken und weiße Kügelchen schlucken, wenn Sie krank sind. Danach kann man wieder ans Tanzen denken.«*

Dann führte er dem Arzt vor, wie er bei jeder größeren Körperbewegung atmet. Das überzeugte sogar einen französischen Schulmediziner. Aber der Schnaps – der war ihm dann doch sehr suspekt. Aber es ging Edgar wieder viel besser und das war die Hauptsache.

Dann waren viele Symptome überflüssig geworden, weil Edgar die Übungen, die ich ihm aufgetragen hatte, genau und gerne ausführte. Allerdings tat er das auf eine so lustige Art und Weise, dass es bühnenreif war. Er nahm die Flasche mit dem Kräuterwurz und sprach mit ihr: *»Du machst meine Beine wieder flott.«* Zu den weißen Zuckerkügelchen sagte er: *»Ihr seid klein und fein und macht alles wieder heil.«* Léonie erzählte mir, was Edgar sprach, wenn es ihm bei nasskaltem Wetter mal schwer fiel seine Gelenke zu bewegen: *»Oh, oh, ihr alten Beine, ihr müsst euch anstrengen, denn Madame Rosina ist streng, wenn ich die Übungen nicht mache.«*

Also machte er weiter seine Übungen. Er bekam noch eine Weile Arsen, wegen der brennenden Schmerzen im Abdomen, sowie eine Runde Thuja, das ihm auch sehr gut tat.

Jetzt ist er mitsamt seiner Frau und deren gesamter Ménagerie wohlauf und nötigt, wenn er ohne Rollstuhl unterwegs ist, den alten, steif knarrenden Dorfbewohnern Bewunderung ab und sagt ihnen: *»Ihr müsst was tun und nicht so vor euch hinrosten.«* Dann hört man sie sagen: *»Mais oui, mais... tu sais, c'est l'age!«* (Aber ja, aber...du weißt, das ist das Alter...).

Télécom française

»Ouvrez la fenêtre« steht auf dem Computerbildschirm.
Es dauerte sehr lange, bis bei mir der Centime (Groschen) fiel:
»Öffnen Sie Windows.«

Mühsal im Elsass

Die Geschichten aus dem Elsass wären nicht vollständig ohne das Abenteuer, das ich zuerst auf unserem Grundstück und nachher in der nächstgelegenen Kleinstadt bei der Télécom française erlebte.

Der Auslöser war eine homöopathische Arzneiprüfung, die ich vor sechs Jahren mit Sulfur durchführte. Ich wollte einfach mehr über das Wesen dieses großen Arzneiwesens erfahren und nahm deshalb eine XM-Potenz ein. Da zunächst keine auffallenden Symptome über mich hereinbrachen, nahm mein Alltag seinen normalen Gang. Ich war alleine zu unserem beinahe fertigen Wohnhaus im Elsass gefahren um Telefon und Fax anzumelden. Bevor ich wegen der neuen Anschlüsse mit den Geräten losfuhr, hatte ich plötzlich den unwiderstehlichen Drang noch einmal die Wildnis des Geländes hinter dem neuen Haus anzuschauen. Dabei muss ein roter Sulfurteufel im Spiel gewesen sein. Hinterm Haus gab es nur aufgeworfene Lehmhügel und ein paar Pfähle, die anzeigten, wo die Drainagerohre verlaufen. Ansonsten gab es nichts zu sehen. Ich kletterte also gummibestiefelt auf einen der Lehmhaufen – und mit einem Mal senkte sich der Boden. Ich sank in ein großes Schlammloch und ruderte wie wild mit den Armen. Mir blieb vor Schreck die Luft weg. Dann konnte ich endlich schreien. Ich schrie um Hilfe, während ich bis zur Brust im Schlamm versank. Es konnte mich aber niemand hören, weil alle Nachbarn zur Arbeit gefahren waren und es in der Umgebung ansonsten nur Wochenendhäuser gab. Todesangst stieg in mir auf und wohin ich auch griff, gab es keinen Halt. Ich betete und schrie und steckte nun bis unter die Arme im Morast. Dann erblickte ich den Ast eines Erlenbaumes – ein Strohhalm in höchster Not. Es dauerte ewig, bis ich mich millimeterweise an den Rand des Schlammloches vorgearbeitet hatte, dann zog ich mich weinend mit letzten Kräften über den Rand, machte eine Drehung und lag dann völlig verdreckt auf dem festen

Lehm. Ich schaute an mir herunter und spürte, wie schwer Lehm ist. Erst einmal ein Dankesgebet an den da oben, dass ich noch lebte. Dann ging ich ins Haus, zog die Schlammklamotten im Flur aus, sprintete ins Bad und nahm eine heiße Dusche. Mir ging nicht aus dem Kopf, wie Bauleute nur so unvorsichtig sein konnten, dort, wo der Lehm nass war, keinen Markierungspfahl aufzustellen...

Als ich mich wieder anziehen wollte, wurde mir plötzlich siedendheiß klar, dass ich gar keine frische Kleidung dabei hatte, nur das, was ich auf dem Leib trug. Ich suchte im ganzen Haus nach irgendwelchen Resten von Arbeitskleidung – und fand eine farbverkleckste Leggings mit vielen Löchern und einen viel zu kurzen Pulli, dazu noch ein paar alte Badelatschen, aber keine Strümpfe. Um die ganze Tragweite zu begreifen, muss man hinzufügen, dass gerade eisiger Winter herrschte und zum Zeitpunkt des Ereignisses die Temperatur draußen minus 16 Grad betrug.

Dann fiel mir wieder ein, weshalb ich überhaupt hierher gekommen war: Ich muss zur Telecom und die Geräte anmelden. Ich schnappte also die Geräte, stieg ins Auto und fuhr nach Molsheim zur Télécom française. Als ich aus dem Auto stieg, fiel mir auf, dass die Leute um mich herum in dicken Pelzmänteln steckten und auf dem eisglatten Boden mehr vorsichtig rutschten als gingen. Ich schaute auf meine nackten Füße und Waden, die kaputten Leggings und versuchte zu begreifen, warum mich das nicht störte, warum ich nicht fror und wie ich es in diesem »Aufzug« wagen konnte, zu einer französischen Amtsstelle zu gehen. Es war, als würde ich geführt. Jedenfalls ging ich unverdrossen in das Amt hinein – und schlagartig blieben alle Leute wie angewurzelt stehen. Man schaute entgeistert, zuerst in mein Gesicht, dann auf meine Badelatschen, dann wieder ins Gesicht und suchte offensichtlich nach Anzeichen hellen Wahnsinns. Ich stellte mich in die Reihe der Wartenden, wobei ich weder fror, noch mich schämte. Irgendeine Stimme von ganz tief innen flüsterte mir zu, dass etwas mit mir nicht stimme, aber das drang alles nicht bis ins Oberflächenbewusstsein.

Schließlich kam ich an die Reihe. Ein gut gekleideter Monsieur, ein Ausbund an Eleganz, bat mich Platz zu nehmen. Der Herr warf kurz einen diskreten Blick auf meine absurde Erscheinung und fragte im feinsten Französisch, was ich wolle.

»Ich möchte gerne diese Geräte in unserem Haus anmelden.«

»Ach, haben Sie einen festen Wohnsitz?«

»Ja, wir sind schon im Einwohnermeldeamt eingetragen.«

»Ach ja? Und Sie können jeden Monat ein Telefon bezahlen?«

»Sicher, warum nicht?«

Räuspern aus dem gepflegten Mund des Dressman. *»Wollen Sie länger in Frankreich leben?«*

»Ja, wir haben ja soeben erst gebaut.«

»Sie haben also ein Haus?«

»Ja, natürlich, wo soll ich sonst ein Telefon und Fax verwenden?« Leichte Verärgerung auf meiner Seite.

Der französische Monsieur machte seine Arbeit und verzog keine Miene, während seine Kollegen ihm vielsagende Blicke zuwarfen. Er schob mir eine Rechnung über den Tisch. Da ich mit den französischen Münzen noch nicht so geübt war und schnell bezahlen wollte, passierte, was passieren musste: der gesamte Inhalt der Geldbörse klimperte über Tisch, Stuhl und Boden.

Ich ging auf die Knie und rutschte auf dem Boden herum um die Münzen wieder einzusammeln.

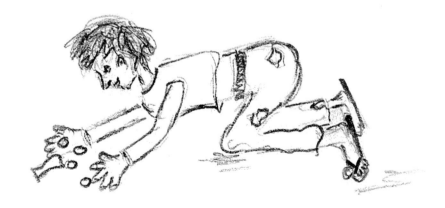

Abb. 21 Die Autorin bei der Télécom francaise

Das dauerte dem Herrn in Krawatte jedoch zu lange und er begab sich nun ebenfalls unter den Tisch und half mir freundlicherweise beim Sammeln. Was für eine Situation! Unsere Blicke begegneten sich unterm Tisch und wir wussten wohl beide nicht, ob wir nun laut herauslachen sollten oder so tun, als wäre nichts. Erst jetzt kam mir die total absurde Situation zu Bewusstsein. Im Erfassen der Situationskomik schimmerte so etwas wie Klarheit durch mein sulfurisch betäubtes Hirn und ich sagte dem Herrn: »Wissen Sie, heute ist nicht mein Tag!« Er lächelte.

Als ich dann die Telecom-Station wieder verließ und mich draußen in der 16-Minus-Grade-Kälte wiederfand, spürte ich erstmals seit dem Versinken im Sumpf, dass es bitterkalt war. Offenbar hatte der Schock so tief in mir gesessen, dass ich kälteunempfindlich war. Oder war dies womöglich die Wirkung von Sulfur? Vielleicht schon, denn in mir zeigte sich damals nicht einmal ein Schatten von Scham, wohingegen ich sie sogar jetzt noch spüre, beim Aufschreiben dieses Erlebnisses.

Das Ganze endete auch sulfurisch. Ich rief meinen Schwiegervater, der den Bau des Hauses geleitet hatte, an und berichtete, dass die Geräte angeschlossen seien und gab meinem Ärger darüber Ausdruck, wie unverantwortlich ich es fände, ein Sumpfloch von 1½ Meter Tiefe nicht zu kennzeichnen. Ich war richtig sauer. Das merkte der »alte Witzbold« und sagte todernst:

»Das hast du dir alles eingebildet. Im Garten gibt es keinen Sumpf. Deshalb haben wir ja die teure Drainage gelegt.«

»Aber...« – ich rang nach Luft ob soviel Unverfrorenheit »...ich hing bis unter die Arme im Morast und bin nur mit Mühe herausgekommen.«

»Das kam dir nur so groß vor. Der Architekt und ich haben alles vor ein paar Tagen geprüft. Es gibt ein kleines Fleckchen, das noch feucht ist. Aber von wegen ‚eingesackt mit dem ganzen Körper‘, das kann gar nicht sein.«

»Ich bin doch nicht blöde! Ich habe die dreckigen Sachen in den Flur gelegt, da kannst du sie sehen...«

»Und du willst mir weismachen, dass du in Fetzen und mit nackten Füßen zur noblen Télécom gefahren bist? Da lachen ja die Hühner!«

Das verschlug mir nun völlig den Atem. Ich hätte ihn erschlagen können, so eine unbändige Wut stieg in mir hoch. Doch gegen den trockenen

Humor von Günther bin ich machtlos. Er wartet solange, bis »Blut kommt« und dann fängt er an zu lachen und mir wird klar, er hat mich mal wieder auf den Leim geführt. Ich falle immer wieder auf seine Possen herein.

Als ich dann bei den Schwiegereltern ankam, hielt er mir schon am Eingang ein Glas Champagner als Wiedergutmachungsgeste entgegen. Die Anwesenden waren alle fassungslos, in welchen Fetzen ich aus dem Auto stieg. Alles in allem eine hervorragende Erfahrung mit Sulfur XM!

Pierre, der Glühwangige

Wenn man in unsere Dorfpost kommt, sitzt oft Pierre hinterm Schalter. Er hat glühend rote Backen und sieht daher auf den ersten Blick knackig gesund aus, doch auf den zweiten Blick krank – eine Akne rosacea. Das stellte ich erst einmal schlicht fest und Pierre sprach mich auch lange Zeit nicht an. Doch eines Tages erreichte mich über »13 Ecken« Pierres Bitte, ihn zu behandeln.

Da seine Nase knallrote Pusteln hatte, erwog ich Causticum und Calcium silicata, das Hauptmittel für Gesichts-Akne. Pierre bestätigte auf meine Frage hin, dass er schlecht zuhören und sich konzentrieren könne, unter schlechtem Gedächtnis und Verstopfung leide und morgens grüngelben Schleim abhuste. Ich hätte ihm auch Silicea geben können, aber sein Mondgesicht leuchtete so deutlich, dass ich lieber eine Calcium-Verbindung wählte.

Misstrauisch nahm Pierre die Kügelchen entgegen, versprach aber, jedes Mittel einmal wöchentlich zu nehmen. Dazu verordnete ich eine Entsäuerungskur, denn sein Milieu schien mir zu sauer zu sein. »*Mais oui!*«, bestätigte er, »*Ich bin immer sähr sauäär.*«

Eines Tages bekamen wir die Nachricht, dass unsere Dorfpost ab sofort Schließfächer habe und für uns Bürger dadurch alles viel einfacher würde. Damit einem das Wahnwitzige der nachfolgenden Ereignisse verständlich wird, schicke ich voraus, dass die Schließfächer in dieser Postfiliale als große Schrankwand angeordnet sind, die sich in knapp 1½ Meter Entfernung gegenüber vom Schalter befindet. Diese Schrankwand weist somit nach außen viele kleine Türchen auf, kann aber auch als Ganzes geöffnet werden.

Da ich sowieso zur Post musste, setzte ich meinen Kakadu »Karlchen« auf die Schulter und machte mich auf den Weg. Vor dem Schalter erwartete mich eine Menschenschlange. Karlchen nickte freundlich krächzend hierhin und dorthin und genoss es, mal wieder im Zentrum des Interesses zu stehen. Wir standen gerade noch weit hinten, als ein altes Mütterlein hereinkam und alle zur Seite drängte, bis sie vor der großen neuen Wand mit den kleinen Türchen und Schlüssellöchern zum Stehen kam. Sie steckte ihren Schlüssel in ein Schloss – und es öffnete sich die

136

gesamte Wand, so dass alle Wartenden in Deckung gehen mussten. Das Mütterlein nahm einen Brief aus ihrem Fach und schloss die Wandtür wieder. Wir duckten uns erneut, damit die große Tür über uns hinweggleiten konnte. Ich war stumm vor Staunen und überlegte, ob ich einer Halluzination erlegen war.

Endlich kamen wir zum Schalter. Pierre strahlte mich an. »*Es geht mir richtig gut! Und schauen Sie wie modern wir jetzt sind.*« Ich erledigte gerade meine Bezahlung, als es erneut unruhig wurde. Ein älterer Mann kam herein, öffnete die Wandtür, alle duckten sich, er holte seine Post und verschloss die Wand, wobei wieder alle in Deckung gingen. Danach verließ er die Post mit selbstbewusstem Gesichtsausdruck. Karlchen krähte fröhlich und duckte sich schon mal in der Hoffnung, das Spiel werde bald wiederholt. Pierre sagte: »*Ja, da staunen Sie n'est-ce pas?*« Ich hatte offenbar einen leicht konsternierten Gesichtsausdruck.

Ich fragte ihn: »Sagen Sie mal, warum öffnen denn die Leute immer gleich den ganzen Schrank? Da sind doch Schließfächer…«

»*Mais oui, aber es ist viel besser, wenn jeder einen Schlüssel hat.*«

»Ja schon, aber warum öffnet nicht jeder nur sein eigenes Fach?«

»*Oh, das ist viel zu kompliziert! Dann braucht doch jeder einen anderen Schlüssel. Besser ist, jeder hat denselben.*«

»Jeder hat den gleichen Schlüssel?«

»*Exactement!*«

Pierre äußerte das im Brustton der Überzeugung. Gut, manche Dinge muss man offenbar nicht verstehen. Ich verließ die Post und fuhr heim. Karlchen wiederholte fröhlich gackernd das Ducken und ich glaubte wieder an den Weihnachtsmann. Zu Hause erzählte ich Harald von dem obskuren Vorgang – der lachte sich halb tot. Bei dem Stichwort »Post« krähte Karlchen, duckte sich und flatterte mit seinen Stummelflügelchen. Er hatte schnell gelernt. Sobald wir »Post« riefen – Ducken, Flattern, Schnabel auf und erlösende Zeichen erwarten. Sobald ich sagte: »Oh, ich muss zur Post. Will Karlchen mitgehen?« lief das Programm ab. Auch in der Post selbst spielte er diese Szene perfekt nach.

Wenig später kam Pierre wieder zur Behandlung. Seine Haut sah besser aus. Doch was mir sofort ins Auge sprang, war seine unbändige Vitalität und die Begeisterung darüber, endlich Fortschritt zu spüren. Ja – Fortschritt war das Thema! Die neuen Schließfächer und damit auch eine Aufwertung seines Postdienstes machten ihn stolz. Ich fragte vorsichtig nach, ob es denn in der Post weiterhin so zugehe: Leute kommen rein, öffnen die Schrankwand, alle ducken sich und so weiter. Ja, so sei es. Auch auf meine Frage, ob denn die Prozedur nicht ein wenig umständlich sei, schaute Pierre mich erst mal völlig verständnislos an und sagte dann: *»Aber das ist nun mal der Fortschritt der Schließfächer!«*

Aha! Ich stellte mir die Situation in Deutschland vor. Aus, unmöglich! Würde in die Schublade »Schildbürgerstreich« fallen.

Drei Wochen gingen ins Land, bis wir wieder Post von der Post bekamen. Im kompliziertesten Fachfranzösisch wurde uns mitgeteilt, dass zum großen Bedauern der obersten Postinstanz die Schließfächer wieder abgeschafft wurden.

Aha, frohlockte mein deutsches Hirn, nun haben sie es eingesehen. Die ewige Bückerei und der Generalschlüssel sind Schwachsinn. Doch nicht so das französisch-elsässische Hirn.

Als ich zur Post ging, saß Pierre strahlend und mit schöner glatter Haut hinter dem Schalter. Er begrüßte mich und erklärte vor versammelter Kundschaft, er sei mit meiner Behandlung sehr zufrieden. Aufgrund seines verbesserten Gedächtnisses und der erhöhten Konzentration sei ihm plötzlich klar geworden, dass es den älteren Herrschaften doch schwerfalle, sich so oft zu ducken. Er habe daher kleine Hocker aufgestellt, was den Alten gefiel. Doch damit sei ein neues Problem entstanden: Vor dem Schalter blieb nicht mehr viel Platz zum Stehen übrig. Also habe er eine Petition an seinen Vorgesetzten eingereicht. Der habe sich hier vor Ort alles angeschaut und eingesehen, dass die Schließfächer zu kompliziert seien.

»A bon! Und warum öffnet nicht jeder sein eigenes Schließfach? Dafür sind doch die vielen Fächer da.«

»Das ist zu kompliziert, denn dann muss jeder einen eigenen Schlüssel bekommen. Nein, das ist viel zu teuer.«

Aha. Warum einfach, wenn es auch kompliziert geht? Ich war über seine Argumentation bis in die Grundfesten erschüttert. Ich fragte mich, ob Causticum bei Pierre nicht zu viel des Guten bewirkt hatte.

Sicher, seine Konzentrationsfähigkeit war gestiegen, doch eine solche Fixierung auf etwas so Irrsinniges wie die Handhabung jener Schließfächer stimmte mich nachdenklich. Ich bestellte Pierre in die Praxis.

»Haben Sie das Gefühl, dass es mit der Heilung vorangeht?«

»Oh ja. Ich finde nur das mit den Schließfächern schade. Wir waren beinahe modern!« Pierre lachte über seinen Scherz – für mich ein Hoffnungsschimmer, dass sein gesunder Menschenverstand doch nicht abhanden gekommen war.

Seine Haut war in der Tat besser. Deshalb entschloss ich mich, die Behandlung mit einer Gabe Fagopyrum[5] C200 abzurunden. Meine therapeutische Erwartung war, die Psora möge einschlafen, indem die Krankheit den Organismus über die Haut verlässt. Doch es geschah etwas, das weit darüber hinausging. Ich habe selten eine so wunderbare Heilkraft bei Fagopyrum erlebt: Nach zwei Wochen bat Pierre dringend um einen Termin. Er kam und sprach, zuerst etwas zögernd, dann ganz flüssig:

»Ich musste in der letzten Woche immer wieder an die Post und ihre Modernisierung denken. Vielleicht war das doch keine gute Idee, dass alle die ein Schließfach haben wollten, den gleichen Schlüssel bekamen.«

In der Aussage schwang eine Frage mit.

»Ja, das denke ich auch.«

»Ich habe mir dann genau überlegt wie es wohl ist, wenn jeder einen eigenen Schlüssel bekommt. Natürlich ist das viel zu teuer – die Post muss sparen. Aber die Leute müssen nur etwas zur Seite treten, nicht wahr?«

»Ja, so ist es. Das ist viel bequemer.« Ich verkniff mir wohlweislich den Hinweis, dass man in Deutschland Schließfächer genau so handhabe. Dass man sie überhaupt anders handhaben kann, käme bei uns wohl keinem in den Sinn, nicht mal in »Hintertupfingen«.

»Ja, genau das habe ich auch überlegt. Das wäre viel bequemer und ich müsste für die Alten auch keine Hocker aufstellen.«

»Ja, so ist es in der Tat.«

---

[5] Buchweizen

Pierre sann seinen Worten nach. Er ging im Geiste noch mal seinen logischen Gedankengang durch und wirkte sichtlich zufrieden mit sich.

»Und was heißt das jetzt für die Post? Wollen Sie da noch mal was ändern?«

Ja, in der Tat wären sie eine gute Lösung gewesen, doch zur Umsetzung kam es nicht. Für das schlichte Gemüt von Pierre freute es mich ungemein, dass er selbst auf die Lösung gekommen war, die für uns so selbstverständlich ist. Mich lehrte diese Geschichte, dass auch wir manchmal wie der Ochse vorm Berg stehen und das Naheliegendste nicht wahrnehmen, während andere die Augen himmelwärts verdrehen, ungeduldig mit den Füßen scharren und uns für blöd halten.

3. Kapitel

Der Schatten des Lachens – Denkwürdiges aus der Praxis

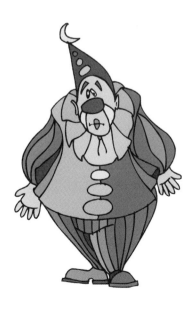

Mein Weg zur Praxis führt über die deutsch-französische Grenze. Obgleich es hin und zurück 220 Kilometer Fahrtweg sind, bin ich doch immer wieder froh den Vater Rhein – sein Brustkorb ist durch einige Staustufen etwas ungesund aufgestaut – zu überqueren. Ich habe mit dem Fluss ein geheimes Abkommen getroffen: Immer, wenn ich nach dem langen Praxistag heimfahre und die imaginäre Grenze, also den Rhein überquere, bitte ich um eine Extragabe Energie, alles Leid eines jeden Patienten loszulassen. Sicher, ich lehre die diversen Solarplexusübungen nicht nur, sondern ich führe sie auch täglich gewissenhaft durch. Dennoch reicht das manchmal nicht, wenn mich der Leidensweg eines Patienten besonders tief berührt hat. Das geschieht hauptsächlich dann, wenn jemand Humor bewahrt hat, obgleich Madame Fortune in seinem Leben eher durch Abwesenheit glänzte. Es gibt einfach Schicksale, bei denen ich nur demütig sagen kann: Wie soll man da nicht krank werden?! Gott sei Dank ist mir so etwas bislang erspart geblieben.

Der Schatten des Lachens, das abwesende Lachen, die oft traurigen Denkwürdigkeiten in unserer Praxis und dass trotzdem alles in Richtung Heilung und Heiterkeit unterwegs sein darf, das soll auch in diesem Buch zu Wort kommen. Oft gelingt es (nicht immer!), selbst in den auswegslosesten Situationen mit ein wenig (Galgen)humor die Heiterkeit zu wecken.

Was mich besonders betroffen macht, sind Menschenschicksale, die durch die Ignoranz des Therapeuten aus dem Club der Reduktionisten viel Leid über einen Menschen bringen. In diesen Kreisen der Engstirnigen und Hochmütigen wird ein unerfreulicher Voodoo-Zauber praktiziert, indem man einem Patienten Etiketten wie »Krebs«, »Schizophrenie« oder »Endogene Psychose« auf die Stirne klebt und ihn auf »Du bist unheilbar krank« programmiert. »Das kann man nicht heilen. Die Pharmaindustrie hat sich eine neue goldene Kloschüssel verdient, aber du bist am Ende angekommen, deine Organe versagen, du bist ein Versager.«

Um das Maß voll zu machen, schwingen sich einige Reduktionisten dazu noch zu der Meinung auf, alles, was nicht aus ihrem Ressort stamme, sei Scharlatanerie. Sie impfen also dem Patienten auch noch ein Schuldbewusstsein ein, falls er eine ganzheitliche Therapie sucht und anstrebt.

Es reicht mir nicht bei Krankheit einfach von Karma zu sprechen oder von »Krankheit als Weg«. Das ist eine intellektuelle Spielerei, besonders, wenn man nicht selbst betroffen ist. Nein, mir geht es nach wie vor sehr nahe, wenn Menschen eine Odyssee durch die konventionelle Maschinerie hinter sich haben und nun fertig sind. Ihr Immunsystem ist schwach, ihr Mut ist gesunken und ihr Lächeln ist verschwunden. Solche Patienten erleben wir in vielen Heilpraktikerpraxen, denn es hat sich noch nicht herumgesprochen, dass man bei Krankheiten auch erst einmal Mutter Natur befragen könnte, bevor man die schweren Geschütze der Reparaturmedizin auffährt. Manche Menschen haben einfach ein schweres Schicksal. Mag sein, sie haben sich beim Karma-Gott die Alarmfassung eines Daseins bestellt und müssen das ganze Leid absolvieren. Mir ist das kein Trost, sondern eher ein Impuls alles zu tun, damit etwas Licht und Sonne in ihr Leben kommt.

Dazu gehört auch, dass ich Patienten bitte, an ihrer inneren Tafelrunde Platz zu nehmen.

Einladung zur Tafelrunde

Kinder wissen die homöopathische Behandlung oft zu schätzen. Wenn ich Geschwister behandle und das erste Kind sein Mittel bekommt, steht das Geschwisterkind schon erwartungsvoll schmatzend dahinter.

Dr. med. Birgit Schmidt

Die Idee der »Tafelrunde« homöopathischer Teilpersönlichkeiten stammt von Andreas Krüger und Hans-Jürgen Achtzehn. Die beiden Homöopathen beflügelten mich dieses Bild praxisnah auszugestalten, denn es ist ideal geeignet, die Größe und Vielseitigkeit der Homöopathie einerseits und die Komplexität der menschlichen Persönlichkeit andererseits zu veranschaulichen. Beides ist mir ein wichtiges Anliegen in der Heilkunst, denn selbst der schwerstkranke Patient, der in unsere Praxis kommt, ist von höherer Warte aus *ganz* und *vollkommen*. Mag sein, dass er sich dessen nicht mehr bewusst ist, aber wir als Therapeuten und erst recht als Homöopathen sollten diese Sicht in unserem Bewusstsein verankert haben.

Als Andreas Krüger als einer der ersten Homöopathen mit voller Kraft und nicht wie bisher, mit »gebremstem Schaum«, den Schritt wagte, spirituelle, sensitive, schamanistische und im echten Sinne religiöse Sichtweisen des Menschseins in die tägliche Praxisarbeit einzubringen, eröffnete sich eine neue Wahrnehmung von der »Konstitution« des Menschen und der Arznei. Diese Wahrnehmung basiert auf Erfahrung und ist als solche immer subjektiv. Gleichwohl haben diese Erfahrungen auch für andere einen tiefgreifenden Wert, denn, die Arznei-Konstitutionen nicht nur hinsichtlich ihrer Pathologie zu kennen, sondern auch in ihrer gesunden Form, bringt die lang ersehnte Hinwendung zu einem positiven Denken in der Homöopathie. Heilen ohne positives Denken ist im Grunde nämlich gar nicht möglich! Es ist auch hier wie mit dem halb leeren und dem halb vollen Glas. Bisher zeichnete sich die gesamte westliche Heilkunde durch die Fokussierung auf das halb leere Glas aus. Das halb volle Glas geht dagegen vom gleichen objektiven Status aus, nämlich von einem Glas, das bis zur Hälfte gefüllt bzw. geleert ist. Doch ist die *Qualität* der Wahrnehmung eine völlig andere, wenn es dem

Behandler gelingt, an erster Stelle das wahrzunehmen, was *vorhanden* ist. In der Heilkunst ist die Fähigkeit, Potenziale wahrzunehmen, dem halb vollen Glas vergleichbar. Auch der Schwerkranke und Sterbende hat trotz aller Schwächen positive Potenziale, und genau diese verhelfen ihm zur Heilung, in welchem Sinne auch immer. Das, was fehlt, kann nicht heilen, wohl aber das, was da ist. Also müssen wir als Therapeuten fähig werden, dieses Potenzial zu erkennen. In ihm zeigt sich unmittelbar das, was heute in aller Munde ist, nämlich die »Lebensenergie«.

Indem Andreas Krüger und Hans-Jürgen Achtzehn durch Arzneiprüfungen (oder Arzneibegegnungen, wie sie sie gerne nennen), Träume, Seelen- oder Trancereisen und natürlich besonders durch ihre Patienten die homöopathischen Konstitutionen in ihren Potenzialen erfuhren und für andere wahrnehmbar machten, gewannen wir neue Zugänge zu einem positiven Denken und Handeln in der Heilkunst.

Ich fühle mich dieser Form von Kreativität in der Heilkunst sehr verwandt. Das Bild der Tafelrunde wirkte auf mich wie eine Initialzündung, denn ich liebe klare und praktikable Bilder für die Vermittlung von Erfahrungen. Darin, wie Andreas Krüger und Hans-Jürgen Achtzehn die Tafelrunde beschreiben, verdeutlicht sich das Gesetz der Ganzheitsmedizin: Das Ganze ist mehr als die Summe seiner einzelnen Teile. Weder sind wir in unserer menschlichen Persönlichkeit ein Sammelsurium einzelner unverbundener Aspekte, noch haben wir nur *eine* Konstitution. Stattdessen sind wir ein Ganzes, ein individuelles Universum, ja, etwas Vollkommenes, an dem viele Teilpersönlichkeiten (oder Potenziale) mitwirken.

Homöopathisch betrachtet wirken und weben *mehrere* Konstitutionen in uns, die uns gemeinsam zu der einzigartigen, unverwechselbaren und unersetzbaren Persönlichkeit werden lassen. Andreas Krüger hat die Tafelrunde manchmal in prozentualen Anteilen verschiedener homöopathischer Wesen ausgedrückt, eine Verbildlichung dieser individuellen Zusammensetzung. Ich erlaube mir, das Bild der Tafelrunde noch um einige eigene Erfahrungen auszuschmücken:

Die Tafelrunde weckt bei mir eine ganz persönliche Erinnerung, denn ich wohnte mit Harald Knauss 10 Jahre lang bei dem Grafen und der Gräfin von Zeppelin in einem Barockschloss. Als studentisch angehauchte Mieter waren wir zwar begeistert von dem Schlossmobiliar und den großzügigen Räumen, aber wir hätten nie gedacht, dass auch das Verhalten in den Räumen heute, in unseren ultramodernen Zeiten, bestimmten traditionellen Gesetzen folgen könnte. So kam es zu einem denkwürdigen Ereignis, das mir die eigentliche Bedeutung der Tafelrunde vermittelte.

Wir luden zwei alte Freunde sowie die Gräfin und den Grafen von Zeppelin, mit denen wir uns ausnehmend gut verstanden, zum Abendessen ein. Der Tisch war schön gedeckt und wir baten unsere Gäste, an dem vier Meter langen Schlosstisch Platz zu nehmen. Ich hatte noch in der Küche hantiert, während Harald, mein Lebensgefährte, die Getränke herbeischaffte. Als wir ins »Wohnzimmer« (ein 55-Quadratmeter-Saal) kamen, sahen wir voll Erstaunen, dass die Gräfin und der Graf vor den Stühlen standen und uns ratsuchend anschauten. Wir sagten ganz jovial: »Wir sind ja bloß sechs Leute, nehmen Sie einfach dort Platz, wo Sie möchten.« Doch das gräfliche Ehepaar nahm nicht Platz und tat das auch nicht, als wir schon selbst Platz zu nehmen gedachten. So standen wir plötzlich zu sechst ratlos vor den Stühlen um den Tisch herum. Da ergriff die Gräfin die Initiative und wies jedem einen Platz zu. Halb erstaunt und halb amüsiert folgten wir ihren Anweisungen. Der Abend verlief sehr harmonisch. Über die Platzanweisung wurde weiter kein Wort gesprochen.

Drei Wochen später lud uns die gräfliche Familie zum Abendessen ein. Es waren auch einige adelige Freunde geladen. Und nun ging uns ein Licht auf, denn wir erlebten, was adelige Etikette bedeutet. Da gibt es eine klar hierarchisch strukturierte Tafelrunde – und wir als Vertreter der Schönen Künste standen in der gesellschaftlichen Hierarchie damals ganz unten! Die Künste wurden vom Adel stets geehrt. Sie wurden schließlich auch jahrhundertelang von ihm gefördert. Doch der ausübende Musiker nimmt nur ideell einen hohen Rang ein, nicht jedoch gesellschaftlich. Wir erfuhren viel über die Hierarchie einer Tafelrunde und wurden des Staunens nicht müde, dass dies noch heute aufrecht erhalten wird, trotz aller Morbidität im Adel, trotz aller Strömungen wie New Age, trotz Demokratie und der Auswirkungen der 68er-Jahre. Dies alles war am Leben im Schloss vorbeigegangen. Hier herrschte eine Etikette, die uns zunächst amüsierte, deren Befolgung uns aber auch angeraten schien, wollten wir in Adelskreisen verkehren. Wir befolgten sie und lernten so die Tafelrunde in ihrer tieferen Bedeutung kennen:

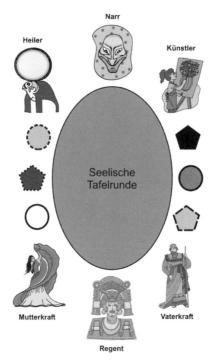

Abb. 22 Prinzipien der seelischen Tafelrunde

Eine Tafelrunde ist – trotz des Wortteils »...runde« – niemals ein kreisrunder Tisch, denn an einem runden Tisch sind alle *gleich* und damit auch austauschbar. Das/die »Runde« kennzeichnet nur den geistigen Aspekt, denn an der Tafelrunde sitzen Menschen ähnlicher »Wellenlänge«, die entweder familiär verbunden sind oder ideell eine »Runde« Gleichgesinnter bilden.

Die adelige Tafelrunde ist uns besonders durch König Arthur und seine Gralsritter bekannt. Sie ist das Sinnbild von 12 Archetypen:

An diesem länglichen, meist rechteckigen, Tisch gibt es am Kopfende den Vorsitz, der dem König gebührt. Übertragen in die seelische Tafelrunde nenne ich ihn das große ICH. Der nächstwichtige Platz ist der am anderen Ende der Tafel. Das ist der Spiegel, in den der König schaut und zu dem er Vertrauen hat. Obgleich in der tatsächlichen monarchischen Ordnung der Hofnarr selbst niemals am Tisch sitzen durfte, sondern sich um den Tisch herum bewegte, sich dabei gelegentlich neben den König wagte oder auch ihm gegenüber seine Possen trieb, sehe ich in der seelischen Tafelrunde den Hofnarren oder »Spiegel« primär auf dem Platz gegenüber dem Regenten. Der Spiegel dient dem König/der Königin dazu, trotz seiner überragenden Stellung und aller Privilegien menschlich und integer zu bleiben. Der König schaut in das Menschliche und je besser er das kann, um so heller erstrahlt seine Persönlichkeit.

Rechts und links neben dem inneren König oder der inneren Königin sitzen seine wichtigsten Kraftquellen: die Vaterkraft und Mutterkraft. In der seelischen Tafelrunde sind dies die »starken Seiten« in einem Menschen, die maßgeblich seine Persönlichkeit prägen. Rechter Hand sitzt die Vaterkraft, die dem eigenen Lebensreich Struktur, Halt und materielle Sicherheit gibt. Sie ist auch das Yang, die Tat, die nach außen gerichtete Kraft, die elektrische Energie, die solare Spannkraft, die nach oben und nach vorne in die Zukunft strebt.

Zur Linken wirkt die Mutterkraft, das Yin, Sinnbild für das nach innen gerichtete Nährende, die dafür sorgt, dass man sich sein Leben »nahrhaft« einrichtet und gerne lebt. Sie ist die Mondkraft, die dehnende lunare Kraft der Entspannung, der ruhende Pol.

Diese Dreiheit wiederholt sich am gegenüberliegenden unteren Ende der Tafel. Dem König oder Ego direkt gegenüber befindet sich, wie gesagt, sein innerer Spiegel der Wahrhaftigkeit, der (innere) Narr. Bei jeder systemischen Krankheit (sowie für das Phänomen der Therapieresistenz) ist die Erlösung des Narren (samt Spiegel) von zentraler Bedeutung und Voraussetzung für den Heilungsprozess. Er sorgt dafür, dass der Patient sein eigentliches Problemthema anschauen und sich in einen Prozess begeben kann. Er verhilft dem kleinen Ego dazu, einen höheren Standpunkt einzunehmen und aus dem Sumpf des Leidens und Selbstmitleids herauszutreten. Der Narr steht für die innere Weisheit und die Weisheit der Natur hat vorgesehen, dass wir das Leben, das wir gewählt haben, annehmen. Bei depressiven, wehleidigen und suizidgefährdeten Patienten dürfen Narr und Spiegel nicht sein. Aurum (das homöopathische Gold) beispielsweise hadert mit Gott und meint ihm ebenbürtig zu sein und steht doch am Abgrund. Hier sind alle Persönlichkeitsanteile jenseits des Ego völlig überschattet und der Narr ganz abhanden gekommen. Deshalb arbeite ich mit dem Patienten zuerst an dem Narren, um auch wieder einen höheren Standpunkt zu ermöglichen. Ein höherer Betrachtungsort schafft Übersicht. Dagegen erschafft die Betrachtung des Problems immer nur von einer Warte aus allenfalls einen Circulus vitiosus: Es dreht sich alles im Kreise – Aktion Hamsterrad! Ich erwarte bei Aurum keine Fröhlichkeit, aber ein innerer Narr oder zumindest ein Spiegel ist möglich und ich lasse nicht locker, bis der sein darf.

Rechts und links vom Narren liegen die Plätze für die zwei wichtigsten Begabungen, die jeder Mensch hat. Ich nenne sie den »inneren Künstler« und den »inneren Heiler«. Der Künstler steht für die Kreativität in der Lebensgestaltung, das heißt für die Pulswelle des Lebens: Spannung – Entspannung, Schaffenskraft – schöpferische Pause, Aktivität – Ruhephase. Das ist das Mindeste, was der Künstler in uns bewirken sollte. Natürlich kann sich das jedem Menschen eigene künstlerische Talent auch durch unmittelbare Aktivität in den Schönen Künsten verwirklichen und sogar professionelle Maßstäbe erreichen. Die Schönen Künste haben solare Qualität und werden von der Vaterkraft maßgeblich beeinflusst, denn sie brauchen das Außen, um sich zu zeigen: »Das bin ich, schaut her, das kann ich tun, diese Fähigkeiten habe ich!« Sie brauchen den energetischen Austausch mit einem Publikum. Kunstwerke werden lebendig durch die Betrachtung, durch das Hören und Sehen. Der Künstler spürt einen Drang, seine Gaben nach außen auszudrücken und sich zu zeigen, er braucht eine Bühne, ein Podium, ein Forum, ein Gegenüber, ein *Du*.

Der Heiler steht für die Tatsache, dass jeder Mensch über Selbstheilungskräfte verfügt und auch Heilerfähigkeiten für andere Lebewesen hat. Die wichtigsten menschlichen »Ausdrucksorgane« für diese heilenden Kräfte sind die Hände (»Behandler«), die Stimme und die Augen. Heilenergie für andere ist ein »Nebenprodukt« der Selbstheilungskräfte, die jedes Lebewesen besitzt. Der innere Heiler zeigt sich weniger direkt im Außen, sondern strahlt mehr von innen nach außen – einfach und unspektakulär. Er wird durch die Mutterkraft gesteuert.

Wenn ich die Tafelrunde mit ihren hierarchischen und qualitativ spezifischen Energien auf die Heilkunst und ganz besonders auf die Homöopathie übertrage, werden die Entsprechungen offensichtlich. Die großen, prägenden Anteile in einer menschlichen Persönlichkeit liegen im/in der

König/Königin. Der König ist in einer Persönlichkeit die oberste Instanz, denn er steht für ein gesundes Selbstbewusstsein, Selbstvertrauen und Selbstwertgefühl, also für ein gesundes, starkes ICH. Bekanntlich bin ich immer für Einfachheit in der Heilkunst und so behaupte ich einmal etwas provokativ, dass 90 % aller Krankheiten auf einer Schwächung dieses Regenten beruhen, indem er ausdrückt: »Ich bin nichts und ich kann nichts«. Es leuchtet ein, dass dies verheerende Folgen für die Energieverteilung an der Tafelrunde hat. Sie wird gewissermaßen »kopflos«. Sitzt der König also verschüchtert auf einem Klappstuhl oder versteckt in einem Sitzmöbel statt erhöht auf seinem Thron, lähmt dies alle anderen vorhandenen Potenziale.

Ich setze das Sinnbild der Tafelrunde gerne sowohl diagnostisch als auch therapeutisch in der Praxis ein. So erhalte ich auf schnelle Weise einen Überblick, welches Selbstbild der Patient in sich trägt und welche Aufgaben er erfüllen muss, um seinen Heilungsprozess, ähnlich einem gut gefeuerten Ofen, in Gang zu bringen. Natürlich denke ich dabei in homöopathischen Parametern und ordne den wichtigsten Plätzen auch bestimmte Mittel zu. Was mir dann besondere Freude bereitet, ist die Sinnfälligkeit des gewonnenen Bildes für den Patienten. Er/sie erhält selbst einen Eindruck von der Energieverteilung und von seinen Blockaden. Er erhält zum Beispiel die Hausaufgabe, täglich einmal die Tafelrunde an einem Tisch mental zu eröffnen und sich in die sechs Energien einzufühlen. Ich bin ein großer Fan von solchen Hausaufgaben. Schon in meiner Studienzeit sagte mal ein kluger Professor: Der Unterricht muss im Café stattfinden und lernen tun Sie zu Hause in Ruhe und Konzentration. Ich hatte das Glück, sechs Semester mit einem solchen Professor im Café zu studieren und wusste dieses Privileg zu würdigen, indem ich meine Hausaufgaben gerne machte. Sinnigerweise wählte er im Café stets einen rechteckigen Tisch, an dem wir uns am langen Ende gegenüber saßen. Er war der König und ich die Närrin...

Zurück zur Tafelrunde. Ich gehe in der Praxis folgendermaßen vor und möchte dies an einem Fallbeispiel illustrieren. Meine ersten Fragen dienen dazu herauszufinden, welche Energie an der Tafelrunde des Patienten geschwächt oder auch übersteigert ist:

Eine Kollegin kam zur Behandlung und klagte über chronische Rückenschmerzen, Erschöpfung, Lustlosigkeit im Beruf sowie Myome in der Gebärmutter und Albträume.

Wir sprachen über den familiären Hintergrund, es gab mehrfach Krebs in der Mutterlinie und Arthrose in der Vaterlinie. Die Patientin sieht müde, blass und ausgelaugt aus. Sie sitzt gekrümmt im Armsessel und schaut mich außerordentlich misstrauisch an und schaut immer weg, wenn ich sie mal anschaue. Sie nestelt dabei am Mund herum, als wolle sie etwas sagen.

Ich erkläre ihr das Sinnbild der Tafelrunde und zeige ihr die obige Zeichnung (Abb. 22). Dann bitte ich sie, sich eine solche Tafel vorzustellen, bei der sie als Regentin den Vorsitz hat und dort besonders nach rechts, links oben, unten und ihr gegenüber hinzuspüren. Ich könnte ein äußerst interessantes Buch allein darüber schreiben, was Patienten auf diese Frage hin spontan wahrnehmen. Das intime systemische Energiefeld einer Tafelrunde ist so stark, dass jeder sofort Assoziationen hat.

Die Patientin sagte: *»Ich spüre nur die Mutterseite, weiter unten ist es 'zappenduster'; was das komische Ding mir gegenüber ist, will ich gar nicht wissen.«*

Sind wir an diesem Punkt angelangt, möchte ich als erstes wissen, ob der Patient bereit ist, sich und sein Energiefeld zu verändern. Wenn er Nein sagt, erkläre ich, dass ich sein Leben / seine Krankheit auch nicht ändern kann und die Sitzung somit zu Ende ist. Gerade weil ich so gerne heilerisch arbeite, mache ich es keinem Patienten leicht, die Verantwortung einfach an mich oder sonst wen abzugeben. Mein innigster Wunsch ist, dass der Patient sich daran erfreuen kann, es selbst geschafft zu haben.

Frage: *»Sind Sie bereit, mehr Licht an Ihre Tafelrunde zu bringen und etwas positiv zu verändern?«*

Die Patientin zögert und sagt dann: *»Ich weiß, dass bei Ihnen die Sitzung sonst zu Ende ist und Sie mich nach Hause schicken. Das will ich natürlich nicht riskieren. Also, ja, ich will's versuchen.«*

»Gut, was ist Ihr erster Schritt? Wer wird an Ihrer Tafel als erster angestrahlt und erhellt?«

»Unten rechts, der Künstler, der scheint mir der Harmloseste zu sein. Den strahle ich zuerst an.«

»Gehen Sie tief in das Bild hinein und spüren Sie, wie die Künstlerin in Ihnen hell und lebendig wird.«

Die Patientin schließt die Augen und imaginiert das Bild. Ich sehe, wie sich ihre Haltung und ihr Gesichtsausdruck positiv verändern.

»Was ist die Künstlerin in Ihnen, Ihre Kreativität, bereit, in Ihrem Leben zu verändern?«

»*Mehr Farbe, da muss mehr Farbe her. Die Tafel hat jetzt ein buntes Tischtuch. Ich muss meine Praxis mit mehr Farbe ausstatten.*«

»Spüren Sie wieder in die gesamte Tafelrunde. Wer soll als nächstes heller werden?«

»*Ich versuch's mal mit der Vaterseite, rechts neben mir, da ist nur kühle Luft, nichts Greifbares.*«

»Sie wissen, es geht um Ihre solare, männliche Kraft und erst einmal nicht um Ihren realen Vater. Was sind Sie bereit zu verändern, damit Sie sich rechts stark und sicher fühlen?«

»*Ich schau überhaupt mal hin. Die Vatergestalt sitzt auf einem Melkschemel und versucht dauernd das Gleichgewicht zu halten. Er bekommt einen schönen Sessel, wir haken uns unter, das fühlt sich gut an.*«

In dieser Weise gehen wir jeden markanten Sitzplatz durch und die Patientin erarbeitet selbst ein positives Bild. Sehr oft vergessen die Patienten sich selbst, so dass wir zum Schluss noch erheblich an dem Regentenplatz arbeiten müssen. So war es auch bei dieser Patientin. Sie hatte alle Plätze erhellt und dabei Spaß an der Übung bekommen. Ihren eigenen Platz beschrieb sie jedoch so: »*Ich sitze da in Sack und Asche auf einem uralten, wackeligen Stuhl. Das geht nicht!*«

»Und, wie verändern Sie Ihren Regentensitz?«

»*Ich kann mich doch nicht höher stellen als die anderen!*«

»Ach, tatsächlich? Sitzt die innere Königin tatsächlich auf einem schlechteren Platz als ihre Ratgeber?«

»*Natürlich nicht. Aber es fällt mir unheimlich schwer, mich höher zu stellen.*«

»Dann machen Sie es doch leichter und einfach.«

»*Ich versuch's mal. Ich setze mich auf einen Brokatsessel und trage ein schönes Samtgewand, so wie im Barock, üppig mit Gold und so.*«

»Wunderbar! Nun spüren Sie mal in die Tafelrunde als Ganzes, wenn Sie diesen gebührenden Platz einnehmen.«

Die Patientin ist mit ihren Bildern beschäftigt, sitzt plötzlich aufrecht, strahlt zufrieden und sagt:

»Ich hätt's ja nicht gedacht, aber die nicken alle wohlwollend so, als wollten sie sagen: So stimmt es.«

»Stimmt es so auch für Sie?«

Die Patientin öffnet die Augen und nickt freundlich. Das ist das Ende einer kleinen Alpha-Reise zur inneren Tafelrunde. Sie dauert nur zwischen 10 und 15 Minuten und hat doch einen großen Effekt.

Danach frage ich, was sich im Hier und Jetzt körperlich verändert hat. In der Regel empfinden die Patienten weniger Schmerzen oder Unbehagen und sind wesentlich mehr bereit den Heilungsprozess nun auch zu Hause fortzusetzen. Die kleine Reise zur Tafelrunde wird dann als Hausaufgabe täglich einmal ausgeführt. Es ist sehr spannend, wie die Patienten selbst die Heilungsimpulse erleben, die ich verordne. Durch diese kreative Arbeit habe ich viel dazugelernt, wie Konstitutionsmittel energetisch wirken. Das Simile dient letztlich der gesamten Tafelrunde, aber zuerst muss der Regent / die Regentin gestärkt werden.

Es gibt noch weitere Aspekte, die in einem zweiten Durchgang durch die Tafelrunde erarbeitet werden können. So habe ich die Patientin zum Beispiel gefragt:

»An Ihrer Tafelrunde gibt es noch freie Plätze. Möchten Sie einen oder mehrere besetzen?«

»Ich weiß nicht recht.«

»Sie sagten, Sie könnten nicht mit Ihrer Aggression umgehen und würden deshalb Kraniosakraltherapie bevorzugen. Wie wäre es, das mal an Ihrer Tafelrunde anzuschauen?«

Die Patientin fällt mir sofort ins Wort: *»Da sitzt einer unterm Tisch! Das geht doch nicht!«*

»Kommt drauf an, was er sieht...«

»Nein, der muss sichtbar werden. Darf ich alles erschaffen?«

»Natürlich!«

»Ich setze einen Bären auf den mittleren Platz rechts.«

»Und wie fühlt sich das an?«

»Toll. Der braucht nur dazusitzen.«

»Welche Funktion nimmt er ein?«

»Er ist meine wortlose Stärke. Er braucht nur dort zu sitzen und schon spüren alle seine Kraft.«

»Was hat der Bär mit Ihrer Aggression zu tun?«

»Der Bär ist stark, kann total verspielt sein, kann endlos schlafen und auf Kommando aggressiv und gefährlich sein.«

»Was heißt das für Ihr Leben? Seien Sie ganz kreativ. Alles ist möglich.«

Die Patientin denkt eine Weile nach, dann: *»Ich fühle mich wie eine Bärin und signalisiere: Haltet Abstand. Wenn ich mich über was ärgere, gehe ich in den Wald und rubbel meinen Rücken an einem Baum.«*

Ich nehme diese Bilder sehr ernst und lasse sie den Patienten auch in seinem Alltag realisieren. Zum »Aggressionstraining« schicke ich jeden Patienten in den Wald (was die Patientin nicht wusste). Dort soll er/sie sich einen Baum aussuchen, ihn mit den Händen berühren und dann laut schreien (Aktivierung des Holzelements Leber-Galle!). In diesem Fall kam die Patientin ganz unerwartet selbst über den Bären zum Baum, so dass es für sie nur noch ein kleiner Schritt war diese zweite Hausaufgabe anzunehmen. Ich erkläre den Patienten, dass ein Baum wie eine Antenne nach oben in den Himmel und nach unten in die Erde wirkt und es ihm nichts ausmacht, wenn sich ein Menschlein an seinem Stamm den Frust herausschreit.

Schreien ist eine menschliche Lautäußerung, die vor allem bei Frauen total unterdrückt wird, natürlich auch bei wohlerzogenen Männern. Die Negativbewertung des Schreiens liegt ja nicht in der stimmlichen Äußerung an sich, sondern im Anschreien eines Lebewesens, ob Mensch oder Tier. Deshalb ersetze ich das Gegenüber durch ein Wesen, das so ein schreiendes Menschlein locker verkraften kann, also z.B. durch einen Baum, der das Geschrei aus Wut, Zorn und Frustration in die Erde und in die Luft ableitet.

Unnötig zu sagen, dass die meisten Menschen zuerst nur erstickte Schreie produzieren und das Schreien erst wieder lernen müssen. Die

Erleichterung danach ist kolossal und der Lerneffekt ebenso, denn man lernt über das Schreien wunderbar, was wirklich wert ist, sich darüber zu ärgern und was einmal »gesagt« werden muss oder was banal ist. Meine Schreitherapie hat, unter der Einwirkung von Carcinosinum, besonders viel Erfolg bei Krebspatienten, die jahrzehntelang erstickte Schreie gesammelt haben und deren »Holzelement« zu einem schwabbeligen Gummi degeneriert ist.

Kommen wir beim Bild der Tafelrunde noch zu einigen Details:

Ich frage jeden Patienten, was er/sie Kreatives im Leben tut, das »nur« der inneren Erbauung dient und »nur« die eigene Seele nährt. Auch hier finde ich viele Krankheitsursachen, da die Muße und die Musen, also die schöpferische Pause, aus dem Leben der meisten Menschen verschwunden sind. Der Künstlerplatz ist oft völlig verwaist. Das hat fatale Folgen, denn dort, wo es im Leben leicht, spielerisch und rhythmisch zugehen sollte, herrscht der Workaholic, der Fanatiker, der Süchtige.

Außerdem frage ich jeden Patienten, ob er bereit ist, seine Selbstheilungskräfte zu aktivieren, zum Beispiel durch Visualisierungsübungen. Damit ziele ich auf den Platz des Heilers in der Tafelrunde. »Was tut Ihnen besonders gut? Wenn jemand Sie sanft berührt? Wenn jemand Sie liebevoll anschaut? Wenn jemand sanft mit Ihnen spricht?« Die Antwort weist zugleich in die Richtung, wie der Patient auch selbst gerne heilt, zum Beispiel andere Menschen, Tiere oder Pflanzen. Auch hier gibt es viele Möglichkeiten der Entfaltung.

Die nächstwichtige Frage zielt auf das Gegenüber des Regenten. In welchen Spiegel mag der Patient gerne oder nicht gerne schauen? Kann er über sich selbst lachen, hat er Humor? Womit gerät ein Menschen in negative und womit in positive Resonanz? Ich frage: »Was nervt oder ärgert sie am meisten? Was bringt Sie schnell in Rage?« Was uns immer wieder und maßlos ärgert, zeigt uns das Unerlöste, zeigt uns, dass wir mit der Energie des Ärgernisses in Resonanz sind. Ein Thema, das mir in meiner Praxis und meinen Kursen häufig begegnet ist, ist eine fanatische Form von Tierschutz in Gestalt von militanten Tierschützern, die am liebsten alle Menschen ausrotten würden, um die Tiere zu retten. Für diese Menschen ist es oft ein langer Heilungsweg zu erkennen, in welchen Spiegel sie schauen und wer ihnen da gegenüber sitzt und Gewalt und Quälerei in der *eigenen* Seele spiegelt.

Das Thema des Spiegels kann auch in der Spannungsachse Ordnung – Chaos liegen. Wenn der Regent Ordnung und Struktur im Leben des Menschen überbewertet und das Chaos am anderen Tischende nicht anschauen mag, kommt es zu Problemen. Das trifft natürlich auch im Gegenteil zu, also wenn das Chaos herrscht und keine Ordnung akzeptiert wird. Regent und Spiegel sind meistens konträr und kontrapunktisch in ihrem Wesen und erzeugen so die Spannung in einer Persönlichkeit. Es gibt Menschen, die eine hohe Spannung haben und aushalten können und solche, die wenig Spannung und Spannkraft haben. Dafür müssen wir in der Heilkunst ein Gespür entwickeln. Was eine Persönlichkeit interessant macht, sind gerade diese konträren Kräfte, die sogenannten »Ungereimtheiten«. Da ist jemand von Hause aus ordentlich und diszipliniert und kann dennoch total ausgelassen Free Jazz tanzen. Oder ein konventionell ausgebildeter Arzt wie Patch Adams schaut in den Spiegel des Clowns. Im Heilungsprozess eines Patienten lege ich größten Wert darauf, dass beim Blick ans andere Ende der Tafelrunde das Unmögliche, das vorher zutiefst Abgelehnte wieder sein darf.

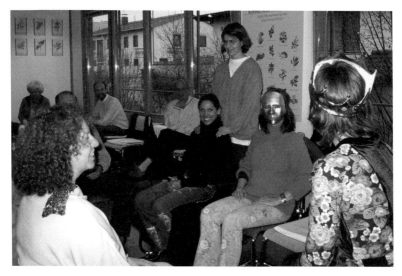

Abb. 23 Tafelrunde, Arbeit an einem ungeliebten Anteil (mit Goldmaske)

Ich möchte dazu ein beeindruckendes Fallbeispiel vorstellen:

Ein Mann mit 58 Jahren kam wegen dauernder Migräne. Er hatte über 20 Jahre lang in der Röntgenologie gearbeitet. Was jedem ins Auge sprang, war seine überdurchschnittliche Korrektheit, Genauigkeit und Präzision. Ich nahm bei ihm ein enormes Potenzial an Heilerfähigkeiten wahr und einen feinen Humor. Beides zeigte er nur in seltenen Augenblicken. Er wurde unser Freund und sitzt seit vier Jahren zwecks Medialschulung in unserem Zirkel. Er entfaltete in dieser Zeit viele sensitive Fähigkeiten, doch egal, welches homöopathische Mittel er nahm, es half immer nur für ein paar Monate. Ich war daran interessiert, seinen Narren zu entdecken, doch sein Regent, Arsen, hatte eine solch starke Kontrolle über alles, dass sich sein Narr nicht leicht offenbarte. Also wartete ich einfach ab, wie er sich in der entspannten Urlaubsatmosphäre verhalten würde, denn wir fuhren zu fünft in Urlaub. Am zweiten Tag erlebte ich, wie er Menschen nachahmte. Er offenbarte Tag für Tag mehr eine brillante Komik, begann sich mit knalligen Farben zu kleiden und war nicht mehr wiederzuerkennen. Ich sprach ihn darauf an. Da schrak er zurück und meinte, so könne er sich nur in einer absolut vertrauten Runde verhalten. Seine Frau bemerkte: »Unser Sohn besucht eine Animateur-Schule und versucht, ein guter Clown für Kinder zu sein. Mein Mann kann das einfach so.« Ich gab ihm Medorrhinum Q30, daraufhin folgte noch einmal ein schlimmer Kopfschmerz, den er allerdings so kommentierte: »Ich glaube, das war's jetzt! Ich kann ihn jetzt gehen lassen.« Seither schillert durch sein ernstes arsenisches Wesen der lustvolle, üppige Komiker hervor und die Migräne gehört der Vergangenheit an.

Wenn wir in Arbeitsverhältnissen wirken, die Ernst, Konzentration sowie Leiderfahrung beinhalten, fällt es uns verständlicherweise schwer, einen Raum zu finden, in dem das Lustige, Lustvolle, Pralle und Unbeschwerte sein darf. Gute Clowns privat zu erleben heißt den umgekehrten Fall wahrzunehmen, nämlich den Ernst und die Konzentration im Alltag. Wer an seiner Tafelrunde solche Antipoden wie Arsen oder Aurum einerseits und Medorrhinum oder Hyoscyamus andererseits »sitzen« hat, trägt viel Spannung in sich und hat ein Leben lang damit zu tun, beiden Kräften gerecht zu werden.

In meiner Praxis habe ich einige Male erlebt, wie in einer Persönlichkeit wenig Spannung besteht, weil sich zum Beispiel Regent und Spiegel zu ähnlich sind oder weil der Mutterwitz fehlt.

Das ist wesentlich schwieriger, als den inneren Clown zu erlösen:

Eine Patientin mit der Regentin Sepia schaute in einen Spiegel von Natrium (zwei ernste Mittel). Sie war eine exzellente Tangotänzerin, doch lachte sie so gut wie nie und regte sich ständig über ihre humorlose Umgebung auf. Sie beschrieb mit kräftigen Worten und feurigen Augen Natrium, die ewig Hungrigen, Dünnen, Blassen, Humorlosen oder Introvertierten. Als ich ihr sagte, da müsse ja ein tolles Potenzial an Resonanz vorhanden sein, wenn sie sich so darüber aufregen kann, sagte sie heftig ablehnend: *»Jetzt sagen Sie bloß, Sie würden sich über solche Typen nicht auch aufregen, die sind doch zum Kotzen!«* Sie bekam trotz aller Sepia-Persona Natrium und reagierte darauf bemerkenswert. Sie bezeichnete sich als extrovertiert-kontrollierte Persönlichkeit und schaute in den introvertierten Natrium-Spiegel. Sie nahm diesen Spiegel schließlich mit den Worten an: *»Vielleicht tut es mir gut, gerade in diesen Spiegel zu gucken, um zu erleben, wo und wann ich selbst humorlos und beleidigt bin.«*

Wie schon gesagt, hat der Spiegel des Narren die beiden Gefährten Künstler und Heiler an seiner Seite. Diese drei Aspekte einer Persönlichkeit haben viel miteinander zu tun. Der Narr wirkt wie ein Verstärker des Heilers und Künstlers. In dem Beispiel mit der Sepia-Tangotänzerin war es so, dass die Erlösung von Natrium die Härte des Künstlers milderte und in ihrem Tanzen mehr Gefühl zum Ausdruck kam.

Ich habe bei Ärzten, bekanntlich oft ausgezeichnete Musiker, als Patienten erlebt, dass der Regent (z.B. Calcium, Pulsatilla oder Lycopodium) einen starken Bezug zum Heiler hat und der Spiegel, in Gestalt des Chaos (z.B. Medorrhinum, Sulfur, Psorinum oder Phosphor), den Künstler ernährt. In meiner Arbeit gehe ich ganz selbstverständlich davon aus, dass jeder Mensch eine künstlerische und heilerische »Ader« hat, mag das Potenzial auch noch so klein sein. Bei professionellen Künstlern und Therapeuten, die ihren Beruf aus der Fülle heraus ausüben, sitzt am Tafelende fast immer der Spiegel des Harlekin, Clowns oder »Chaoten«, denn die professionelle Kunst erfordert enorme Disziplin und Präzision. Chaos ist, besonders in der darstellenden Kunst, nicht erwünscht. Damit ein Künstler jedoch ausdrucksstark sein kann und damit zum Publikum etwas »rüber« kommt, braucht er als inneres Gegenüber an seiner Tafelrunde den »Showman«, den »Entertainer«, also den scheinbar chaotischen Harlekin.

Die anderen Plätze an der inneren Tafelrunde werden individuell ganz unterschiedlich besetzt. Je nachdem, welche Energie der Patient wiederentdeckt oder erlangen möchte, erschafft er sich dazu ein Bild. Die Plätze können mit Bildern aus dem Menschen-, Tier-, Naturgeister- oder auch Pflanzenreich versehen werden. Wichtig ist ihre Botschaft.

Für uns Therapeuten ist es natürlich spannend, ihre Symbolik zu erkennen. Ich habe auch erlebt, dass an einer Tafelrunde gleichzeitig Menschen, Tiere, Pflanzen, Feen und Fantasiegeschöpfe saßen. Manche Patienten werden so kreativ, dass sie ihre Tafelrunde stets weiter ausbauen. So lernte ich in meiner Ausbildung zur Tierkinesiologin einmal eine Tierärztin kennen, die uns ihre Tafelrunde so beschrieb, dass hinter manchen Stühlen Ahnen stehen, hinter anderen Anwärter für bestimmte Gaben. Der Fantasie sind hier keine Grenzen gesetzt!

Essenz der Tafelrunde:

In meiner homöopathischen Arbeit ziele ich ausschließlich auf das Erlebnis des Patienten, sich wieder als ganz und heil zu erleben und seine Talente und Potenziale zu ehren. Ich nutze das Bild der Tafelrunde, um erstens erlebbar zu machen, dass es ein großes ICH gibt sowie verschiedene Begabungen, die stets von der väterlichen und mütterlichen Kraft durchdrungen werden. Damit kann jeder Patient etwas anfangen. Außerdem ist die hellfühlige Übung, täglich ein paar Minuten in das Bild »hineinzugehen«, von großem heilerischen Wert.

Welchen Sinn hat die Tafelrunde für den Therapeuten?

Zunächst einmal liebe ich kreative Arbeit in der Praxis. Die Tafelrunde, die wir in ein paar Minuten zum Leben erwecken, sagt mir viel über die Persona des Patienten, denn, wenn ich zum Beispiel Thuja in die engere Wahl ziehe, gebe ich dem Patienten ein Minifläschchen mit Thuja in die Hand und lasse mir dann beschreiben, was sich dadurch auf den dominanten Plätzen verändert. Wenn alle Positionen der Tafelrunde zufrieden sind, wähle ich dieses Mittel als Heilmittel. Von zentraler Bedeutung ist, welche Persönlichkeitsanteile angenommen und welche abgelehnt sind. Was spielerisch erlöst werden kann, braucht keine Homöopathie. Was schwer fällt, braucht den Impuls des Simile, das dann immer auch positiv auf die anderen Teilpersönlichkeiten wirkt.

Was mich an dem Sinnbild der Tafelrunde fasziniert, ist das Spiel der Kräfte in einer Persönlichkeit, ihre Wandlungsfähigkeit, je nachdem, was heil wird und sein darf.

Vieles scheint vordergründig nicht mit Humor und Lachen vereinbar zu sein, aber die Heiterkeit sollte immer mit Platz nehmen dürfen an unserer Tafelrunde, zumindest im Verlaufe des Gesundungsprozesses. Das gelingt, wie oben gesagt, nicht immer, aber oft.

Der Lusttag

In meinen Büchern betone ich immer wieder, dass alles in der Natur, so auch bei uns Menschen, rhythmisch und zyklisch verläuft. Was linear erscheint – wie das Leben von der Geburt zum Tod – ist in Wirklichkeit ein Kreislauf des Seins. Was in unserem Körper scheinbar linear verläuft – aufstehen, Darm entleeren, essen, arbeiten, schlafen usw. – unterliegt nicht nur einem Kreislauf, sondern auch einem Rhythmus. Man spricht in diesem Zusammenhang auch vom Lebensrhythmus« und ich spreche sogar vom »Alltagsrhythmus«. Hier macht sich oft ein Schlagschatten breit. Menschen finden keinen gesunden Rhythmus mehr im Alltag und hetzen nur noch von einem Termin zum andern. Sie merken nicht mehr wie es ihnen mit diesem oder jenem geht, sie achten nicht auf Anzeichen von Disharmonie und Rhythmusverlust. Der Rhythmus ergibt sich aus Proportionen von Tun und Lassen, Aktivität und Muße. Da heißt es noch in der Nachkriegsgeneration: »Müßiggang ist aller Laster Anfang«. Diesen Ausspruch habe ich schon in meinen wilden Pubertätsjahren ersatzlos gestrichen – sehr zum Ärger meiner Eltern, die uns Kindern eintrichterten: »Haste was, biste was. Biste was, haste was. Also immer fleißig sein!« Meine Erfahrung war eine andere, nämlich dass ich in den Zeiten des Nichtstuns und der Muße gerne von den Musen geküsst wurde. Da kamen mir die meisten Ideen. Ich genoss es, geistig spazieren zu gehen und Ideen wie gute Freunde zu begrüßen. Dem folgte die Freude, Ideen in die Tat umzusetzen. In den Mußestunden reifte in mir die Sicherheit heran: Alles ist möglich. Es gibt Lösungen.

In meiner Kindheit und Jugend gab es einen Berg Probleme, doch diese Erfahrung höherer Kräfte und der Möglichkeit selbst etwas zur Lösung beitragen zu können, wenn man nur innehielt und sich dem Müßiggang hingab, waren mir die besten Wegweiser im Leben. Sicher, da waren auch ausgesprochen irrsinnige Ideen und Taten dabei. Vor allem meine Schullehrer waren entsetzt über meine bisweilen skurrilen Einfälle. Sie nannten meine Schulleistungen miserabel und mein Betragen ungehörig, vorlaut und störend. Streiche gehörten einfach nicht in das Bild eines Mädchengymnasiums.

Doch all diese Erfahrungen prägten mein Denken, Fühlen und Handeln. Sie bildeten im Rahmen meiner Arbeit den Nährboden für viele Ideen.

Wie kann man erreichen, dass Heilung Freude bereitet, der Humor wiederkommt und erhalten bleibt und die Patienten einen gesunden Lebensrhythmus gewinnen? Als ehemalige Berufsmusikerin war mir klar: »rhythm is it« – ohne Rhythmus ist alles langweilig. So kam ich auf die Idee, meine Behandlung zu rhythmisieren. Statt zu sagen: »Das müssen Sie jetzt immer so tun, damit Sie gesund bleiben« erfand ich den Lusttag. Am Lusttag, der einmal pro Woche stattfinden soll, wird der »alte Mensch« im Patienten gewürdigt. Mit dem »alten« Menschen ist hier nicht das hohe Alter gemeint, sondern der frühere krank machende Lebensstil. An erster Stelle rangiert hier die Ernährung. Jemandem Pillen, Globuli und Kapseln zu verordnen, ist keine Kunst. Aber die Essgewohnheiten! Die meisten Menschen sind davon überzeugt, dass ihre Essgewohnheiten nichts mit der Krankheit zu tun haben. In der ganzheitlichen Therapie lernen sie dann: Nahrungsmittel sind die besten und wichtigsten Heilmittel. Das zu begreifen und umzusetzen, braucht Zeit und neue Erfahrungen. Folglich geht es in der Therapie darum, von alten Gewohnheiten zu lassen und neue kennenzulernen. Das funktioniert jedoch nicht auf Knopfdruck. Damit die alten Gewohnheiten nicht einfach weggebeamt, unterdrückt und schlecht gemacht werden, habe ich den besagten Lusttag eingeführt. An diesem Tag – die meisten legen ihn sinnvollerweise auf den Sonntag – ist alles erlaubt. Es ist auch der therapiefreie Tag, an dem zumindest meine Arzneien und Maßnahmen pausieren. Nur die eigene Lust auf dieses oder jenes ist erlaubt. Alles, was früher gut geschmeckt hat, ist erlaubt. Da geht sofort ein Strahlen über das Gesicht der Patienten.

So naiv und kindlich die Idee des Lusttags vielleicht zunächst dünkt, so tiefgreifend ist doch seine Wirkung. Ich würdige damit nicht allein die alten Gewohnheiten bzw. den »alten« Menschen. Dieser Tag bedeutet für den Patienten auch, ohne Krankheitsbewusstsein auszukommen, und bietet dafür ein wichtiges Training. Für uns Therapeuten ist dieser Tag ebenfalls ein gutes Training, den Patienten loszulassen und auf seine Selbstheilungskräfte zu vertrauen. Die Praxis bestätigt: Viele Heilungssprünge geschehen ausgerechnet am Lusttag. Der eine vergisst, sein Insulin zu spritzen, der andere sein Markumar zu schlucken, der nächste isst morgens genussvoll eine Weißwurst und staunt, dass keine Übelkeit aufkommt. Am meisten freue ich mich, wenn Patienten mit Problemen in Gelenken und Muskeln, die in der Praxis stöhnen und ächzen und sich auch zu Hause nur mühsam bewegen, am Lusttag plötzlich deutlich beweglicher werden. Das ist auch kein Wunder, denn ein Großteil der chronischen Krankheit besteht aus dem andauernden Gedankenmuster: »Ich kann das nicht (mehr).« Am Lusttag passiert meist etwas, das der Patient nicht erwartet. Auf diese Weise lernt er, was alles möglich ist, wenn Freude und Lust im Spiel sind. Für mich ist wichtig, dass die Patienten, egal wie schwer ihre Krankheit ist, von ihrem Heilungsweg begeistert sind. Dazu trägt der Lusttag in hohem Maße bei. Ich möchte nun von einigen Beispielen berichten, die zu den schönsten Erlebnissen in meiner Praxis gehören und uns zugleich die tiefe Bedeutung des Lusttags vor Augen, besser noch »vor den Herzgeist«, führen.

Arthrose-Ex

Unter diesem Titel vermittle ich seit vielen Jahren eine lustige Popmusik, bei der sich Kolleginnen und Kollegen in den Pausen des Homöopathieunterrichts erholen können. Alle Gelenke werden rhythmisch bewegt. Das ist gar nicht so einfach wie es aussieht. Und genau das wurde dem Therapeutenkreis einmal deutlich vor Augen geführt. Wie bei mir üblich, gibt es immer wieder Live-Behandlungen von Patienten aus meiner eigenen Praxis. Diese Gast-Patienten berichten dann im Nachhinein, was sie während der ganzheitlichen Therapie bei mir erlebten. So stellte ich auch eine Patientin mit Arthrose vor. Einige Fingergelenke waren verformt. Sie erzählte nun, wie mühsam sie sich zu Beginn der Behandlung bewegt hatte. Bei der Hausaufgabe, ihre Gelenke nach der Musik von »Arthrose-Ex« zu bewegen, hatte sie gleich aufgegeben. Alles tat damals höllisch weh und sie war davon überzeugt, diese Musik niemals wieder einzuschalten, geschweige denn, auch nur ein Gelenk nach ihr zu bewegen. Beim zweiten Behandlungstermin hatte ich ihr den Lusttag verschrieben. Bei dem Begriff »Lust« war alles aus.

O-Ton Patientin während der Präsentation: »*Ich dachte, die Frau Sonnenschmidt ist übergeschnappt und will mich ärgern. Lust..! Ich hatte zu gar nichts Lust! Ich wollte nur in Ruhe gelassen werden. Aber auf dem Zettel mit den Behandlungen stand in Großbuchstaben Einmal pro Woche Lusttag einlegen. So was Bescheuertes! Ich war richtig sauer und bockig. So was Kindisches mach ich nicht.*«

Ja, die Patientin war damals wirklich aufgebracht und konnte nicht verstehen, dass ich mich darüber freute. Denn Wut und Sauer-Sein zeigen: Da ist Power, da ist Aggression, und das gehört zum Leber-Funktionskreis. Was nämlich leicht übersehen wird: Arthrose- und Rheumapatienten sind starke Persönlichkeiten. Die fordere ich heraus. Denn sonst sitzen sie nur zu Hause herum, lecken ihre Wunden und machen anderen das Leben zur Hölle – weil sie eben sauer sind.
Das Sauer-Sein gehört zur Sykose. Man spricht in der Homöopathie auch von der »harnsauren Diathese«, also der Krankheitsbereitschaft durch Versäuerung. Sie gehört zum sykotischen Miasma, dem Hintergrund von Krankheiten mit Ablagerungen. Die Patientin war also sauer und aufgebracht.

Tief in ihrem Innern gärte es. Der Lusttag lag ihr förmlich im Magen. Sie überlegte, welcher Tag denn überhaupt in Frage käme – nur der Sonntag. Warum? Da traf sich in der Regel die Familie mit den Enkeln und es würde somit am wenigsten auffallen, dass sie an den übrigen Tagen eine andere Kost nehmen sollte, nämlich Trennkost. Auch darüber war sie sauer. Denn ihre Essgewohnheiten zu ändern war in ihrem Verständnis von ganzheitlicher Behandlung nicht vorgesehen. Sie dachte, Globuli schlucken sei das ganzheitliche Prinzip.

Die Kollegen amüsierten sich darüber, wie süffisant die Patientin das Folgende erzählte. An einem dieser Sonntage schien sie ihre Meinung geändert zu haben.

»Irgendwie juckte es mich in den Fingern, die Popmusik mal aufzulegen und die Übungen von Arthrose-ex auszuprobieren. Ich wurschtelte meine Handgelenke umeinander, ich drehte meine Schultergelenke, den Kopf. Auf einmal wurde ich richtig sauer auf mich. Mensch, warum stellst du dich bloß an wie eine uralte Oma. Das muss doch besser gehen. Da klingelte es. Ich machte die Tür auf. Die Musik lief noch. Mein 14-jähriger Enkel stürzte herein und fragte: Ja sag mal Oma, was hörst du denn da? Ist ja voll krass, ey. Ich erwiderte wie aus der Pistole geschossen: Das ist meine Übungsmusik für Arthrose-Ex. Mein Enkel lachte über den Begriff und fragte: Ja, und wie geht das? Da blieb mir nichts anderes übrig, als die Musik von vorne zu spielen und mich einigermaßen rhythmisch zu bewegen. Mein Enkel schrie gegen die Musik an: Ich wusste gar nicht, dass du dich so zackig bewegen kannst! Das spornte mich an. Mein Enkel stieg mit ein und so waren wir beide beschäftigt. Die restliche Familie kam herein, staunte lachend und – ob Sie das glauben oder nicht – auf einmal standen wir zu sechst da und machten die Übungen. War das eine Gaudi! Erschöpft, aber glücklich machte ich Kaffee und verteilte meinen selbstgebackenen Kuchen. Wir saßen immer noch lachend am Tisch und unterhielten uns über die lustige Idee von Arthrose-Ex, als mich meine Tochter fragte: Hör mal, ich dachte du bist in Therapie. Wieso isst du denn Kuchen? Darfst du das? Voller Stolz sagte ich: Ja, das darf ich. Heute ist nämlich mein Lusttag. Ach nee, Lusttag, das ist ja irre! Was soll das denn sein? An diesem Tag darf ich alles essen und tun und lassen was ich will. Das kam bei meiner Familie gut an. Die waren begeistert – und ich auch. Ich kann aus eigener Erfahrung sagen: Geben Sie bei Ihren Patienten nicht auf. Ich war auch so ein harter Knochen. Aber ich hab das gepackt und darauf bin ich stolz!«

Dazu hatte die Patientin auch allen Grund. Lycopodium hatte sie in ihre Mitte gebracht. Als nächstes wollte ich Pulsatilla, ein wichtiges Rhythmusmittel, einsetzen, denn es galt, ihren neuen Lebensrhythmus zu etablieren. Pulsatilla würde die Wirkung der Arthrose-Ex-Übung unterstützen. Nun forderte ich die begeisterten Kollegen auf, sich zu erheben und zusammen mit meiner Patientin die Gelenkübungen im Takt der Musik auszuführen. War das ein Triumph für sie! Einige Kollegen taten sich ganz schön schwer, Hals, Schulter, Hüfte, Knie in rhythmisch fließenden Bewegungen zu drehen und 50 Kollegen bestätigten ihr, wie toll sie das kann. Die Patientin strahlte.

Fazit: Ihre verformten Gelenke konnten nicht mehr in die ursprüngliche Form gebracht werden. Aber die Arthrose als Krankheit schritt nicht mehr fort. Bis heute, 6 Jahre nach dem beschriebenen Ereignis, ist sie schmerzfrei und sehr beweglich – und das mit 76 Jahren!

Der Weißwurst-König

Ein schwerer, untersetzter Mann stampfte in meine Praxis, ließ sich wie ein nasser Sack in den Sessel fallen, rang nach Luft und seufzte. Tränen flossen seine Wangen herab. Rotgeränderte Augen schauten mich halb ängstlich, halb fragend an. Ich nahm den Anamnesebogen in die Hand, den Herr K. mir vorab ausgefüllt geschickt hatte. Er war ein Bauer aus dem tiefsten Schwarzwald. Bei dem Punkt »Klinische Diagnose« stand: Bluthochdruck, Coxarthrose, Schilddrüsenunterfunktion, Übergewicht, Prostataschwellung, Knieschmerzen, Schlafstörungen. Eine Menge »Holz«! Ich fragte ihn wie er sich ernähre. *»Guet, guet!«*

»Ja, wie gut denn?«

»Morgens ess i drei Weiswörscht und a Kante Brot – selberbacke! Un en Käs, a weng. Bissle Schinke, jo, un e Supp, wissedse, a Fleischbrüe.«

»Aha, und dann gehn Sie arbeiten, aufs Feld?«

»Jo, uffn Agger.«

»Mit Maschinen?«

»Jo, mit des wo jez modern isch.«

»Und was machen Sie nach der Arbeit?«

»Do guck i Färnsäh.«

Es war Spätsommer, also viel Arbeit auf dem Feld. Alles in allem bot sich mir das Bild eines Menschen, der sich irgendwie in eine homöopathische Praxis verirrt hatte und dachte, mit den Arzneien könnten sich seine Beschwerden in Luft auflösen. Es galt ein Bollwerk schlechter und krank machender Lebensgewohnheiten anzugehen. Viele verordnen da lieber Globuli, in der Hoffnung, die allein werden es schon richten, um das Denken, Fühlen und Handeln positiv zu verändern. Wenn nicht, dann gibt es neue Globuli. Anders in einer tatsächlich ganzheitlich denkenden und arbeitenden Homöopathie. Sie beherzigt Hahnemanns Mahnung, dass Heilung nur stattfinden kann, wenn die krankmachenden Einflüsse behoben werden. Doch das ist das Schwierigste.

»Tja, Herr K., so ein ganzheitlicher Heilungsprozess – natürlich auch mit Homöopathie – bedeutet auch, dass Sie Ihre Ess- und Lebensgewohnheiten

Schritt für Schritt ändern müssen. Kügelchen schlucken kann jeder, heil werden ist Arbeit, Ihre Arbeit.«

Herr K. schaut mich an. Ratlos, ungläubig, verwirrt.

»Des han i net gwisst.«

»Sicher, das können Sie ja auch nicht wissen. Macht nichts. Ich gebe Ihnen jetzt diese Blätter. Hier steht, wie Sie sich ab jetzt ernähren, was Sie trinken und essen. Hier stehen die täglichen Übungen...«

»Iebunge???«

»Ja, nur durch Übung verändert sich was.«

Verzweiflung, Suche nach dem Fluchtweg Richtung Tür.

»Wollen Sie lieber gehen?«

»Oh des hert sich gwaltich a. Des schaff i net.«

»Gut, Sie können es ja mal versuchen und dann aufhören. Ich bin nicht beleidigt. Sie sind der Chef und bestimmen, ob und wie Sie gesund werden wollen oder nicht.«

»I will gsund werre, klar will i des!!!«

Nur dafür selbst etwas zu tun ist unerwartet und anstrengend.

»Moinedse des i des schaff?«

»Klar, schaffen Sie das. Ich hab's ja noch nicht erwähnt. Einmal pro Woche gibt es den Lusttag.«

»Luschtdach? Je, was ischn des?«

»Einmal in der Woche, zum Beispiel sonntags, können Sie essen und trinken, was Sie bisher mochten.«

»Isch des ihr Ärnscht?«

»Ja, einmal muss auch das Alte geehrt werden. Aber am nächsten Tag, da sind Sie wieder auf der Spur.«

»Ach, des isch fei guat. Kann i d'Wörscht esse?«

»Ja, am Lusttag essen Sie alles wie gewohnt. Nur in der übrigen Zeit...«

»Jo, verstande!«

Herr K. schleppt sich kopfschüttelnd, aber mit einem deutlich heiteren Gesichtsausdruck aus der Praxis. Am Ausgang verabschieden wir uns. Er gibt mir die Hand, ein herzlicher Ausdruck liegt darin, und schaut mich an, als sähe er mich eigentlich jetzt in diesem Augenblick zum ersten Mal bewusst und sagt: *»Wissedse des mit dem Luschtdag, des isch guat, des lass i mer gfalle!«*

Drei Wochen später ruft Frau K. an: *»Ich muss unbedingt mit Ihnen sprechen. Mein Mann ist ja bei Ihnen in Behandlung.«* Pause.

»Ja, und?«

»Also, wie soll ich sagen. Er verhält sich so außergewöhnlich. Am Mittwoch hat er seinen therapiefreien Tag gewählt. Da haut er morgens beim Frühstück rein, dass ich meine, er müsste tot umfallen. Er isst und trinkt alles was ungesund ist. Aber dann ging er eines Tages in den Keller und räumte auf, schmiss allen Kruscht raus. Unser Keller ist jetzt sogar frisch gestrichen, alles blitzblank. Mein Mann kommt fröhlich pfeifend aus dem Keller, lädt mich mittags zum Essen beim Ochsen ein – ist hier das beste Restaurant. Außerdem hat er einen Tanzkurs für Senioren gebucht. Da waren wir schon zwei Mal, ganz nette Leute dort. Also, ich erkenne meinen Mann nicht mehr wieder. Was für ein Wundermittel haben Sie ihm denn gegeben?«

»Wundermittel? Nicht, dass ich wüsste. Aber man könnte es als »Kellermittel« bezeichnen, weil die Therapie ganz unten bei der Ursache, sozusagen »im Keller« beginnt. Viele Patienten kommen unter diesem Mittel auf die Idee, mal im Keller Ordnung zu schaffen.«

»Ach so, dann ist das normal?«

»Ja, mehr als das. Es ist das Wunder der Homöopathie, über das ich selber immer wieder staune. Aber sagen Sie, wie geht es Ihnen denn damit, dass Ihr Mann so aufgeräumter Stimmung ist?«

»Tja, das ist alles so neu für mich, dass ich fragen möchte, ob ich auch kommen kann. Ich habe auch eine Menge Wehwehchen und da dachte ich, vielleicht können Sie mir helfen?«

»Ja, sicher können Sie auch kommen, am besten nächste Woche mit Ihrem Mann zusammen.«

Eine Woche später kommt das Ehepaar K. Er behänden Schrittes, sie noch lendenlahm. Aber beide recht glücklich dreinschauend.

Herr K. berichtet begeistert, wie er den Lusttag in vollen Zügen genießt. Dann, Bestätigung heischend, schaut er seine Frau an: *»Aber am Donnoschtag, gell, do bin i ufd Schpur!«*

»Ja, ja, mein Mann ist da ganz konsequent, bewundernswert!«

Herr K. genießt seine Therapie in vollen Zügen, freut sich auf den Lusttag und ist außerordentlich pingelig und diszipliniert an den übrigen Tagen. Er berichtet, dass er zum ersten Mal in seinem Leben das Gefühl hat, keine Schuldgefühle haben zu müssen. Seine Hausaufgabe ist, den Ausspruch der Mystikerin Theresa von Avila, in Schönschrift selber zu schreiben:

Wenn Fest, dann Fest.

Wenn Fasten, dann Fasten.

Dazu gebe ich ihm die Anweisung, einmal pro Tag für 5 Minuten still zu sitzen und diesen Spruch im Geiste zu wiederholen.

»Isch des a Medidasion?«

»Ja, so kann man es nennen.«

»Des isch guat. ... Aber net am Luschtdag, gell?«

»Nein, in der übrigen Zeit.«

Das Gesamtbefinden des Patienten war deutlich besser. Doch wegen der Hypertonie, des Übergewichts und der Gelenkprobleme war nun eine etwas strengere Diät angesagt, nämlich weniger feste Nahrung, dafür täglich frisch gepresste Rohsäfte. Gottseidank war seine Frau anwesend, so dass ich ihr erklären konnte, wie das alles funktioniert und welche Anschaffung damit verbunden ist. Es gab keine Diskussion wegen des Walzenentsafters, der ja immerhin eine kostspielige Anschaffung ist – dafür aber ein Leben lang ein Gesundheitsquell erster Güte.

»Der Dinger wird agschafft, gell?«

»Sie können alles damit auspressen, sogar Grashalme.«

Herr K. bricht in schallendes Gelächter aus. Unter Tränen stammelt er: *»Gras, i geh in'n Rase und ess Gras, hahaha!«*

Frau K. schaut mich ungläubig an.

»Ja, tatsächlich sollte unter die Karotten, Rote Bete oder sonst ein Gemüse auch etwas Gras gemischt werden. Es muss ja nicht das Gras von der Wiese sein, obwohl das auch geht, schmeckt nur bitter. Nein, Sie ziehen selber Weizen- und Gerstengras bis auf 20 cm Höhe, dann schneiden Sie täglich ein Sträußchen heraus und tun das in den Entsafter.«

Herr K. gluckst schon wieder vor Lachen. Er als Bauer ist noch nie auf die Idee gekommen, Weizen oder Gerste als Heilmittel zu betrachten. Aber er hört meinen Erklärungen aufmerksam zu und verspricht, im Balkonkasten Samenkörner zu säen, um Weizen- und Gerstengras für die Rohsäfte zu ziehen.

Frau K. schließt sich den Anweisungen gleich an, da sie auch an Übergewicht und – als Folge davon – an Arthrose in den Knien leidet.

Was höre ich nach 4 Wochen?

Ihr beider Lusttag ist mittwochs. An dem erholen sich beide genüsslich von der Therapie. Die Rohsäfte sättigen und vitalisieren, so dass beide sehr schön abnehmen, ohne zu hungern. Bei Herrn K. stellt sich ein Bewusstseinswandel ein. Da die gesunde Lebensweise ihm sehr gut tut, reduziert er am Lusttag freiwillig die Zahl der Weißwürste, der hart gekochten Eier, des Schinkenspecks und die Menge frischen Brots. Er merkt, dass ihm diese Nahrungsmittel Völlegefühl, Blähungen und manchmal auch Übelkeit bereiten. An den übrigen Tagen geht es ihm wesentlich besser.

So wandelte sich allmählich sein Essverhalten – ganz ohne belehrende Worte über gesundes oder ungesundes Verhalten. Sicherlich hat auch die Homöopathie ihren Beitrag geleistet, aber der Patient spürte seine Heilung am deutlichsten in seinen Essgewohnheiten.

Nicht die Belehrung ist entscheidend, sondern allein die eigene Erfahrung zählt. Das Ehepaar K. erlebte Heilung auf allen Ebenen. Die Therapie nahm zwar etliche Monate in Anspruch und war gespickt mit Hausaufgaben, Atemübungen und vielen Anweisungen. Aber am Schluss sagten beide: »Ohne den Lusttag hätten wir das nie geschafft. Das war's, was uns bei der Stange hielt.«

Walter als Baby

Die Menschen müssen sich wieder spüren können im Herzen,
dann spüren sie auch Gott.
Man muss ihnen nicht von Gott erzählen;
wenn sie ihn spüren, finden sie den Weg von selbst,
dann erst kann die Therapie wieder greifen.

Heilerin Graziella Schmidt

Es gibt manchmal wirklich unvorstellbares Leid, das auch im unscheinbaren Gewand daherkommen kann. Ich erinnere mich an einen solchen Fall vor einigen Jahren. Da kam ein Kollege wegen schwerer Depressionen, Gicht, Magenproblemen, Beinödemen, Herzrasen und seltsamen Sehstörungen zur Behandlung. Er war damals 56 Jahre alt und hatte eine homöopathische Praxis, die zu allem Überfluss so dahintröpfelte wie seine undichte Blase. Er war das Leiden in Person und hatte schon etliche Therapien absolviert. Aber nichts wollte so richtig greifen.

Vor mir sitzt also Walter, steif und mit gequältem Gesichtsausdruck und todernster Miene. Was ich auch erfrage, alle Symptome waren irgendwie schon immer da und es gab keine konkreten Auslöser – eine Situation, die jeder Therapeut fürchtet, denn es ist so gar kein Land in Sicht. Alles hängt im Nebel, alles ist unklar – von allem ein bisschen.

Ich erkläre Walter die innere Tafelrunde. Die Vaterkraft ist schwach, denn der Vater hat die Mutter sitzen lassen. Walter arbeitet hart daran dem Vater zu sagen, was er als Kind aus Ohnmacht nicht sagen konnte. Er schimpft lange, dann folgen die erlösenden Worte: »*Vater, Du hast es nicht besser gewusst. Ich verzeihe dir.*«

Wir wenden uns der Mutterkraft zu. Zunächst fließt alles warm, aber plötzlich wird dem Patienten eiskalt und es tauchen vehemente Hassgefühle auf. Walter will mit der Mutter nichts zu tun haben.

»Gibt es einen Grund?«

»*Nein, ich weiß keinen, denn meine Mutter hat uns Jungen ja alleine groß gezogen und ihr Bestes getan.*«

173

»Und doch haben Sie eine solche Abneigung gegen die Mutter?«

»*Ja, es wird mir unheimlich und eiskalt. Ich könnte die Mutter auf der Stelle töten.*«

»Lebt Ihre Mutter noch?«

»*Nein.*«

Mir schwant schon etwas, deshalb bitte ich Walter, die Mutterkraft für einen Moment beiseite zu lassen. Wir wenden uns dem inneren Spiegel der Wahrhaftigkeit zu, dem Narren.

»Schauen Sie ans andere Ende der Tafel. Was sehen Sie?«

»*Einen Klotz, keine Figur.*«

»Versuchen Sie den Narren aus dem Klotz zu befreien.«

Nach einer Weile: »*Ja, jetzt erkenne ich einen Spiegel.*«

»Schauen Sie hinein, was sehen Sie?«

»*Mich als Baby.*«

»Sagt Ihnen das etwas?«

»*So auf Anhieb nicht. Aber ich habe deutlich das Gefühl, das Babygesicht ist der Schlüssel zum Hass.*«

»Fragen Sie den Narren.«

»*Ja, mach ich: Ich bitte dich, Narr, mir eine Botschaft zu senden.*«

»Und?«

Walter wird leichenblass und ich habe schon Angst, er kollabiert gleich und stelle mich hinter ihn und lege meine Hände auf seine Schulter. Ich spüre eine unglaubliche Kälte. Erst allmählich entspannt sich der Patient.

»*Jetzt geht es mir besser.*«

»Mögen Sie darüber sprechen, was der Narr sagte?«

»*Nein.*«

»Das ist in Ordnung.«

»*Ich muss da etwas überprüfen.*«

»Gut. Wie sieht es jetzt mit der Mutterkraft aus?«

»Mutter, es gibt einen Grund, warum ich dich so abgrundtief hasse. Ich muss ihn finden. Jetzt kann ich gar nichts tun.«

Wir schließen die Sitzung an dieser Stelle ab. Ich verordne Arsenicum album C200 und bitte den Patienten auf seine Träume zu achten. Wir vereinbaren einen Termin sechs Wochen später.

Walter kommt wieder und sieht noch genau so traurig und krank aus wie beim ersten Treffen. Es scheint sich nichts verbessert zu haben. Er reicht mir wortlos ein vergilbtes Babybild. Ich sehe darauf ein ernstes Kind und schaue Walter fragend an. Walter sagt: *»Ich hab das Foto gesucht und tatsächlich gefunden. Es war in einer uralten Schachtel mit alten Papieren. Drehen Sie das Foto mal um.«*

Ich lese Folgendes in Sütterlinschrift:

W. 2 Jahre

Mein Sohn, ich erwarte von dir, dass du ein guter Soldat wirst und treu dem Vaterland dienst. Du sollst gehorsam und tapfer sein. Ich erwarte, dass du es im Leben zu etwas bringst und ein erfolgreicher Jurist oder Arzt wirst. Ich kann dich nur lieben, wenn du mir ein guter Sohn bist. Ich habe viele Entbehrungen durch dich erlitten.

Deine Mutter

Schweigen. Ich lese diese Botschaft noch zweimal, um die ganze Tragweite zu erspüren, die darin liegt, einem Kind am Anfang seines Lebens eine solche Bürde aufzuladen.

Walter sitzt eingesunken im Sessel und starrt vor sich hin. Ich strecke wortlos meine Hand aus und zögernd legt er seine Hand hinein. Ich spüre eine eiskalte Hand, wärme sie und sende dann warmes orangefarbenes Licht durch den ganzen Menschen. Ich hülle ihn in diese Heilfarbe ein und bitte meinen Geisthelfer von der »anderen Seite« um noch mehr Heilenergie, um diese arme Seele zu nähren. Indem die Heilenergie fließt, richtet sich Walter auf und schaut wie verwundert umher. Er zieht seine Hand zurück, steht auf, sagt »Danke« und geht.

Beim nächsten Treffen unseres Heilerzirkels nahmen wir noch einmal mentalen Kontakt mit Walter auf. Es erschien uns allen ein sanftes, lächelndes Gesicht und viel Licht, besonders um den Herzbereich herum. Wir acht Heiler hatten ein sehr gutes Gefühl, obgleich mein Verstand etwas anderes sagte. Aber ich vertraue ja grundsätzlich unserer medialen Arbeit mehr als dem kleinen Wahrnehmungssegment des Intellekts und so freute ich mich still über die positiven Zeichen.

Monate vergingen und ich hörte nichts mehr von Walter. Dann gab ich eines Tages einen Kurs für Therapeuten. Zu Beginn gab es eine Vorstellungsrunde, bei der jeder seinen Namen und ein paar Worte über die Art seiner Arbeit äußerte. Die Reihe kam an einen gut aussehenden Mann, den ich auf Ende Fünfzig schätzte und der ausgesprochen hübsch gekleidet war. Er hielt die Hand einer ebenfalls netten Dame so um die Vierzig. Er sagte lächelnd:

»Ich heiße Walter D., Sie kennen mich. Ich bin Heilpraktiker und arbeite mit sehr viel Spaß als Kinesiologe, Phytotherapeut und Homöopath. Ich bin hier, weil ich ein zweites Leben geschenkt bekommen habe und jetzt das tue, was mit Spaß macht.«

Die unglaubliche Verwandlung dieses Mannes überraschte mich sehr. Wir tauschten einen verständnisvollen Blick. Abends beim gemütlichen Abendessen erfuhr ich Folgendes von ihm:

»Ich war so froh, dass Sie nach dem Lesen der Rückseite nichts gesagt haben, sondern mich gehalten haben. Ich fiel in ein endloses, schwarzes Loch. Erst war da noch Hass, dann diese Ohnmacht, diese Wut. Ich hätte meine Mutter ermorden können. Aber dann habe ich doch wieder die systemische Übung gemacht, die Sie mir gegeben haben und habe mich auch immer wieder an die Tafel gesetzt und meiner Mutter mein ganzes Leid geklagt. Erst konnte ich ihr nicht verzeihen. Eines Tages war es dann so weit. Ich sagte die erlösenden Worte. Ich kann gar nicht sagen, welche Last von mir abgefallen ist. Danach hatte ich so richtig das Gefühl, dass dieses Arsen mich stärkt. Und jetzt kommt das Schönste. Ein paar Tage danach kommt Doris in meine Praxis. Wir guckten uns an und wussten, wir haben uns schon mal gesehen, früher, irgendwann in einem anderen Leben. Und jetzt leben wir zusammen. Doris kam wie eine gute Fee, die sagt: Jetzt beginnt <u>dein</u> Leben. Von Stund an bin ich ein anderer Mensch geworden. Ich habe das Foto zerrissen und weggeworfen und einen Schlussstrich unter das Kapitel gezogen, das mir meine Mutter vorgeschrieben hat. Meine Praxis läuft bombig. Ich bin so was von glücklich!«

Das war unschwer zu erkennen, denn trotz meines gutes Personengedächtnisses muss ich sagen, ich habe Walter auf Anhieb nicht erkannt. Es hatte eine so totale Wandlung und Verjüngung stattgefunden, dass ich nur staunen kann, wie wahr das Naturgesetz ist: Der Geist regiert die Materie.

Todessehnsucht

Nerven wie Drahtseile
brauchst du,
damit du den Drahtseilakt
zwischen Inkarnation und Exkarnation
aushältst.

Selbsterkenntnis

Da wir gerade beim Leid sind. Es ist schon faszinierend, wie schillernd sich diese menschliche Gemütsverfassung darstellen kann. Leid ist nicht gleich Leid. Manchmal kommt es mir wie ein dichter Dschungel vor, in dem ich mir erst einen Weg zum Verständnis des Patienten bahnen muss, um den Standort zu begreifen, an dem er oder sie steht. Dazu ein denkwürdiges Erlebnis:

Eine Frau von 55 Jahren kommt in die Praxis. Sie sieht aus wie 80, ist völlig verknittert, hat gelbe Skleren, einen harten Mund und eine unnahbare abweisende Haltung. Im Behandlungsraum entsteht sofort eine unheilschwangere Atmosphäre, so dass ich vorsorglich meine Solarplexusblume noch einmal »gieße« und für die Arbeit mit Karin bewusst einschalte. Sie war übrigens umständliche 560 km angereist um uns in der Praxis aufzusuchen.

Die Anamnese ergibt schweren Diabetes. Alle möglichen Krankheitssymptome erzeugen ein Bild des Jammers, von Rheuma über Magen-Darmstörungen, Parästhesien, Depressionen bis hin zu drei Suizidversuchen. Wie immer bei solchen zutiefst lebensfeindlichen Symptomen frage ich Karin zunächst, ob sie sich denn überhaupt vorstellen könne ihr Leben anzunehmen und einen Heilungsprozess anzustreben.

Sie schaut in die Luft, denkt nach und sagt:

»Nein, eigentlich nicht.«

»Warum dann die weite Reise? Sie haben sich ja vorher kundig gemacht und wussten, wie ich arbeite.«

»Ja, schon, aber ich habe nicht erwartet, dass Sie so direkt fragen.«

»Was sonst? Sie haben tiefgreifende Krankheitssymptome; das ruft nach tiefgreifender Änderung.«

»*Mmh. Nein, Lebensfreude, das gibt es bei mir nicht, das hat es auch noch nie gegeben.*«

»Wollen sie es denn ändern?«

»*Nein.*«

»Tja, dann war das unsere Sitzung. Wo kein Fünkchen Wille zur Änderung ist, entsteht Flaute. Dann warte ich lieber, bis bei Ihnen Wind aufkommt.«

Karin schaut mich zum ersten Mal fokussiert an, vorher hat sie immer durch mich hindurch geschaut. Sie begreift, dass es mein Ernst ist.

»*Ja, wenn ich schon hier bin... Vielleicht... nein, ich will nicht leben.*«

»Gut, dann schalten wir auf Sterben.«

»*Ja, das wäre schön.*«

»Ja, dann suchen sie sich schon mal einen Sarg aus und überlegen sich eine bessere Methode, als Sie bis jetzt angewendet haben um ins Jenseits zu kommen.«

»*Das geht ganz einfach! Einfach kein Insulin mehr spritzen und – zack, bin ich drüben.*«

»Wenn Sie meinen. Hier ist eine Praxis für Lebenswillige.«

»*Ja, ich sagte Ihnen doch, ich habe drei Suizidversuche hinter mir...*«

»Und jetzt den vierten vor sich. Und? Soll mich das beeindrucken?«

»*Ja, das ist doch schlimm!*«

»Richtig. Noch schlimmer ist, dass Sie damit kokettieren. Mich beeindruckt es in keiner Weise, dass Sie vor dem Leben fliehen ohne die Aufgaben Ihres Lebens zu erfüllen.«

Karin starrt mich an, dann gleitet ein unheimliches Lächeln übers Gesicht.

»*So hab ich das noch gar nicht gesehen!*«

»Dann wird's Zeit! Was ist nun? Heilungsprozess mit Hausaufgaben? Oder lieber Sarg?«

»Lieber Sarg.«

»Gut, dann Tschüss. Alles Gute auf der Reise. Und drüben dann viel Mut, die Hausaufgaben nachzuholen.«

»Wie? Muss ich drüben arbeiten?«

»Meinen Sie, der liebe Gott lässt sich beschummeln? Sie könnten, ohne Ihren Obulus einzureichen, einfach drüben Leier spielen und Halleluja singen?«

»Ach so. Das finde ich ja nun gar nicht gut.«

»Tja, die Mutter Natur ist schon weise, ihre Schöpferkraft oder, wenn Sie wollen, der liebe Gott, ist wirklich lieb, dass er an der Türe zum Jenseits das Pfand einlöst, das Sie ihm geben. Und vor allem müssen Sie ihm ins Gesicht schauen und sagen: Danke für das Leben, ehe Sie dann irgendwann einen neuen Körper kriegen.«

»Oh je! Das ist ja noch schlimmer als hier.«

»Mit oder ohne Körper – Ihre Seele sucht sich die Möglichkeiten zu wachsen.«

»Ja, wenn das so ist. Also, ich mach die Therapie.«

Nach diesem kleinen Exkurs in die Exkarnationsthematik taut Karin etwas auf. Ich erhebe eine ausführliche Familienanamnese und bin erschüttert: Karin wurde von ihrer leiblichen Mutter ausgesetzt, dann von einer Pflegemutter auf einen Bauernhof übernommen. Ein Stallknecht missbrauchte Karin ab dem 4. Lebensjahr regelmäßig. Die Pflegemutter wusste es, unternahm aber nichts, weil sie Angst hatte in dem katholischen bayrischen Dorf Aufsehen zu erregen. Als 14-jährige unternahm sie den ersten Suizid, mit 32 den zweiten, dann vor kurzem den dritten. Heimlich hatte sie allerdings schon öfter ihrem Leben ein Ende setzen wollen, denn niemand kümmerte sich um die Belange des Kindes oder später der jungen Frau. Irgendwann lernte sie einen Mann kennen und heiratete ihn, doch empfand sie auch diese Ehe als eine einzige Vergewaltigung, obgleich ihr Mann dies de facto nie getan hatte. Es war einfach ihr Grundgefühl, von niemandem angenommen zu sein und ein unnützes Dasein zu fristen. Schließlich kamen die schweren Krankheiten, die sie wie eine Erlösung empfand. Als einzige Lebensfreude bezeichnet sie das Bereisen fremder Länder, das aber jetzt wegen der Krankheiten nicht mehr möglich ist. Ich frage Karin:

»Stellen Sie sich vor, Sie wachen morgen auf und der ganze Mist ist weg. Was würden Sie als erstes tun?«

»Unmöglich. Das alles hängt tonnenschwer an mir dran. Das kann ich gar nicht loslassen.«

»Kommt drauf an, wenn Sie wollen...«

»Mhm, da fällt mir gar nichts ein.«

»Versuchen Sie es mal. Was ist das erste, was Sie tun?«

»Schön essen gehen. Ins Café.«

»Weiter? Würden Sie wegen einer Tasse Kaffee wirklich alle Mühen eines Heilungsprozesses auf sich nehmen?«

»Nee, reicht nicht. Tja...« Da geht ein Leuchten übers Gesicht. *»Wenn ich wirklich wieder gesund werde, dann möchte ich einmal nach Indien reisen. Das hat leider nie geklappt. Immer war ich krank, wenn Indien dran war.«*

»Gut. Dann also das Ziel, Indien zu bereisen.«

»Und Sie meinen, ich schaffe das, dieses Land zu besuchen?«

»Warum nicht? Sie brauchen ein wirklich großes Ziel, um den Heilungsprozess durchzuhalten.«

Karin schaut versonnen, aber wesentlich freundlicher vor sich hin.

»Damit Sie sich schon mal einstimmen können, schenke ich Ihnen mein Buch über meine Indienerlebnisse.«

Karin starrt mich mit offenem Mund an. Sie hat zwar schon Bücher von mir gelesen, aber dieses Buch kennt sie nicht. Sie nimmt es wie ein rohes Ei in Empfang. Ich lasse Karin noch einmal vollkommen frei von allen Informationen auf mich wirken und bin erstaunt etwas Unangenehmes, Warnendes in mir zu spüren. Ich kann es nicht präzisieren, aber vertraue dieser inneren Stimme und verordne Thuja. Dann schicke ich Karin zu Christa, meiner Kollegin nebenan, die sich im Dunkelfeld das Blut anschaut und orthomolekulare Medizin verordnet.

Ich sage zu meiner Kollegin keinen Ton von meinen Wahrnehmungen oder den Inhalten des Patientengesprächs, weil ich sicher sein will, dass sie völlig vorurteilsfrei in ihre Anamnese geht.

Am Abend treffen wir uns zur Abschlussbesprechung des Tages. Karin ist die letzte Patientin gewesen. Meine Kollegin schildert Folgendes: »*Der Raum war wie von schweren Schwaden durchzogen, es machte sich ein unangenehmer Gestank breit. Karin erzählte gleich zu Beginn von den vielen Vergewaltigungen. Wir haben das ja schon öfters gehört, aber irgendetwas stimmt nicht. Sie sprach darüber so sachlich und klar. Was ich auch mit ihr wegen des Blutbildes besprach, lief ins Leere. Sie war überhaupt nicht bereit, einen Heilungsprozess einzugehen, sondern sagte immer wieder, sie setze sich entweder die »goldene Nadel« oder lasse mal das Insulin weg. Sie forderte mich regelrecht dazu heraus, meine Meinung dazu zu sagen. Es kam mir vor wie ein Spiel mit den dunklen Mächten. Ich habe noch nie einen Menschen getroffen, bei dem ich den Eindruck hatte, es kann alles wahr sein, es kann aber auch alles erlogen sein.*«

Thuja.

Krankheit kann tiefe Wurzeln graben. Wir hörten nichts mehr von Karin. Sie kam aus dem Nichts und verschwand ins Nichts. Die Rechnung wurde von jemand mit ganz anderem Namen beglichen. Mysteriös. Thuja!

Aus dem Leben eines Kassenarztes...
Dr. Lutz Zieseke-Michaelis

Dazu ein Zitat aus der Pflichtlektüre, dem Deutschen Ärzteblatt (Jg. 100, Heft 33, S. A2141). Da steht unter der Überschrift: »Zur Logik der Kosteneffektivität« Folgendes zu lesen:

»Ökonomen bestimmen den Wert von medizinischen Maßnahmen mittels »Health Technology Assessments«. (HTA)« (...)

»Als ein De-facto-Standard für die Messung der Effektivität bei HTAs hat sich das »qualitäts-adjustierte Lebensjahr« (QALY) durchgesetzt. Hierbei wird die Lebenszeit mit einem die Lebensqualität (...) abbildenden Faktor gewichtet. Die Gewichtung wird mit den Werten »1« für perfekte Lebensqualität und »0« für Tod normiert und repräsentiert eine multiattributive Wertfunktion.«

Die Mehrzahl der deutschen Kassenärzte muss sehr viel Humor haben, um dieses Thema auf einer derartigen Ebene zu diskutieren. Gleichzeitig demonstriert dieses Beispiel, wie weit sich die medizinische Wissenschaft vom wirklichen Leben entfernt hat.

Christophe

Im Dunkeln ist jeder Weg lang.

Chinesisches Sprichwort

Der zweiunddreißigjährige Mann aus Lausanne war erst der dritte Patient mit der Diagnose Schizophrenie, der in meine Praxis kam. Ich las vorsichtshalber alles Mögliche auf Französisch, weil Christophe kein Deutsch spricht und die Académie Française sich leider beharrlich weigert, den Sprachgebrauch der Ganzheitsmedizin, ganz zu schweigen von den energetischen Heilweisen, einzuarbeiten.

Vor mir sitzt ein junges Wrack, schwarz gekleidet und schwarze Ränder unter den dunkelgrünen Augen. Darüber pechschwarze Augenbrauen. Ein stechender Blick, dennoch ist mir der Mann sofort sympathisch. Er erzählt seine Geschichte. Als Jurastudent hatte er plötzlich das Erlebnis, dass jemand neben ihm stand und ihn aufforderte, Dinge zu tun, die er nicht tun wollte. Er wurde für die Familie und seine Freunde unberechenbar, schlug manchmal um sich und landete schließlich in der Psychiatrie. Man deckte alles mit Psychopharmaka zu. So sitzt vor mir nun ein sedierter, leblos wirkender Mensch.

»Ja, Christophe, ich möchte gerne noch einmal auf das Erlebnis zurückkommen.«

»Da war ich doch wahnsinnig...«

»Moment bitte. Sie sagten, es sei ein Mann neben Ihnen erschienen.«

»Ja, ein schwarz gekleideter Mann, groß mit breiten Schultern, schwarzen Haaren und grünen Augen.«

Ich fasse es nicht, denn er beschreibt sich selbst!

»Und das hat Ihnen Angst gemacht.«

»Zuerst gar nicht.«

»Eben. Wollen wir mal diese Erscheinung zunächst als das sehen, was sie ist: eine hellsichtige Wahrnehmung.«

Christophe schaut mich durchdringend an, dann klärt sich sein Gesicht zu einem Lächeln auf.

»So habe ich das noch gar nicht gesehen. Aber es stimmt, der erste Eindruck war gar nicht beängstigend. Erst als der Mann immer wieder auftauchte und ich mir nicht erklären konnte, was das ist, da bekam ich Panik.«

»Was lieben Sie über alles? Was macht sie froh und glücklich?«

»Die Natur, Blumen, Bäume.«

»Fühlen Sie noch mal in die Erscheinung hinein. Aus welchem Reich kam der Mann? Aus dem Mineralien-, Pflanzen-, Tier- oder Menschenreich?«

»Aus dem Pflanzenreich, ja ganz sicher.«

»Könnte es ein Freund aus dem Pflanzenreich gewesen sein?«

Christophe schließt die Augen. Er spürt intensiv in das Bild hinein und nickt dann mit dem Kopf.

»Ja, ich habe ihn nicht erkannt, aber jetzt weiß ich, er ist mein Freund.«

»Gut, dann machen Sie folgende Übung: Wenn der Mann wieder auftaucht, sprechen Sie ihn laut an und fragen: wer bist du, warum bist du da, was hast du mir zu sagen?«

»Das mach ich ganz gewiss. – Wie lange geht die Sitzung bei Ihnen?«

»Eine Stunde.«

»Dann ist es gut.«

Während des folgenden Gesprächs schaut Christophe alle drei Minuten auf die Uhr. Er wird zu nehmend unruhiger.

»Sie schauen dauernd auf die Uhr. Sind Sie ein genauer Mensch?«

»Aber ja, alles muss genau stimmen und passen.«

Ich entscheide mich für Arsen Q12, dazu verordne ich nur Niacin (Vitamin B2 und B3) und eine tägliche Lichtbestrahlung mit Violett. Christophe bekommt noch mentale Übungen zur inneren Abgrenzung und zur Selbstannahme sowie den Auftrag, jedes Wesen, das ihm erscheint, direkt anzusprechen.

Drei Wochen später ruft der junge Mann mich an. Schon an der Stimme ist eine deutliche Veränderung zu erkennen. Er fühlt sich viel sicherer. Es plagt ihn nur noch eine panische Angst vor dem Zahnarzt. Draußen ereilen ihn die Verfolgungsängste seltener, auch die schwarzen Gestalten tauchen nur noch nachmittags auf. Ich verordne Arsen C200, ansonsten bleibt alles beim Behandlungsplan. Einen Monat später ruft die Mutter an. Sie ist vor Glück völlig aufgelöst und berichtet: »*Stellen Sie sich vor, Christophe hat selbstständig den Zahnarzt angerufen, einen Termin ausgemacht und ließ die Untersuchung mit Bohren ohne jeglichen Kommentar über sich ergehen. Ich soll Ihnen sagen, es gehe ihm gut.*«

Ich verordne zu dem Violettlicht noch täglich eine Stunde Orangelicht sowie Kryptosan, ein hervorragendes orthomolekulares Mittel für den Gehirnstoffwechsel und die Psyche.

Zwei Monate später ruft Christophe wieder persönlich an. Die Stimme ist frei und offen. Er berichtet: »*Ich hatte ja immer Angst, rauszugehen, weil draußen im Park die schwarzen Männer warteten. Ich habe jetzt einen Job angenommen als Gärtner im Park. Das macht mir große Freude.*«

»Und was ist mit den schwarzen Gestalten?«

»*Sie haben sich verwandelt.*«

»In was denn?«

»*In Baum- und Pflanzengestalten.*«

»Das ist ja fabelhaft!«

»*Ja, stimmt. Sie sind jetzt meine Helfer.*«

Christophe bekommt wieder Ausgang, um nach Hause zu gehen. Die betreuenden Ärzte in Lausanne sind von seiner positiven Entwicklung sehr beeindruckt. Sie können sich nicht erklären, wie mit Licht, Niacin und ein paar Zuckerkügelchen solch ein Heilungsprozess in Gang kommen kann. Ich lasse ihnen Unterlagen zukommen, aus denen ersichtlich ist, dass man in Amerika Heilungserfolge bei Schizophrenie schon viele Jahre lang nur mit Vitamin B2 und B3 verbucht und dass auch dort die Ärzteschaft meinte, so einfach könne doch eine so schwere Krankheit nicht heilbar sein. Nun ja, wenn das Mittel stimmt, reichen drei Kügelchen. Das kennen wir aus der Homöopathie.

Christophe macht weiter seinen Heilungsprozess und gewinnt Schritt für Schritt etwas mehr Unabhängigkeit und Freiheit.

Die Sedierungsmittel konnten drastisch reduziert werden. Sicher, das ist ein Weg der kleinen Schritte aus dieser Krankheit. Aber ich bin zutiefst beeindruckt, was Christophe wagt, er, der sich vor Angst nirgends mehr hintraute, der nur schwarze Gestalten sah und jetzt sagt: Es sind freundliche Gestalten, meine Pflanzenfreunde!

Frau Lachesis

Wichtige Dinge nur halb zu tun, ist wertlos,
denn meistens ist es die andere Hälfte, die zählt.

Sprichwort

In der Homöopathie arbeiten wir mit gewaltigen Energien, die in harmlosen Streukügelchen nur darauf warten, in ein lebendiges System zu fallen und dort dann viel in Gang zu bringen. Wie fast jeder weiß, müssen die Symptome des Patienten in ihrer Ordnung einem Arzneiwesen ähnlich sein, damit man das passende Mittel verordnen kann. Bei manchen Menschen sitzt der Stachel der Krankheit so tief, dass es in der Praxis schon einmal gruselig zugehen kann. Davon will ich eine Kostprobe geben:

Eine Patientin aus Hamburg bat um einen Termin. Ich hörte, sie sei schon 16 Jahre an den Rollstuhl gefesselt, leide unter Muskelschwund und sei total von ihrem Mann abhängig, der sie versorgen müsse. Sie hatte mein Buch über Psychometrie gelesen und wollte unbedingt an einem Kurs teilnehmen und ihre Sensitivität schulen. Ich erfuhr, dass sie oft alle möglichen Gesichter sehe, telepathische Fähigkeiten besitze und sich schon jahrelang mit spirituellen Themen befasst habe.

Die Dame reiste an. Mein Aufzug war zu klein für den Rollstuhl, deshalb musste der Ehemann die große Frau in den ersten Stock hieven, was sie laut schimpfend begleitete. Dann saß sie endlich vor mir und offenbarte ein so perfektes Schlangengesicht, dass ich innerlich schon frohlockte: »Homöopathie darf auch mal einfach sein«. Die Anamnese war aufschlussreich, denn die Patientin war als fünftes Kind unerwünscht gewesen, hatte viele mediale Erfahrungen gemacht und kam mir sehr entgegen, als ich von sensitiven Übungen sprach. Auf meine Frage, was sie denn in ihrem Leben zu ändern bereit sei, sagte sie, da gebe es ja nichts zu ändern, sie säße nun mal im Rollstuhl, und alle aufgesuchten Spezialisten hätten ihr bestätigt, Muskelschwund sei nicht heilbar. Was immer ich an Therapiemöglichkeiten ansprach, führte dazu, dass sie mich mit hypnotischem Blick anschaute und meinte, das habe alles keinen Sinn, denn sie habe ja schon alles mögliche an Therapien ausprobiert, ohne jegliches Resultat.

»Warum sind Sie dann hier?«

»Ich vertraue darauf, dass Sie das Richtige wissen.«

»Das Richtige können nur Sie tun, nämlich Bereitschaft signalisieren, Ihr Leben, Ihr Denken und Handeln zu ändern.«

»Sie sehen doch meine Verfassung, schauen Sie mal, ich kriege die Arme nicht mehr hoch, ich kann nicht stehen...«

»Ja, das sehe ich, und die Vehemenz, mit der Sie schildern, was Sie alles nicht können, zeigt mir, dass da viel ungenutzte Energie ist. Wollen Sie also aktiv mitarbeiten?«

»Ich kann ja nicht...«

»Na gut, dann ist die Sitzung beendet. Sie können mir ja Bescheid geben, wenn Sie bereit sind.«

Die Patientin wird wütend und schaut mich richtig böse an. Sie sagt: *»Sie nutzen das richtig aus, dass ich so behindert bin. Was soll ich denn tun?!«*

»Weiß ich nicht.«

»Ja, wie, weiß ich nicht!? Sie sind doch die Therapeutin. Ich bin jetzt aber total enttäuscht von Ihnen.«

»Ja, mag sein. Wie Sie wollen. Was ich sehe ist, dass Sie eine unglaubliche Energie haben um hier sauer zu reagieren. Sie könnten dieses Potenzial auch nutzen, um in Ihrem Leben etwas zu verändern.«

Die Patientin schaut mich giftig an. Ihr Mann ist leichenblass geworden. Unser Wortwechsel ist ihm sichtlich peinlich.

Er fragt: *»Könnte das heißen, dass wir die weite Reise ganz umsonst gemacht haben?«*

»Umsonst nicht, aber es könnte sein, dass Sie etwas anderes erwartet haben. Nur wenn Ihre Frau bereit ist, aktiv mitzuarbeiten, werde auch ich aktiv.«

Die Patientin schnaubt wie ein Ross und schaut mich verächtlich an.

Ich bin auf der einen Seite fasziniert von ihrem leidenschaftlichen Widerstand, andererseits habe ich auch keine Lust mehr auf das Tauziehen der Kräfte und frage sie ein letztes Mal, ob sie zur aktiven Mitarbeit und zur Veränderung ihres Lebens bereit sei. Sie sagt schließlich »Ja«. Für mich stand schon an diesem Punkt fest: Hier ist eines der Schlangenmittel angesagt.

Damit die Patientin sofort erleben kann, was möglich ist, mache ich mit ihr solare Atemübungen, da sie ein solarer Atemtyp ist. Jede Bewegung der Arme wird sozusagen »beatmet«. Das gefällt ihr. Wir machen ganz einfache Hebe- und Drehübungen. Nach 15 Minuten intensiven Atmens kann sie beide Arme ganz normal heben. Sie strahlt mich an und freut sich aufrichtig, dass sie auch körperlich etwas positiv verändern kann. Sie verspricht, die Atemübungen regelmäßig durchzuführen und jede Körperbewegung bewusst im Ausatmen auszuführen. Dann schaut sie wieder angriffslustig und fragt: »*Na, und welches Mittel kriege ich jetzt?*«

»Was hätten Sie denn gerne?«

»*Oh, ich habe schon so viele homöopathische Mittel eingenommen, die alle nicht geholfen haben. Ich habe alles nachgelesen und gesehen, dass sie nicht zu mir passen.*«

»Na schön, ich gebe Ihnen ein Mittel, ohne dass Sie wissen, was es ist.«

»*Das ist unfair!*«

»Das mag Ihnen so erscheinen, aber anders geht es nicht. Ihr innerer Widersacher ist so aktiv, dass Sie auch das von mir gewählte Mittel sofort nachlesen würden.«

»*Na gut, ich lasse mich darauf ein.*«

»Danke, das freut mich.«

Nach dieser anstrengenden Unterhaltung erhebe ich eine genaue homöopathische Anamnese. Alles weist auf Lachesis, vor allem die frühkindlichen medialen Erlebnisse, die Faszination für Medialität, die angeborene Intuition – wenn auch noch zu negativ genutzt. Ich bin ganz sicher, jeder Homöopath hätte in dieser Patientin sofort eine Lachesis erkannt. Das einzige, was mich irritiert, ist der Muskelschwund bzw. das asthenische Aussehen der Dame, das überhaupt nicht zu ihrer Persönlichkeit passt. Sie hat nur noch fadenartige Muskelstränge. Wesentliche Symptome sind außerdem Gallenkoliken, ein starkes PMS, eine starke Menstruationsblutung, ein Uterusmyom und häufige Durchfälle.

Ich frage die Patientin:

»Wobei sind Sie denn durchgefallen in Ihrem Leben?«

»Ich bin von Anfang an durchgefallen. Keiner wollte mich. Auch in der Schule bin ich öfter durchgefallen. Mein ganzes Leben war ein einziger Reinfall oder Durchfall, wie Sie wollen.«

»Was würde Ihnen am meisten Freude bereiten, wenn Sie wieder gesund sind?«

»In der Küche stehen und für Freunde ein tolles Menü kochen.«

Die Patientin bekommt eine Woche lang Lachesis Q6, dann 1 Woche Pause, dann Lachesis C200 einmal pro Woche. Wegen der Gallenkoliken gebe ich ihr zusätzlich Erdrauch als Phytotherapeutikum. Dazu verordne ich Orange- und Blaulichtbestrahlung und täglich 3 x 5 Minuten Kopf-, Arme- und Beinbewegungen bei solarer Atmung (Betonung des Ausatmens).

Dazu soll sie täglich zwölf Mal folgende Übungen/Affirmationen ausführen:

»Ich ehre meine Gaben!«

»Bis hierhin und nicht weiter!« (Abgrenzungsübung)

Nach sechs Wochen ruft die Patientin an und berichtet: *»Es geht mir sehr viel besser. Stellen Sie sich vor, ich stehe jeden Tag eine Stunde in der Küche. Ich habe keine Gallenkoliken mehr und weniger Durchfälle. Die Übungen machen Spaß, ich merke, ich komme voran. Die Muskeln sind noch dünn, aber ich habe mehr Kraft. Nachts sehe ich die Gesichter meiner Ahnen; ich habe deswegen keine Angst. Eher finde ich das hilfreich. Ich muss Ihnen nämlich etwas beichten: Ich habe nicht den Mut gehabt Ihnen zu sagen, warum ich im Rollstuhl sitze. Ich war ja als Kind total unerwünscht und überflüssig. Da habe ich vor 16 Jahren einen Bann über unsere Familie gesprochen. Ich habe gesagt: Ich werde ganz langsam sterben und ihr müsst alle um mich herum sein und mich pflegen. Es ist alles genau so gekommen, wie ich es gewünscht habe. In den letzten Wochen habe ich erstmalig ein schlechtes Gewissen bekommen. Meinen Sie, ich könnte den Fluch wieder rückgängig machen?«*

Ich bin zunächst einmal sprachlos darüber, wie ein Mensch seine Mentalkräfte so negativ und destruktiv anwenden kann. Ich versichere der Patientin dann, dieses Eingeständnis sei bereits ein Zeichen des Heilungsprozesses. Ich ändere an dem Behandlungsplan nichts und füge lediglich eine systemische Übung hinzu: Die Patientin soll einen Familienangehörigen nach dem anderen visualisieren und laut die erlösenden Worte sagen:

»Du bist... Ich bin deine... Ich ehre dich als meinen... Ich nehme den Bann von dir und mir zurück. Es tut mir leid. Ich verwandle diese Energie in eine nährende Kraft. Ich gebe dir den dir gebührenden Platz an meiner Seite (bei Lebenden)/ hinter mir (bei Ahnen).«

Die Patientin macht diese Übung gewissenhaft und erlöst insgesamt 27 (!) Personen. Danach kann sie mehrere Stunden pro Tag stehen. Sie lädt Freunde ein und kocht ein mehrgängiges Menü. Die Gallenkoliken tauchen auch nach sechs Monaten nicht wieder auf. Die Muskeln bauen sich langsam auf und Durchfälle tauchen nur noch bei Stress auf. Der Ehemann, der selber unter Gallenkoliken litt, berichtet, dass auch seine Beschwerden aufgehört haben.

Wir vereinbaren, dass die Patientin nun eine intensive Orthomolekulartherapie machen soll, um körperlich wieder zu mehr Kraft zu kommen. Es geht in vielen kleinen Schritten alles seinen positiven Gang. Die Patientin macht viele sensitive Übungen und sieht darin ein neues Lebensziel. Nach weiteren zwei Monaten höre ich, dass sie eifrig Karten legt und damit recht erfolgreich ist.

Obgleich ich ein durch und durch positiv denkender Mensch bin, sagte mir meine innere Stimme, dass ich auf der Hut sein solle und dass der Heilungsprozess noch nicht abgeschlossen sei. Diese Intuition trügt nicht, denn nach einigen Wochen erhalte ich einen Brief: *»Ich sitze wieder im Rollstuhl. Es ist alles schlechter geworden. Meinen rechten Arm kann ich nicht mehr heben, ich muss alles mit dem linken machen. Ich habe alle Mittel abgesetzt. Was meinen Sie?«*

Ich rufe die Dame sofort an und frage: »Wem würden Sie jetzt am liebsten eine runterhauen?«

Nach kurzem Zögern, weil sie perplex ist wegen der Frage, antwortet sie: *»Ich würde am liebsten der ganzen Familie eine runterhauen.«*

»Warum?«

»Ja, warum! Das weiß ich nicht so genau.«

»Und ungenau?«

»Die kümmern sich jetzt kaum noch um mich.«

»Aha, der Bann ist gelöst und jetzt haben Sie einen Kontroll- und Machtverlust, oder?«

»Ja, stimmt. Ich fand es sogar vorher besser.«

»Was Sie nicht sagen! Soll das heißen, dass Sie den alten Krankheitszustand wieder herbeisehen?«

»Wenn ich ehrlich sein soll, ja.«

»Ich fasse es nicht!«

Die Patientin lacht unangenehm auf. Dann sagt sie: *»Ich muss es ehrlich sagen. Ich sitze jetzt wieder im Rollstuhl und jetzt kommen alle wieder.«*

»Gut. Dann warte ich, bis Sie sich wieder eines Besseren besinnen. Rufen Sie mich erst wieder an, wenn Sie wissen, was Sie positiv verändern wollen.«

Die Patientin ruft wenig später noch einmal an und klagt: *»Sie können mich doch jetzt nicht so hängen lassen!«*

»Doch, kann ich. Auf Wiederhören.«

Die Patientin ruft ein paar Wochen später wieder an und sagt mit honigsüßer Stimme: *»Sind Sie mir noch böse?«*

»Ich war nie böse. Wie sieht es aus mit Ihrer Bereitschaft?«

»Ich komme noch mal zu Ihnen in die Praxis.«

»Wozu?«

»Ich möchte weitermachen in der Therapie.«

»Sie kennen meine Bedingungen noch?«

»Aber ja, ich bin bereit, alles zu ändern.«

»Frau..., ich habe so etwas noch nie gesagt, schon gar nicht am Telefon. Jetzt tue ich es: Sie lügen. Ich mache das Spielchen nicht mit. Also, melden Sie sich erst, wenn Sie wirklich Ihr Bewusstsein positiv wandeln wollen.«

»Sie... Sie...« Die Patientin findet vor Wut keine Worte.

»Alles Gute für Sie. Tschüss.«

Die Patientin versucht über Briefe, Karten und Telefonate an mich heranzukommen. Aber ich vertraue meiner inneren Stimme, die klar signalisiert, dass die Patientin ihr Machtspiel auf mich ausgeweitet hat und keineswegs an einer wirklichen Änderung interessiert ist. Ich gebe keine Antwort.

Ein Jahr später erhalte ich wieder einen Anruf. Ich höre eine sehr veränderte Stimme. Die Patientin sagt: »*Ich wage wieder, Sie zu kontaktieren. Ich glaube, ich bin jetzt bereit, wirklich etwas zu ändern. Ich habe nämlich alle möglichen Beschreibungen von Lachesis gelesen und mich darin wieder gefunden. Lernt man eigentlich bei der Sensitivitätsschulung eine Lüge zu durchschauen?*«

»Was man lernt ist das Potenzial eines Menschen wahrzunehmen. Als angenehme Begleiterscheinung lernt man auch, das Echte vom Unechten zu unterscheiden.«

»*Ich bin mürbe durch meine eigene negative Energie geworden. Ich denke, es ist Zeit, dass ich richtig an mir arbeite.*«

»Finde ich wirklich großartig. Das ist eben Ihr Potenzial, wenn das Ego einmal in den Hintergrund tritt.«

Die Patientin beginnt eine neue Therapie. Ich sehe keinen Grund, das Mittel zu wechseln. Sie nimmt Lachesis LM120 jeden zweiten Tag. Dazu die Aufgabe, sich selbst jeden Abend Rechenschaft abzulegen, wann und wobei sie an diesem Tag aufrichtig war. Diese Aufmerksamkeitsübung ist der Schlüssel zu einer echten Bewusstseinswandlung bei ihr. Sie lernt, »auf Alpha« in ihren Körper zu reisen und dort heilenergetisch zu wirken. Sie beschafft sich ein Physiologiebuch, lernt, wie gesunde Gewebe-, Knochen-, Knorpel-, Nerven- und Blutzellen aussehen und überträgt sie mental in ihre Organsysteme. Der Heilungsprozess verläuft ruhig, konzentriert, unspektakulär und stetig.

Meine innere Stimme signalisiert, dass es jetzt um wirkliche Heilung geht.

Die Kontrollgelüste und den Machtverlust wandelt die Patientin um in Konzentration auf ihre eigenen Potenziale und deren Verwirklichung. Sie kann beide Arme wieder bewegen, verlässt den Rollstuhl öfter am Tag, kocht für ihren Mann, fährt in Urlaub und lässt es sich wohl sein.

Noch einmal Schlange, bitte!

Taucht in deinem Bewusstsein das Wort »unheilbar« auf,
dann frage dich: Warum bin ich so unkreativ?
Heilkunst ist schöpferisches Tun.
Und kein Egotrip.
Den Mangel muss nicht dein Patient ausbaden.
Unheilbarkeit ist eine Fiktion
Und Ausdruck deiner Bequemlichkeit.

Selbsterkenntnis

Eine 22-jährige Patientin wurde mir von ihrem Pflegevater vorgestellt.
Sie zeigte in der Schule eine Sonderbegabung für Sprachen, beherrschte
jedoch mathematisch nicht einmal das kleine Einmaleins. Die als Dys-
kalkulie bezeichnete Erkrankung führte dazu, dass die Patientin letztendlich nirgendwo eine Stelle bekam. Als ich die hübsche junge Dame
vor mir sah, blickte ich in das vollendete Gesicht einer Schlange (zur
Information: ich mag Schlangen sehr!). Sie fixierte mich und wenn sie
sprach, schnellte ihre gespitzte Zunge wie bei einer Schlange hervor, die
damit ihr Gegenüber erspürt. Als ich nach dem Problem des Rechnens
fragte, schloss die Patientin gelangweilt ihre Augen, verharrte aber in
ihrer wachsamen Haltung. Ihre Geschichte hatte sie schon unzähligen
Therapeuten erzählt. Also änderte ich sofort meine Gesprächsrichtung
und fragte sie nach ihren Wahrnehmungen. Dem Vater gingen Augen
und Ohren über, was er zu hören bekam. Die junge Dame schilderte ausführlich alle möglichen Zustände, die wie aus dem Repertorium klangen.
Sie wurde in dem Maße mutiger, wie sie merkte, dass ich mich über ihre
hellhörigen und hellsichtigen Wahrnehmungen freute. Sie berichtete
über ihre Reisen in fremde Galaxien und beschrieb genau, wie sie ihren
Körper verließ, so dass ich mich an alte Lehrschriften der Yogawis-
senschaften erinnert fühlte. Sie wusste sogar, wer ihr Geisthelfer und
Inspirator war und ging damit angstfrei um. Aber sie hatte sich noch nie
getraut darüber zu sprechen. Der Vater hatte mir im Vorgespräch versi-
chert, dass er nicht willens sei, seine Ziehtochter als behindert abstem-
peln zu lassen. Als er diese »unglaublichen Geschichten« hörte, verlor
er plötzlich allen Mut. Er glaubte, ich könnte am Ende den Eindruck

gewonnen haben, seine Tochter sei hochgradig psychotisch.

Ich ließ mir von der Patientin ausführlich ihre außerkörperlichen Erfahrungen beschreiben und fragte sie, ob sie einen Grund dafür wisse. Der Vater erklärte, bei der Geburt habe die Nabelschnur das Baby stranguliert, es sei blau angelaufen (Lachesis!) und möglicherweise sei ein Gehirnschaden zurückgeblieben.

Wir erarbeiteten ein Konzept, wie sie ihre Gaben besser nutzen kann, um von den Depressionen erlöst zu werden, die sie anfallsweise heimsuchten. Nach der genauen homöopathischen Anamnese ergab sich jedoch nicht Lachesis, sondern zunächst Vipera berus, das ich in C200 jeden dritten Tag verordnete.

Die Eltern waren erstaunt über die ausnehmend positive Wirkung. Zum ersten Mal seit Jahren fruchtete eine Therapie, die der Patientin zudem auch noch so viel Spaß bereitete. Zu Vipera verordnete ich noch Ginkgo als Phytotherapeutikum sowie Farblichtbestrahlung mit Blau und Orange im Wechsel. Nach zwei Monaten wechselte ich auf Lachesis LM6, täglich ein Tropfen auf ½ l Wasser, das über den Tag verteilt getrunken wird.

Das bisherige Ergebnis ist mehr als zufriedenstellend. Die junge Dame wirkt fröhlicher und wacher und sie ist zuversichtlicher eine Arbeitsstelle zu finden. Es zeigen sich erste Anzeichen, dass sie besser zählen, addieren und subtrahieren kann. Kinesiologische Integrationsübungen helfen ihr, ganzheitlich zu lernen und das Rechnen zu stabilisieren. Die Patientin sieht ein, dass ihr Berufswunsch, als Verkäuferin in einer Boutique zu arbeiten, sie zu sehr unter den Druck stellen würde, auf Kommando fehlerfrei rechnen zu müssen. Da sie sich jedoch elegant bewegen kann und an Mode interessiert ist, folgt sie meiner Idee, sich einmal in einer Mannequinschule vorzustellen. Dort wird sie sofort genommen und findet in diesem Beruf ihre Erfüllung.

Stimmen

Wer bist du?
Warum bist du da?
Was hast du mir zu sagen?

Fragen an sensitive Wahrnehmung

Eine Opernsängerin konsultierte mich, weil sie »eine Stimme aus dem Jenseits« hörte. Sie hatte sich mit allerlei esoterischen Praktiken befasst und war zunehmend menschenscheu geworden. Sie lebte nach eigener Aussage »nicht so recht in der Gegenwart«. Eine Reinkarnationstherapie hatte ihr viele Existenzen bis in die graue Vorzeit hinein beschert. Und nun tauchte eine Stimme auf, die ihr sagte »Hör auf!« Ich fragte, wann die Stimme dies sage. Die verblüffende Antwort war: »Während ich auf der Bühne stehe und singe. Was meinen Sie, soll ich aufhören zu singen?« Allein schon diese Frage zeigte, wie gefangen die Patientin in ihren Gedankenmustern und wie wenig geerdet sie war. Ihre Stimme wirkte abwesend und ihre ganze Erscheinung vermittelte den Eindruck eines Menschen, der nicht bei sich ist, sondern sozusagen neben sich steht.

Ich erklärte der Dame, dass es sich bei diesem Phänomen um Hellhörigkeit handle. Hellhörige Wahrnehmungen sind oft mit der Gabe des Hellfühlens gekoppelt. Das Ausdrucksorgan ist in der Regel die Stimme. Das bedeutet, Fühlen und Hören gehören eng zusammen. Inspirative hellfühlige und hellhörige Wahrnehmungen möchte der/die Betreffende am liebsten in der Körperbewegung ausdrücken und dabei sprechen. Anders gesagt, eine latente Gabe der Hellhörigkeit drückt sich beim Menschen dadurch aus, dass er spricht, während er sich im Raum umher bewegt. Die physische Entsprechung der Hellhörigkeit ist der auditive Kanal. Ein auditiver Mensch nimmt also primär über das Ohr wahr und muss zum Beispiel beim Lernen seine eigene Stimme hören.

Als ich zu diesem Punkt gekommen war, fiel mir die Patientin ins Wort und sagte: *«Ja, genau das kenne ich. Und meine Eltern haben immer gesagt, ich sei verrückt, weil ich mit mir selbst rede! Aber ich muss mich auch beim Einstudieren meiner Partien immer im Raum umher bewegen.*

197

Oder wenn ich etwas erzähle, muss ich mich dabei ebenfalls bewegen.«

Die Patientin war zu Beginn der Sitzung noch sehr angespannt. Als sie aber die Zusammenhänge zum ersten Mal vom Potenzial aus betrachtet hörte, lehnte sie sich entspannt zurück.

Damit war der erste Schritt getan. Aus dem Phänomen des Stimmenhörens war der Hinweis auf eine Begabung herausgefiltert. Was jedoch nicht in der Ordnung der Patientin lag und sie negativ behelligte, war die Stimme, die ihr suggerierte, mit Singen aufzuhören. Auch dieses musste noch näher beleuchtet werden. Deshalb fragte ich sie, ob sie denn mit dem Gedanken gespielt habe, mit Singen aufzuhören. Sie bejahte dies. Sie war mit dem Opernbetrieb nicht einverstanden und erwog, mehr in den Konzertgesang einzusteigen. »Warum?« *»Weil ich dann mehr mein eigener Chef bin.«*

Ich erklärte: »Da Sie ganz offensichtlich eine hellhörige Begabung haben, kann es sein, dass sich Ihr Unterbewusstsein Gehör sozusagen durch den hellhörigen Kanal verschafft. Ihre Gedanken werden zu einer Stimme transformiert, die dann das ausdrückt, was Sie unterbewusst denken. Das ist die eine Möglichkeit. Wenn Sie aber meinen, die Stimme komme aus dem Jenseits, also aus einer anderen Dimension, dann müssen Sie das überprüfen. Wenn die Stimme wieder kommt, stellen Sie ihr mit lauter Stimme die Fragen: 'Wer bist du? Warum bist du da?' Entweder, Sie bekommen dann eine Antwort oder das Phänomen verschwindet.«

In diesem Falle war die Patientin zwar bereit, ihre Wahrnehmung zu überprüfen, doch ich spürte deutlich, dass sie am liebsten an ihrer Meinung, die Stimme komme aus dem Jenseits, festhalten wollte. Diese Fixierung war in der Tat behandlungsbedürftig.

Ich erhob eine homöopathische Anamnese, bei der sich herausstellte, dass die Patientin schon als Kind hellhörige Wahrnehmungen erlebt hatte und sich sehr bald nicht mehr traute, diese ihren Eltern mitzuteilen. Sie galt als sonderbar und flüchtete sich nun in die Musik, um weniger sprechen zu müssen, sondern stattdessen mehr über ihre Gesangsstimme auszudrücken, was ihr Herz bewegte. Alle geschilderten Gemütszustände wiesen auf eine unterdrückte Lachesis-Persona.

Ihre Körpersymptome waren eher unauffällig. Was aber deutlich zu Lachesis führte, war ein starkes prämenstruelles Syndrom mit großer

Reizbarkeit, Eifersucht und klumpigem Blut zu Beginn der Mensis. Wenn die Mensis dann in vollem Gange war, fühlte sie sich wieder gut. Sie gehörte zu den Sängerinnen, die trotz Mensis die schwere körperliche Arbeit des Singens ausführen konnte – was durchaus nicht selbstverständlich ist!

Sie bekam Lachesis LM12, eine Woche lang täglich einen Tropfen. Dann sollte sie eine Woche warten und sich danach bei mir melden. Sie erhielt zudem die Hausaufgabe auf ihre Träume zu achten und die Stimme anzusprechen, wenn sie auftauchte.

Nach zwei Wochen rief die Patientin an und berichtete:

»Kaum hatte ich die Stimme angesprochen, verschwand sie. Sie tauchte auch nicht mehr auf. Ich muss zugeben, zuerst war ich richtig enttäuscht.

Ich träumte intensiv von meinen Eltern. Ich wusste, dass ich träumte und entschied ihnen zu sagen, dass ich völlig normal bin. Sie schauten erstaunt und gingen dann weg, was mir sehr gut tat.

Die Kollegen sagen mir, ich hätte auf der Bühne mehr Ausstrahlung.

Ich spüre, dass ich mich weite, dass ich einen größeren Atem bekomme. Es geht mir viel besser.«

Lachesis hatte also gut gewirkt. Deshalb verordnete ich das Mittel weiter, allerdings nur jeden zweiten Tag einen Tropfen. Sie erhielt die Aufgabe, jeden Tag dem Heilmittel zwölfmal zu danken und eben so oft ihrem beruflichen Tun zu danken. Wie zu erwarten, war sie sehr erstaunt über diese Aufgabe. Ich erklärte ihr: »Wo keine Dankbarkeit besteht, kann keine Heilung und Inspiration erfolgen.«

Nach weiteren vier Wochen fühlte sich die Patientin ganz im Gleichgewicht. Da aber keine Stimme mehr auftauchte, fragte sie, ob durch die Behandlung ihr hellhöriges Talent verschwunden sei.

Es gehört zu meinem Behandlungskonzept abzuwarten, ob sich jemand für den positiven Aspekt des vormals negativ behelligenden Phänomens interessiert oder nicht. Hier war es nun so weit, die Begabung auf der Basis einer entspannten und im Gleichgewicht befindlichen Persönlichkeit wieder anzusprechen. Ich empfahl der Patientin, einen kleinen Zirkel mit engen Freunden zu gründen und einfache sensitive Übungen durchzuführen. Die Dame fand zwei Freunde und richtete es trotz ihres terminreichen Opernbetriebes ein, dass sie sich alle drei Wochen zu dritt trafen.

Ein weiteres Ergebnis der Behandlung war: Sie sagte aus ganzem Herzen »Ja« zu ihrem Beruf und stellte fest, dass sie lange Zeit im Leben undankbar gewesen war und sich jetzt viel besser fühlte, weil sie »Danke« sagen konnte.

Die Patientin veränderte sich zusehends zu einer erlösten Lachesis-Persona, die gerade im künstlerischen Bereich die große Bühne braucht. Wenn Lachesis auftritt, ist die Bühne »voll«, ähnlich wie bei Medorrhinum. Die Ausstrahlung erreicht in einem großen Saal auch noch den letzten Platz. Als die Sängerin dies erlebte, war sie froh, auf einer Opernbühne arbeiten zu dürfen statt in einem nüchternen Konzertsaal. Sie erkannte auch, dass sie die körperliche Bewegung beim Singen braucht und dies optimal in der Oper möglich ist.

Was mich besonders freute, war ihre wachsende Sicherheit, im Bereich der Esoterik besser unterscheiden zu können, was echt und unecht ist, was ihr gut tat und was nicht. Ich kann eine Lachesis-Persona nicht davon abhalten, sich mit »überirdischen Dingen« zu befassen. Aber ich vertraue darauf, dass ihre starke intuitive Kraft, wenn sie denn erlöst wird, ein ebenso starkes Qualitätsbewusstsein erschafft.

Kobra, bitte!

Wenn ich die Wahl habe
zwischen guten Nerven
und einer guten Arznei,
wähle ich die guten Nerven,
denn sie führen zur besten Arznei.

Anamnese-Erkenntnis

Ein junger Arzt konsultierte mich wegen chronischer Dermatitis auf den Handinnenflächen, Reizhusten und Depressionen, die während seines Nachtdienstes auftraten und wegen häufiger auditiver Halluzinationen. Er hörte Stimmen, deren Sinngehalt er nicht verstand. Er sah übermüdet aus, war aber dennoch sehr wachsam. Seine Augen waren starr und die Pupillen leicht geweitet. Ich fragte nach seinem Lebensstil und wie nicht anders erwartet, arbeitete er ohne Pause zu lange in der Klinik, manchmal 36 Stunden und mehr am Stück ohne zu schlafen. Er aß nicht regelmäßig, sondern lebte hauptsächlich von Nahrungsergänzungsmitteln in Kapselform. Ich fragte ihn, ob er bereit sei seinen Lebensstil zu verändern. Er verneinte und ich sagte: »Gut, dann warte ich, bis Sie bereit sind.« Verdutzt und zugleich amüsiert fragte er: »*Ja, soll das heißen, dass Sie die Anamnese abbrechen?*« Ich nickte wortlos und wartete ab, was passieren würde. Etwas unsicher, wie er die Situation einzuschätzen habe, rutschte er auf dem Stuhl hin und her, setzte sich dann aufrecht hin und schaute mich mit großen, starren Augen wie hypnotisierend an. In meinem Geist verwandelte sich sein Gesicht in das einer schönen Kobra (Naja tripudians). Ich rückte meinen Stuhl ein wenig zur Seite, so dass die ausgesendete Energie an mir vorbei ins Leere floss – ja eigentlich schoss. Er fiel fast vornüber, weil plötzlich keine Angriffsfläche mehr vorhanden war. Ich fragte: »Also, was ist nun? Sind Sie bereit, aktiv an Ihrem Heilungsprozess mitzuarbeiten? Sind Sie bereit, etwas in Ihrem Lebensstil zu ändern?« Das folgende Gespräch bestärkte mich darin die Schlangenmittel in die engere Wahl zu ziehen, denn er versuchte einerseits mit allen Mitteln zu argumentieren, dass sich in seinem Leben nichts ändern lasse, wenn er als Arzt Karriere machen wolle. Andererseits versuchte er mir das Wort im Munde herumzudrehen und mich zu manipulieren. Nach etwa zehn Minuten sagte ich: »Darf ich mal zusammenfassen, damit wir vorankommen? Sie sind also bereit aktiv mitzuarbeiten um gesund zu werden? Bitte antworten Sie ganz einfach mit Ja oder Nein.« Wie aus der Pistole geschossen kam: *»Ja, na klar!«*

Klar war gar nichts, aber ich nahm die homöopathische Anamnese auf und die oben genannten Symptome passten tatsächlich zu Naja. Es war, als inspirierte mich der Geist der Schlange, denn ich verordnete nur Naja C30, ohne irgendeine Übung. Ich gab ihm deshalb keine Übung, weil er darauf fixiert war und ich ihn durch Nichterfüllen seiner Erwartung aus der Starre holen wollte. Daraufhin sagte der Arzt: *»Ja, jetzt bin ich aber erstaunt. Sie geben mir bloß eine C30? Und was ist mit den Übungen, von denen ich gehört habe? Brauche ich keine?«* Meine Antwort: »Das Mittel ist Ihre Übung.« *»Und warum so niedrig?«* »Weil Sie zu hoch sind.« Nachdenklich verließ der junge Mann die Praxis.

Ich möchte an dieser Stelle etwas einfügen, das mich als junge Studentin einst ungemein beeindruckt hatte und meine heutige therapeutische Arbeit vom Prinzip her nach wie vor inspiriert: An der Kölner Uni gab es einen Prof. Dr. Schuster, *die* Koryphäe für sumerische Keilschrift. Er, der äußerst freundliche, humorvolle Gelehrte, hatte eine höchst unkonventionelle Art, seine Studenten auszusuchen. Wenn sich ein neuer Student in das Institut für Altertumskunde »verirrte«, begrüßte er ihn und sagte: »Das ist ja fabelhaft, dass Sie Keilschrift studieren wollen. Hier haben Sie ein Blatt. Übersetzen Sie mal und kommen Sie in zwei Wochen« wieder vorbei!«

Wie zu erwarten, kamen die meisten Studenten nie wieder, denn vor der Türe drehten sie das Blatt links herum und rechts herum, sahen keinen Anfang und kein Ende und wussten nichts damit anzufangen. Aber es gab auch immer wieder einen Studenten, der begriff, was der alte Professor eigentlich von ihm wollte, nämlich Begeisterung und Kreativität. Die Studenten machten sich kundig und enträtselten ein paar Zeichen. Kam dann ein solcher Student nach zwei Wochen wieder zu Prof. Schuster, so wurde er mit den Worten empfangen: »Herrlich, meinen Glückwunsch! Das haben Sie fabelhaft gemacht. Aus Ihnen kann ein guter Forscher werden!« Nebenbei bemerkt: Alle Studenten, die bei ihm in die Lehre gingen und außer Keilschrift viel Lebensfreude, Witz und Humor lernten, bekamen weltweit gute Stellen.

Dieser Professor fiel mir also nun wieder ein, denn sein Beispiel lehrte mich: Es darf auch alles ganz anders sein. Es gibt keine vorgeschriebenen Bahnen. So bekam der junge Mann »nur« das Mittel und keine Übung wie meine Patienten sonst. Ich wartete, was geschehen würde. Er meldete sich und beschrieb, wie er zunächst sehr verärgert über mich war, weil seine Erwartung nicht erfüllt worden war. Er hatte sich nicht genügend beachtet gefühlt, aber dann doch erkannt, dass meine Vorgehensweise einen Sinn gehabt haben musste. Er verbrachte allein zwei Wochen damit darüber zu grübeln, warum ich so gehandelt hatte. Dann (endlich!) träumte er die Lösung, nämlich von einem Schlangenmenschen, der in allen vier Elementen leben konnte und abends stets zu einem Kreis wurde. Er sah außerdem seinen früh verstorbenen Vater und viele Gesichter von Ahnen, die er nicht kannte. Der Patient träumte luzid, war sich also des Träumens bewusst und befragte den Vater intuitiv, ob er es sei, der sich als Stimme während des Nachtdienstes bemerkbar mache. Er erhielt ein Ja. Daraufhin fragte er, warum der Vater auf seine Hände schaue. Daraufhin nahm der Vater die Hände des Sohnes in seine – und aus den Händen strömte hellblaues Licht.

Am nächsten Morgen fühlte sich der Patient »wie verwandelt«. Etwas war plötzlich vollkommen anders. Er kam erneut in die Praxis und nun gab ich ihm die Übung mit, seine Patienten mit den Händen leicht zu berühren und das besagte hellblaue Licht daraus strömen zu lassen. Das hatte phänomenalen Erfolg! Er entdeckte seine Heilerqualität. Ihm ging es besser und seinen Patienten ging es ebenfalls besser. Es änderte sich kaum etwas im Äußeren, doch im Inneren reifte der junge, ehrgeizige Arzt zu dem, was sein eigentliches Potenzial war, nämlich das, was in seinem Alltag zu tun war mit dem Herzen zu tun. Er beschrieb den Prozess so, als richte sich seine innere Kobra auf, jedoch nicht, um anzugreifen, sondern um sich in »vollem Ornat« zu zeigen. Das geträumte Sinnbild des Schlangenmenschen, der sich abends friedlich zum Kreis ringelte, setzte er so in seinen Alltag um, dass er so wenige Nachtdienste wie möglich absolvierte und einen gesünderen Schlafrhythmus anstrebte. Sein Vater blieb sein Inspirator und war die Stimme, die ab und zu auftauchte, jedoch nur, um ihn in wichtigen Lebenssituationen zu beraten. Der Arzt lernte seine hellhörige Gabe ganz natürlich anzuwenden und begriff, dass es sich eben nicht um Halluzinationen handelte, sondern um eine Begabung, die ihn in seinem Leben vorwärts brachte.

Es dauerte lange, bis die Körpersymptome wirklich überflüssig wurden. Dazu verordnete ich noch eine Gabe Lachesis C1000. Der Patient erkannte als Arzt den tieferen Sinn eines homöopathischen Heilungsprozesses. In dem Maße wie er unter Lachesis mehr und mehr seine Hände als Heiler einsetzte und dies seinen inspirativen Bilderspeicher freisetzte, verschwand auch die Dermatitis bleibend. Die vormals lästigen Stimmen hatte er zu einem hellhörigen Zugang zu seiner Vaterkraft diszipliniert. Die Depression wandelte sich in Begeisterung für die Sinnfindung in seinem Beruf als Arzt. Er hatte durch den Traum seinen Ruf und seine Berufung verstanden.

Als ich ihn nach einem halben Jahr wieder sah – trotz vieler Arbeit mit strahlenden Augen, federnd vor Kraft – spendete ich Hahnemann mal wieder ein Räucherstäbchen und sandte auch einen Dankesgruß an den inzwischen längst verstorbenen Prof. Schuster. Möge er weiterhin als Gast-Ahne hinter mir wirken und meine Erkenntnis stärken, dass man in der Heilkunst manchmal einfach nur starke Nerven braucht, nichts zu tun.

Zu den medialen Schlangenmitteln möchte ich abschließend sagen, dass es auch immer wieder Fälle gibt, bei denen Menschen nicht genesen und ihre medialen Gaben in der Psychose stecken bleiben oder enden. Der Grund dafür ist, dass sie der Faszination ihrer Wahrnehmung erliegen, sei sie auch noch so bedrohlich und das Leben einschränkend. Sie wollen sich nicht in einen Heilungsprozess begeben, weil sie ihn als Machtverlust empfinden und sie keinen anderen Lebensinhalt haben, der die krankmachenden Wahrnehmungen ersetzen könnte. Menschen, die eine Schlange als Heilmittel benötigen, sind meine wichtigsten Lehrer für die Einstiegssituation in einen Heilungsprozess: Anschauen – Annehmen – Verändern. Wenn sie sich nicht verändern wollen, können wir die gesamte Materia medica in sie hinein schütten, es wird nichts fruchten, denn sie haben dem genau so viel negative Energie entgegenzusetzen. Jeder Funke von Helfersyndrom beim Therapeuten wird von Lachesis und ihren Schwestern instinktiv wahrgenommen und in ein Machtspiel mit dem Therapeuten verwandelt. Das muss der Therapeut lernen zu durchschauen. Offenbar ist es für die Seele mancher Menschen wichtig, einen solch mühsamen Weg zu gehen. Nicht jedes Talent lässt sich zu einem Kleinod disziplinieren und manche Menschen leben lieber im seichten Gewässer der Esoterik oder dümpeln im Nebel ihrer Wahrnehmungen durchs Leben. Ich enthalte mich jeglichen Urteils von richtig und falsch, sondern lerne durch solche Patienten immer wieder, dass ohne die innere Bereitschaft zur Wandlung eine Heilung nicht möglich ist. Der Klammer- oder Würgegriff der Schlange ruft nach Erhöhung, wie Herbert Fritsche in seinem Buch so treffend schreibt. Wenn der Therapeut es nicht schafft seine Heilkunst zu erhöhen um mehr zu sehen als das, was vor ihm ist, kann er leicht zum Opfer der Schlange werden. Loslassen und Geschehenlassen sind schon gute Übungen, angesichts eines Schlangen-Patienten nicht selbst zum Patienten zu werden.

Natrium-Heilung

Ja, aber... = natrische Liebe zum Mangel.

Fazit nach viel Kochsalz in Menschengestalt

Eine 38-jährige Frau kam zu mir in die Praxis. Sie war mit ihrem Mann angereist, weil sie nicht mehr selbst Auto fahren konnte. Sie hatte infolge vieler Unfälle Rückenschmerzen, Harninkontinenz, schwere Depressionen, Herzrhythmus- und Magen-Darmstörungen. Sie litt zudem unter Schlaflosigkeit, starken Menstruationsbeschwerden, Händezittern und hatte immer eiskalte Hände und Füße. Dazu zählte sie mindestens 22 Allergien auf, atmete hektisch und hatte sich in Frührente begeben. Sie nannte sich ein menschliches Wrack. Während sie ihre Leiden »cool« aufzählte, beobachtete ich ihren Mann, der bedrückt und unglücklich erschien, was nicht weiter verwunderlich war. Ich fragte die Dame, ob es irgendetwas Schönes in ihrem grauschwarzen Alltag voller Leid gebe und worüber sie sich überhaupt freuen könne. Sie antwortete mit todernstem Gesicht: *»Ich bin eigentlich ein ganz positiver und humorvoller Mensch.«*

»Warum dann all das Leid und die vielen Symptome?«

»Das hängt mit meiner Kindheit zusammen. Da war ein Missbrauch.«

»Und deshalb müssen Sie *jetzt* so leiden?«

»Ja. Das kommt alles von damals.«

»Sie leben jetzt. Was wollen Sie jetzt ändern?«

»Ich habe alles versucht, aber es klappt nicht.«

»Zum Beispiel? Was haben Sie versucht?«

»Ich meditiere jeden Tag, visualisiere meinen Körper und mache mir ein positives Programm.«

»Wie sieht das aus?«

»Ich erfinde eine Affirmation, zum Beispiel: Ich nehme diesen Tag an, wie er ist.«

»Und dann?«

»*Dann ist der Tag beschissen.*«

»Er läuft also nicht so, wie Sie ihn sich vorstellen?«

»*Ja, ich weiß morgens schon, was passiert.*«

»Wie das?«

»*Ich habe eine Vorahnung. Dann sehe ich ein Bild vor Augen, und genau das tritt ein. Da kann ich mich hundertprozentig drauf verlassen.*«

Die weitere Unterhaltung zeigte, dass die junge Frau sowohl etliche Déja-vu-Erlebnisse hatte, als auch eine gute Intuition. Sie nutzte ihre Fähigkeiten sjedoch ausschließlich als Beweisführung, dass die Welt schlecht sei und sie ja nicht gesund werden könne, weil es *das* Heilmittel für sie nicht gebe. Ich fragte sie also, was sie von mir erwartete.

Antwort: »*Ich hoffe, Sie können mir einen Tipp geben, wie ich das negative Denken loswerde, denn ich weiß ja, ich bin medial begabt. Ich möchte so gerne gute Vorahnungen haben.*«

»Was steht für Sie im Vordergrund, Ihre vielen Krankheitssymptome oder Ihre Sensitivität?«

»*Am liebsten beides. Ich möchte Übungen machen und richtig gesund werden.*«

Das klang hoffnungsvoll! Ich ließ die Patientin aus der Kindheit erzählen. Das Fazit war, dass sie sich ungeliebt, übersehen und überflüssig vorkam und einen »richtigen Hass« auf ihren Vater hatte. Auf den Missbrauch angesprochen, blieb sie verschlossen. Am Ende dieser Anamnese kristallisierte sich für mich kein eindeutiges Profil heraus. Einiges deutete auf Natrium, einiges auf Causticum, einiges auf Hypericum, zumal sie als Reiterin mehrere Male vom Pferd gefallen war und seither Muskelschmerzen hatte.

Ich begab mich in einen Alpha-Zustand und sah in ihrem Energiefeld viele leuchtende Farben, die auf künstlerische Talente hinwiesen. Darauf angesprochen, sagte sie, sie sei eine gute Malerin und Grafikerin. Ich sah keine Zeichen für Missbrauch – solche Traumata sind in der Regel im Emotionalkörper deutlich zu erkennen. Da ich eine Heilerbegabung mit ihren Händen wahrnahm, ließ ich mir ihre hellfühligen und hellsichtigen Wahrnehmungen beschreiben. Sie sagte:

«Ich kann problemlos alles visualisieren. Ich spüre, wenn mein verstorbener Vater im Raum ist, dann konzentriere ich mich ganz intensiv und dann sehe ich eine milchige Gestalt. Irgendwie weiß ich, dass es mein Vater ist.«

Diese Erscheinung ängstigte sie nicht, sie ging damit selbstverständlich um. Sie unterhielt sich mit ihrem Vater und spürte plötzlich *»wie sich ein Schalter umdreht. Dann sehe ich in die Zukunft. Ich sehe einen Unfall oder es stirbt einer. Und das trifft ja dann auch ein. Ich will das dann irgendwie wieder gutmachen und lege meinem Mann oder meiner Katze die Hände auf. Dann strömt warme Energie aus den Händen.«*

Während dieser Wahrnehmungen fühlte sie sich schwerelos, schwebend und wollte sich am liebsten in Luft auflösen.

Ich verordnete: ein Tag Natrium LM30, ein Tag Causticum LM12; beide Mittel immer im Wechsel. Dazu: Täglich 3 Tabletten Jarsin (Phytotherapeutikum = Johanniskraut), täglich ein Glas Salzkristallwasser. Jeden Tag vor dem Einschlafen und nach dem Aufwachen laut sagen: »Wie schön, dass es mich gibt.« und ebenfalls täglich den inneren Raum leeren (Arme nach vorne ausstrecken, seitlich bewegen und dabei sagen: »Bis hierhin und nicht weiter.« Dabei eine Person visualisieren, zu der dieses gesagt wird. Pro Person 30 mal.).

Außerdem gab ich ihr noch die Übung »Mein Denken«, einmal vor Beginn der Therapie und einmal einen Monat später. Diese Übung sieht so aus:

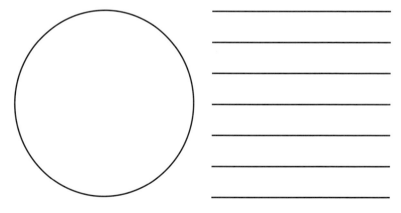

Abb. 24 Problemkreis als Testgrundlage

Die Patientin schrieb zunächst auf die Linien neben den Kreis das, was sie für wichtig erachtete und worüber sie nachdachte. Dann füllte sie diese Themen als Segmente in den Kreis ein und bestimmte die Größe jedes Segments entsprechend seiner Wichtigkeit und malte die Segmente schließlich farbig aus. Jede Farbe steht für ein Thema. Die auf den Linien beschriebenen Themen werden nach hinten geklappt, so dass ich selbst nur den Farbenkreis zu sehen bekomme. Das sah dann bei dieser Patientin zum Beispiel so aus:

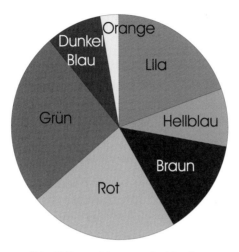

Abb. 25 Beispiel für einen Problemkreis

Ich machte dann mit ihr eine kinesiologische Sitzung und testete alle Segmente auf Stressanzeige. Das dunkelblaue Segment zeigte Stress an. Wir führten eine kinesiologische Sitzung mit dem Ziel der Stressreduzierung (ESA) durch, bei der die Patientin ihren Stress ablösen konnte, ohne dass sie das Thema mir gegenüber benennen musste. Diese Form der kinesiologischen Sitzung habe ich speziell für traumatisierte Patienten entwickelt. Im energetischen Dialog muss *eine* Person Bescheid wissen, worum es geht. In diesem Falle weiß es nur die Patientin. Dennoch kann man die Balance nach allen Regeln der Kunst durchführen.

Ihr Feedback nach drei Wochen:

»Ich bin immer noch von mir getrennt. Ich fühle mich immer noch unsicher. Ich traue immer noch nicht meinen Gaben...«

»Nachdem ich Ihnen geduldig zugehört habe, was alles noch nicht ist, möchte ich jetzt wissen, was sich verändert hat.«

»*Eigentlich nichts.*«

»Und uneigentlich?«

»*Komischerweise ist der Missbrauchsgedanke weg. Ich kann mich nicht mehr an etwas Unangenehmes erinnern. Der Missbrauch war das Thema Blau im Denkkreis, Sie erinnern sich? Ich weiß gar nicht, ob da überhaupt mal was war. Es ist mir jetzt auch nicht mehr wichtig. Ich traue mich öfter, die Hände bei Menschen und Tieren aufzulegen. Ich höre immer, das tue sehr gut.*«

Zweiter Therapieschritt: Causticum ließen wir weg, Natrium blieb, jeden Tag ein Tropfen. Alle anderen »Mittel« blieben auch. Dazu eine neue Übung: Sie sollte mental Kontakt mit dem verstorbenen Vater aufnehmen, wenn sie in orangefarbenem Licht saß. Dann sollte sie laut sagen, was ihr nicht gepasst habe und dem Vater dann verzeihen. Danach sollte sie dem Vater sagen, was sie an ihm ehrenwert finde.

Meine Überlegung hierzu war: Es ist sehr wichtig, eine sensitive Wahrnehmung frei von »richtig« und »falsch« oder von »wahr« und »unwahr« zu halten. Ich hatte im Energiefeld der Patienten kein Trauma von Missbrauch gesehen und war sicher, dass dies eine erwünschte Einbildung der Patientin war, um ihren Krankheitszuständen eine besondere Bedeutung zu verleihen. Aber das war das Thema der Patientin, nicht meines. Dadurch, dass die Patientin selbst zu der Erkenntnis kam, dass da gar kein Missbrauchsthema mehr vorhanden war, war das einerseits eine Bestätigung meiner Wahrnehmung und andererseits ein wichtiger Schritt für sie, Symptome loszulassen.

Ich erlebe bisweilen auch Natrium-Persönlichkeiten, bei denen es genau umgekehrt ist: Ich sehe im Energiefeld eine gravierende Traumatisierung, einen Missbrauch oder eine Überschreitung der Privatsphäre usw. und der Patient spricht nicht darüber oder hat es so weit verdrängt, dass sie/er sich momentan nicht daran erinnert. Auch hier behalte ich meine Wahrnehmung für mich und wähle eine ganzheitliche Therapie, die einen entsprechenden Impuls zur Klärung setzen kann. Dann löst sich die Unterdrückung meist von selbst und der Patient berichtet von seinem Trauma.

Nun weiter mit dem aktuellen Fallbeispiel. Nach einem Monat berichtete die Patientin:

»Es ist mir öfter warm, ich friere nicht mehr so schnell. Ich kann besser Menschen um mich herum vertragen. Ich vertrage auch wieder viele Nahrungsmittel. Die luziden Träume sind positiv. Die Vorahnungen sind verschwunden.«

Des weiteren übte sie sich darin, intensiv an etwas oder jemanden zu denken und sich dann zu freuen, wenn eine positive Situation sich tatsächlich ereignete oder genau die Person anrief, an die sie liebevoll gedacht hatte. Sie nannte es die »positive Umpolung der sensitiven Fähigkeiten«. Sie konnte sich wesentlich besser abgrenzen und bewusster entscheiden, wer ihr nahe sein durfte. Sie hatte mit ihrem verstorbenen Vater mentalen Kontakt aufgenommen und ihm mit lauter Stimme zuerst gesagt, was sie ihm als Kind, aus dem Gefühl der Ohnmacht heraus, nicht hatte sagen können. Dann hatte sie gesagt: *»Vater, ich verzeihe dir deine Fehler. Ich versuche jetzt, deine Vorzüge besser zu sehen. Ich ehre deine Kraft, ich ehre deine Stimme und ich ehre deine Großzügigkeit.«*

»Wenn ich das laut sage, lächelt mein Vater.«

Die Lebensbewältigung wurde insgesamt besser. Es gab immer wieder kleine Rückfälle von Angst und Unsicherheit, aber auf der großen Linie war sie in Bewegung gekommen.

Der dritte Therapieschritt beinhaltete Natrium mur. C200 zweimal pro Woche, vier Monate lang. Daraufhin festigte sich die Natrium-Persona noch mehr. Ich verordnete schließlich als Abrundung des Prozesses Halit LM12 (eine von mir sensitiv hergestellte Information, mental auf Quellwasser übertragen). Die Patientin wurde hellfühlig und beschrieb sich als *»rund und vollständig. Ich habe das Gefühl, alle Teile, die irgendwo herumschwirrten, habe ich eingesammelt. Es geht mir gut. Ich brauche nichts mehr, ich bin zufrieden.«*

Ich auch!

Ich finde, das ist ein schönes Beispiel dafür, wie chaotisch und unüberschaubar ein relativ junger Mensch Symptome produziert und wie Täuschungen entstehen, aber auch, wie großartig hier die Homöopathie, insbesondere Natrium muriaticum, ordnend einwirkt.

Thai-Tränen

Mechtilde Wiebelt

Eine aus Thailand stammende Patientin bringt ihre auf Familienbesuch befindliche Mutter zu mir. Sie spricht kein Wort Deutsch und hat traurige Augen. Ihre riesige Tüte mit vielerlei Arznei schaue ich erst gar nicht an, denn ich würde mangels Sprachkenntnissen und Kulturunterschieden nichts davon verstehen. Ihre Tochter übersetzt leidlich, was die Mutter auf meine Fragen antwortet. Zusammengefasst begreife ich, dass die Frau ein hartes Leben hatte, denn ihr Mann wurde ermordet, als sie bereits zwei kleine Töchter – 3 und 1 Jahr alt – hatte. Sie weint nicht, das sei in Thailand nicht üblich. Ihre Beschwerden reichen von einem Druck auf dem Herzen bis zu Diabetes. Die Patientin wird bald wieder abreisen, so dass ich keine Kontaktmöglichkeit haben werde. Ein »Volltreffer« bei meiner Behandlung wäre also zu wünschen. Sie ist eine kleine drahtige Frau, die sehr stolz und wie eine Indianerin auf mich wirkt. Aufgrund der Kummergeschichte gebe ich ihr Natrium muriaticum C 1300 in die Hand. Sie wendet sich augenblicklich an ihre Tochter und sagt, sie müsse weinen. Ich bestärke sie, dass sie ihren Tränen hier freien Lauf lassen darf und tröste sie, indem ich einfach nur da bin. Die Tochter weint gleich mit und sagt, das sei ansteckend. Nach 5 Minuten »Ausweinen« wechseln wir zu gemeinsamem »Auslachen« im Sinne von »Anlachen«. Ich gebe ihr einen Globulus mit, um ihn bei sich zu tragen.

Zwei Wochen später höre ich, dass die Frau alle anderen Medikamente abgesetzt habe und sich immer noch sehr erleichtert fühle. Sie habe einen besseren Schlaf und möchte noch einige Wochen die Zeit in Deutschland mit ihren Töchtern genießen. Die Familie hat mich aus Dankbarkeit zu einem wunderbaren original thailändischen Essen eingeladen.

Eingemauerte Heilergabe

Es kann nicht sein,
was nicht sein darf.

Glaubenssatz der Inquisition seit 1213

Ein junger Mann, früher als Masseur tätig und jetzt auf dem Bau, kommt wegen chronischer Konjunktivitis und massiven Ängsten. Da er sich kaum noch traut, aus dem Haus zu gehen, hat er Angst seinen Brotberuf zu verlieren. Auf meine Frage, warum er nicht mehr als Masseur arbeitet, antwortet er: *»Ich spüre zuviel, ich weiß sofort, was im Patienten los ist. Ich bin zu sensibel. Das macht mich fertig. Ich will niemanden mehr berühren.«*

Auf dem Bau verletzt er sich jedoch dauernd. Sein Hausarzt rät zu einer Tetanusimpfung. Er will wissen, was ich von der Impfung halte, ob ich dagegen bin oder was ich von einer Impfung mit genmanipuliertem Serum halte usw.

Mir fällt als erstes eine überdurchschnittliche Heilerbegabung auf, die sich im Energiefeld durch Orange im Mentalfeld zeigt. Es ist klar, dass es momentan keinen Sinn hat, dem Patienten dies zu sagen, denn er hat sich ja bewusst von seiner Begabung zurückgezogen. Zum Impfthema sage ich:

»Sie sind der Chef Ihres Energiesystems, nicht der Arzt und auch nicht ich. Sie geben sich jetzt drei Tage Zeit, setzen sich täglich eine halbe Stunde in Orangelicht, nehmen Natrium mur. LM12 und konzentrieren sich auf den Gedanken: Ich freue mich an meinen Gaben.«

Der Patient springt, fast wie von der Tarantel gestochen, hoch und wehrt das als Blödsinn ab. Mein einfacher Kommentar: »Gut, dann beenden wir die Sitzung.«

»Ja, ist das alles, was Sie mir zu bieten haben? Ich bin extra auf Empfehlung von x gekommen, der gesagt hat, Sie könnten mir helfen. Ich bin extra so weit angereist. Jetzt bin ich richtig enttäuscht. So einfach kann das doch schließlich nicht sein!«

»Es tut mir leid. Ich bin sehr einfach im Denken. Auf meinem Autonummernschild steht Schwarz auf Weiß: IQ 101. Was wollen Sie da erwarten? Tut mir leid, dass Sie enttäuscht sind.«

Der Patient ist verwirrt und schaut mich prüfend an, ob ich ihn vielleicht auf den Arm nehme.

»Haben Sie wirklich den IQ auf dem Auto stehen?«

»Ja, Sie können es überprüfen.«

Schweigen. Der Patient wird unsicher und weiß nicht, was er tun soll, gehen oder bleiben. Dann:

»Was haben Sie noch mal gesagt?«

»Was ist Ihnen denn in Erinnerung?«

»Ich soll meine Gaben ehren. Das kann ich nicht.«

»Wenn Sie es schon könnten, säßen Sie nicht hier. Wollen Sie es denn mal versuchen?«

»Ungerne.«

»Gut, dann warte ich, bis Sie es gerne tun. Sie können mich ja benachrichtigen, wenn Sie so weit sind.«

»Heißt das, ich soll jetzt gehen?«

»Sie dürfen gehen, wann sie wollen. Sie sind freiwillig gekommen und Sie können auch freiwillig gehen.«

»Also, wie soll ich die komische Übung machen?«

»Ich erkläre sie noch einmal. Dazu eine zweite Übung: Vor dem Einschlafen und nach dem Aufwachen laut sagen: 'Wie schön, dass es mich gibt'.«

Der Patient schaut mich missbilligend an.

»Weil Sie wirklich ein ausnehmend netter und begabter junger Mann sind (der Patient wird sauer), dürfen Sie auch noch ein Mittel nehmen. Jeden Tag einen Tropfen Natrium. Und wenn Sie die Flasche in der Hand halten, prägen Sie den Gedanken darauf: 'Ich vertraue auf deine Heilkraft'.«

Der Patient mit ironischem Unterton: *»Sonst noch was?«*

214

»Nein, das reicht.«

»Ich werde Ihnen beweisen, dass das alles bei mir keinen Zweck hat.«

»Gut. Beweisen Sie es. Aber das geht nur, wenn Sie es auch tun.«

Der Patient geht schnell, ohne mir die Hand zu geben.

Fünf Monate später. Es dauert eine geraume Zeit, bis ich das Bild des Patienten vor mir habe und ich mich erinnere, wer da anruft.

»Ich habe da mal eine Frage. Mein Hausarzt sagte, ich müsse mich impfen lassen. Was ist Ihre Meinung dazu?«

»Was haben Sie als Heilmittel eingenommen? Was hat sich denn in den letzten Monaten getan?«

»Ich gebe es ungern zu: sehr viel! Ich habe vier Wochen lang Natrium genommen. Es ist viel in Bewegung gekommen, das spüre ich deutlich.«

»Was zum Beispiel?«

»Die Rötung der Augen ist weg, ich fühle mich zufriedener, ein neues Gefühl. Ich habe ein paar Mal einem Klienten meine Hände aufgelegt, um zu überprüfen, ob mich das immer noch stört. Ich bekam immer das Feedback, aus meinen Händen komme Heilenergie. Ich fühle mich immer noch getrennt von mir selbst, da muss noch was geschehen. Aber insgesamt geht es mir gut.«

»Schade, dass ich das erst jetzt erfahre. Ist doch wunderbar, was sich alles getan hat.«

»Eigentlich wollte ich Sie anrufen, aber irgendwie habe ich Ihnen das nicht gegönnt, dass sie damals Recht hatten.«

»In der Heilkunst geht es nicht um Rechthaben, sondern um Verstehen.«

»Damals fühlte ich mich gar nicht verstanden.«

»Und was ist jetzt?«

»Ja, ich muss zugeben, dass die Übungen wirklich genau den Kern getroffen haben. Das hat mich gefuchst.«

»Und was ist jetzt?«

»Ja...« (zögert) *»...ich möchte eigentlich Danke sagen.«*

215

»Warum die Einschränkung?«

»Weil es mir noch nicht richtig gut geht. Ihre Therapie hat noch nicht ganz gezündet.«

»Gut. Sie kennen ja meine Antwort: Weiter üben. Sie können ja anrufen, wenn es ganz gut geht.«

Ein unglaublicher Zufall tritt ein: Monate später Mitte November. Ich sitze an diesem Kapitel und schreibe gerade den Fall auf. Da läutet das Telefon. Der junge Mann ist dran: *»Hallo, ich wollte mich mal melden. Mein Arzt hat mir gesagt, ich müsse eine Tetanusimpfung haben. Darf ich mal fragen, was Sie davon halten?«*

»Was halten Sie davon?«

»Ich bin unsicher. Manches spricht dafür, manches dagegen.«

»Es ist Ihr Körper. Fragen Sie Ihren Bauch, wie sich das anfühlt und folgen Sie Ihrer Eingebung.«

»Das hört sich gut an.«

»Schön. Sonst noch was?«

»Ja, mir geht es jetzt wirklich gut. Ich mache jetzt regelmäßig die Übungen. Manchmal kommt noch mal so eine Unsicherheit, aber, das wird Sie freuen: Ich arbeite wieder halbtags als Masseur, na ja, eigentlich als Heiler, denn ich massiere nicht richtig. Sie wissen schon. Ich kann wieder Nähe ertragen. Ich denke auch positiver. Ich habe nur noch ein Symptom, nämlich dass ich mich öfter verletze.«

»Warum?«

»Ja, warum? Das frage ich mich auch.«

»Und was ist Ihre Antwort?«

»Ich denke, es passiert, weil ich mir nicht zugestehe, ganz gesund und ganz glücklich zu sein.«

»Was für eine wunderbare Erkenntnis. Das ist doch schon die halbe Heilung!«

Er lacht herzlich. *»Ja, stimmt. Ich will auch noch diesen Rest ändern. Haben Sie noch eine Übung für mich? Das Natrium tut gut. Hab mir eine zweite Flasche gekauft.«*

Ich erkläre ihm eine leichte Alphaübung, in den Körper zu wandern und dort heilerisch tätig zu werden.

»Das ist genau das Problem. Ich kann anderen helfen, aber nicht mir selbst.«

»Wollen sie es ändern?«

»Ja, na klar.«

»Also, dann ran an die Übung.«

Inzwischen macht der junge Mann bei uns die Sensitivitäts- und Heilerschulung und wir lachen abends beim Glas Wein noch oft über den stürmischen Beginn unserer Zusammenarbeit.

Ich möchte hier im Kurs sterben

Diese Geschichte gehört in die Rubrik »Was einem alles widerfahren kann« und stimmt nachdenklich. Wo Humor ist, gibt es auch Ernst. Manchmal entwickeln ernste Situationen eine besondere Form der Heiterkeit. Vielleicht sollten wir das »heitere Gelassenheit in einer ernsten Lebenslage« nennen. Das kommt der folgenden Begebenheit sehr nahe.

Ich hatte einen Kurs »Exkarnation – Der große Wandel« ausgeschrieben und als Spezialthemen Homöopathie, Baumessenzen und Atemübertragung angekündigt. Ein paar Tage vor dem Kurs rief mich eine Dame aus Norddeutschland an, die an dem Kurs teilnehmen wollte. Sie äußerte den Wunsch, mich einen Tag vor Beginn des Kurses persönlich zu sprechen, da sie spezielle Fragen habe. Eigentlich wollte ich absagen, weil die »speziellen Fragen« meistens darauf hinauslaufen, im Voraus Kursinhalte zu erfahren. Aber meine innere Stimme sagte zu, also sagte auch der Rest von mir zu.

Die Dame war schlank, bewegte sich meinem Gefühl nach recht langsam und sprach sehr bewusst. Sie erschien mir kurzatmig und steif. Ansonsten wirkte die Dame positiv. Das einzige, was mein intuitiver Sinn so nebenbei wahrnahm, war ihr ungewöhnlich klarer Blick, der sich bei der Unterhaltung hin und wieder in der Ferne verlor, als sei sie mit ihren Gedanken woanders. Ihre spezielle Frage lautete:

»Kann ich mit diesem Kurs auch mein Bewusstsein erweitern?

»Ja.«

»Ich möchte bewusster leben. Das Kursthema interessiert mich sehr. Doch ich habe ein bisschen Scheu wegen der vielen Leute. Ich bin ja keine Therapeutin...«

»Machen Sie sich deshalb keine Sorgen. Es sind Leute aus den verschiedensten Berufen anwesend.«

»Ja, danke. Lernen wir tatsächlich etwas über die 5 Sterbephasen?«

»Natürlich, das interessiert schließlich jeden.«

»Aha. Gut, dann komme ich morgen früh pünktlich. Mein Mann fährt mich.«

Ach, Ihr Mann ist mitgekommen? Kommt er auch zum Kurs?

»Nein, er hat mich nur die weite Strecke hierher gefahren.«

Das Gespräch kam mir irgendwie seltsam vor. Ich verstand nicht wirklich, was das eigentliche Anliegen der Dame war und nahm es sozusagen »schulterzuckend« hin.

Der Kurs begann am nächsten Morgen, alle waren aufmerksam und sogen mir förmlich die Worte aus dem Mund. Ich kündigte eine erste Übung zur Atemübertragung nach der Pause an. Es könnten sich ja schon mal Dreiergruppen formieren.

In der Pause kam die Dame zu mir und sagte:

»Es ist wunderbar, dass wir diese Übung jetzt schon machen. Ich muss Ihnen etwas sagen: Ich weiß, dass ich nur noch wenige Wochen zu leben habe. Ich habe Ihren Kurs bewusst ausgesucht, denn ich möchte während dieses Kurses sterben. Ich habe nur noch ein Viertel meines rechten Lungenflügels. Aber auch der ist von Krebs befallen und kann nicht mehr operiert werden. Im Krankenhaus sagte man mir, ich werde ersticken. Das will ich nicht. In Ihrer Kursausschreibung las ich von der Atemübertragung. Vielleicht hilft mir die beim Sterben.«

Mir blieb beinahe selbst die Luft weg. Ich sah wie die Kursteilnehmer fröhlich ihren Kaffee tranken und stellte mir vor wie ich nach der Pause ankündigen sollte: Diese Kursteilnehmerin möchte gerne während des Kurses sterben. Unmöglich!

So nahm ich mir Zeit, vorab zwei Kolleginnen auszuwählen, die nachher mit der Dame die Übung der Atemübertragung durchführen sollten.

Der Unterricht begann wieder und ich kündigte als Thema die Atemübertragung an. An einem Probanden demonstrierte ich die Übung des gleichmäßig fließenden Atems, während man sich auf den eigenen Solarplexus konzentriert. Als die Teilnehmer dann mit ihrer eigenen Übung begannen, gesellte ich mich zum Team der sterbewilligen Dame. Sie lag auf einer hohen Therapieliege auf dem Rücken und ihr Atem war sehr dünn und flach. Doch während der Atemübertragung hob und senkte sich ihr Brustkorb im selben Rhythmus wie bei den Kolleginnen. Plötzlich atmete Es. Im Raum entstand eine unglaublich dichte Energie. Alle Teilnehmer waren eins mit ihrer Übung. Die Probanden, deren Atem übertragen wurde, atmeten im Rhythmus ihrer »Atemspender«.

Als hätten wir 52 Personen uns abgesprochen, atmeten auf einmal der Raum und alle Anwesenden im gleichen ruhigen Atem. Ich sah mit meinen inneren Augen ein Lichterspiel, das an die Bewegungen der Polarlichter erinnert, und sah wie Regenbogenfarben in rhythmischen Fließbewegungen um die Menschen herum schwangen. In unserem Team lag die Klientin mit einem wunderbar friedlichen Gesichtsausdruck auf der Liege. Ich traute meinen physischen Augen nicht, als ich bemerkte, dass sich ihr Brustkorb beidseitig harmonisch bewegte, obgleich sie keinen linken Lungenflügel mehr hatte. Diese erhabene Raumatmosphäre, von Anfängern der Sterbebegleitung hervorgerufen, hielt 15 Minuten an. Dann gab ich das Zeichen, wieder ganz ins Hier und Jetzt zurückzukehren. Nach einer Weile strahlten sich alle fröhlich an und tauschten sich darüber aus, was sie als Probanden und Atemspender erlebt hatten. In unserem Team bat ich zuerst die Kolleginnen ihre Wahrnehmungen mitzuteilen. Sie sagten, dass es zu Beginn schwierig war, Zugang zum Energiefeld der Dame zu finden, weil ihr Atem so einseitig und unrhythmisch war. Aber dann sei gleichsam eine Tür aufgegangen und eine Einheit des Atmens zwischen ihnen und der Dame entstanden. Die Dame berichtete – und ich warf ihr einen warnenden Blick zu, nur nichts von ihrem Ansinnen zu berichten – vom Gefühl der Energiedurchflutung, einer unsagbaren Leichtigkeit und zugleich der Vitalisierung ihres ganzen Seins. Sie habe noch nie so viel Luft zum Atmen gehabt.

Auch nach dieser Übung blieb ihr Atem groß und tief.

Der Kurs neigte sich dem Ende zu. Zwischendurch berichtete die Klientin, dass es ihr ausnehmend gut ginge, die Atemnot verflogen sei und sie einen 100%igen Energiezuwachs verspüre. Wir verabschiedeten uns alle und jeder ging seiner Wege. Sie wurde von ihrem Mann abgeholt. Der staunte nicht schlecht, als er seine Frau behänden Schrittes auf ihn zukommen sah, und fragte, was denn passiert sei. Sie erzählte ihm kurz vom Erfolg der Atemübertragung und wir beschlossen, in Kontakt zu bleiben.

Vier Wochen später kam folgender Anruf:

»Meine Frau und ich hatten die schönsten Wochen unserer Ehe. Sie ging wie auf Wolken durchs Leben. Vor einer Woche sagte sie, sie sei jetzt bereit zu gehen. Wir bereiteten alles vor. Sie lag, so schön wie ein Engel, in ihrem Bett und lächelte. Dann sagte sie, ich solle ihre Hand halten, sie werde jetzt

ihren Körper verlassen. Sie atmete tief ein und aus, dann wieder ein und lange aus, dann noch einmal ein und ein letztes Mal ganz lange aus. Es war wunderbar. Ihre Hand war noch stundenlang warm. Ich habe alles so gemacht wie Sie es in Ihrem Buch beschrieben haben, habe ihr liebe Worte ins rechte Ohr geflüstert. Aber wissen Sie: Sie war bei vollem Bewusstsein und konnte mit erhobenem Haupt sterben. Ich möchte Ihnen und den Kolleginnen im Kurs danken. Wir wussten, dass es für sie Zeit ist zu sterben, aber sie ist nicht erstickt, sondern so richtig gesund gestorben, mit vollem Atem. Das hat mich so glücklich gemacht.«

Ein wunderbares Erlebnis. Es ist immer traurig, wenn ein Mensch geht. Doch die Art wie er geht, hilft die Trauer zu bewältigen.

Ich teilte den Kursteilnehmern mit, was geschehen war und richtete den Dank des Ehepaares an die beiden Kolleginnen, die die Atemübertragung vorgenommen hatten. Wir alle waren ergriffen von der Erhabenheit des gemeinsamen Erlebnisses, das, wie ich hörte, bei den Teilnehmern noch wochenlang nachgewirkt hatte.

Heilkraft zum Malen und Essen

Im Jahr 2006 wurde ich von der japanischen Kaiserlichen Homöopathie-gesellschaft zum Seminar »Miasmatische Krebstherapie« nach Tokio eingeladen. Zum ersten Mal referierte dort eine Homöopathin aus Deutschland. Nachdem ich am ersten Tag mein Behandlungskonzept und Heilungsbeispiele vorgestellt hatte, bat ich die Initiatorin Dr. Torako Yui, eine Live-Anamnese durchführen zu können. Dr. Yui schaute mich entgeistert an. Das hatte bisher noch niemand angeboten.

Doch bestand ich auf mindestens zwei Live-Anamnesen. Gesagt, getan. Torako bestellte noch am selben Abend zwei ihrer Krebspatienten ein. Es erschienen zwei Damen, die unterschiedlicher nicht hätten sein können. Die erste war Frau M., eine Patientin mit Uteruskrebs. Sie war sehr scheu und fragil. Sie kam, mühsam an zwei Stöcken gehend, herein, wurde aufs Podium gehievt und saß krumm, zur linken Seite gebogen auf dem Stuhl. Sie erschrak, als sie die vielen Kollegen im Auditorium sah, wanderte mit dem Blick schweigend von einem großen Bildschirm zum nächsten und sah, dass durch eine Konferenzschaltung auch viele andere Kollegen in weit entfernten Städten zugeschaltet waren. Dann ruhte ihr Blick fragend auf mir.

Die bisherige homöopathische Behandlung, die schulmedizinischen Maßnahmen und der momentane Zustand der Patientin waren akkurat schriftlich aufgelistet und lagen jedem im Raum vor. Meine Aufgabe bestand darin, mit der Patientin den Konflikt hinter ihrer Krankheit zu erörtern. Das war in diesem Falle besonders heikel, da es sich bei Uterus-Karzinom in der Regel um Themen sexueller Unterdrückung handelt. Sei es, die Frau wird zum Koitus gezwungen, sei es, die Frau erlebt den Akt als lieblos oder fantasielos und wird nicht nach ihren Bedürfnissen gefragt.

Frau M. stammte aus einer traditionsbewussten Familie mit streng patriarchalen Strukturen. Sie saß zwischen der Übersetzerin und mir und hatte ein Mikrofon in der Hand, um auf meine Fragen direkt antworten zu können. Ich eröffnete das Gespräch, indem ich ihr versicherte, dass die bisherige Behandlung ausgezeichnet sei und ich nicht plane, andere Mittel zu empfehlen. Vielmehr solle ein wenig klarer werden, was die Ursache ihrer Uteruserkrankung sei.

»Wollen wir gemeinsam daran arbeiten?«

»*Ja.*«

»Ich versichere Ihnen, dass hier vor dem Publikum keine intimen und privaten Dinge zur Sprache kommen. Trotzdem werden Sie begreifen, um was es bei Ihrer Krankheit geht.«

»*Danke.*« Viele Verbeugungen mit gefalteten Händen

»Damit wir gemeinsam arbeiten können, möchte ich Sie besser kennenlernen und als erstes Ihre Gaben und Talente wahrnehmen.«

Lächeln.

»Darf ich Ihre Hand einmal kurz halten, damit ich besser spüren kann?«

Eine überaus zarte Hand wird mir gereicht. Ich konzentriere mich auf meine mediale Wahrnehmung und beschreibe meine Eindrücke:

»Wenn ich Ihr Haus betrete, komme ich in einen Raum mit einer halbhohen Kommode. Darüber hängt ein Rollbild mit Schriftzeichen.«

»*So ist es.*«

»Ich habe den Eindruck, Sie haben die Zeichen kalligrafiert.«

Frau M. versteckt ihr Gesicht und lächelt zaghaft.

»Stimmt das?«

»*Ja, früher habe ich das gekonnt. Aber seit vielen Jahren bin ich krank und mache nichts mehr.*«

»Das verstehe ich. Aber Ihre Krankheit kommt daher, dass es hier unten (ich weise auf ihren Beckengürtel) im Kreativitätszentrum zu still und passiv geworden ist.«

»*Das verstehe ich. Das stimmt, ja, ganz still.*«

»Heilung kann aber nur geschehen, wenn dieses Zentrum wieder aktiv wird.«

Schweigend und interessiert schaut mich Frau M. an.

»Die Aktivität des Zentrums hängt nicht von einer Partnerschaft ab. Das geschieht allein durch Sie selbst.«

»*Aha.*«

»Es will etwas aus Ihnen heraus. Ich lese, sie haben ein Kind. Das ist, was physisch einmal aus Ihnen heraus gekommen ist.«

»Ja, ja, meine Tochter.«

»Aber eines Tages können wir Frauen keine physischen Kinder mehr gebären. Dann heißt es, geistige Kinder zu gebären.«

»Kann ich das?«

»Ja, sie sind künstlerisch begabt. Ich sehe, dass ein neues Rollbild über der Kommode aufgehängt wird. Darunter steht Ihr Name. Das ist Ihr geistiges Kind.«

»Ah so, ah so.«

»Sind Sie bereit, wieder eine Kalligrafie anzufertigen?«

»Ich weiß nicht, ob ich das kann.«

»Ach, wissen Sie, daran zweifeln meine Patientinnen auch immer. Aber nun gehört das Rollbild zum Behandlungsplan. Schauen Sie hier: Hier steht die Arznei Staphisagria und darunter schreibe ich jetzt: Kalligrafieren »Mein Heilungsprozess«. Das ist genauso wichtig wie Globuli zu schlucken und den Darm zu sanieren und was Sie sonst noch alles tun, um gesund zu werden.«

»Ah so, ah so.«

»Auf das Rollbild schreiben Sie die Erkenntnis, was Heilung für Sie bedeutet. Möchten Sie das tun?

Schweigen, dann: *»Ja, ich werde es versuchen.«*

»Gut. Dann wollen wir das jetzt noch durch eine wichtige Übung für Ihre innere und äußere Haltung untermauern. Ich habe gesehen, dass Sie mit Krücken kommen und ihren Oberkörper ganz nach links gekrümmt halten. So ist es schwer, schöpferisch tätig zu sein.«

»Ja, ich habe starke Schmerzen und krümme mich.«

»Möchten Sie das ändern?«

»Ja.«

»Schauen Sie mal ins Publikum. All die Homöopathen sind mucksmäuschenstill und hören uns zu. Die meinen sicher, nur wir zwei machen jetzt eine Atemübung. Aber da irren die sich. Die müssen mitmachen.«

Kaum war dieser Satz übersetzt, sprangen alle Kursteilnehmer, auch die in den anderen Konferenzräumen, spontan auf und riefen »Hai« (Jawohl!). Zack, Japan stand auf, bereit zu üben!

Der Patientin erklärte ich, dass die Übung mit der inneren Haltung einer Kaiserin auszuführen sei. In der Videoaufnahme, die von diesem Seminar gemacht wurde, ist das kleine Wunder zu sehen, das sich in 6 Minuten ereignete. Ich führte die rhythmische Atemübung mit der Patientin im Stehen durch: Beim Einatmen werden die Fäuste geballt. Zugleich streckt man sich in Richtung der Zehenspitzen empor. Beim Ausatmen werden die Füße wieder gesenkt und die Arme und Hände gelockert. Selbst für einen Gesunden ist das ein konzentrierter Balanceakt, erst recht für einen Kranken. Doch unsere Patientin nahm tatsächlich die Haltung einer Kaiserin ein und wuchs über sich hinaus. Bei jedem Einatmen veränderte sich ihre Körperhaltung sichtbar von der Verkrümmung in die Gerade. Am Schluss stand sie frei und aufrecht vor 800 Kollegen aus ganz Japan. Aus ihrer Ausstrahlung sprachen Schlichtheit und gesunder Stolz, etwas Unmögliches geschafft zu haben. Im Raum herrschte plötzlich eine unglaublich intensive Heilenergie. Ich schenkte der Patientin die CD mit der Musik für diese und weitere rhythmische Atemübungen und fragte, ob sie bereit sei, jeden Tag mit den diesen Übungen zu beginnen. Sie nickte mit einem strahlenden Lächeln im Gesicht. Wir verabschiedeten uns. Ein Kollege eilte herbei, um ihr die Krücken zu reichen. Sie lehnte ab, verließ den Raum ohne Krücken und der Kollege trug die Krücken wie eine kostbare Reliquie auf beiden Händen hinter ihr her.

Wie ich später erfuhr, machte die Patientin zweimal täglich diese Übungen, die nur 10 Minuten in Anspruch nehmen. Dadurch gewann sie ein großes Atemvolumen zurück. Die homöopathischen Mittel fielen auf wesentlich fruchtbareren »Boden« als bisher und seit Jahren ist die Patientin stabil. Sie hat inzwischen mehrere Rollbilder kalligrafiert und in ihrer Wohnung aufgehängt.

Dieses Beispiel zeigt, wie man einen herben sexuellen Konflikt, der hinter dem Uterus-Ca stand, lösen kann, ohne ihn zu benennen. Es wäre – nicht nur in Japan – undenkbar gewesen, ein so heikles Thema choram publico anzusprechen.

Die zweite Patientin, Frau N., war das glatte Gegenteil der vorherigen. Sie war aufmüpfig, ungehalten, ärgerlich und cholerisch. Sie genoss es, im Zentrum zu stehen. Sie stammte aus einer deutlich weniger traditionellen Familie und war in ihrem Denken und Handeln westlich orientiert. Sie hatte einen Mammatumor, der langsam, aber ständig wuchs und resistent gegen alle bisherigen Maßnahmen zu sein schien. Ihre Therapeutin Dr. Yui hatte die Patientin miasmatisch behandelt. Zuletzt hatte sie Sepia (Tintenfisch) verordnet. Unter Sepia hatte die Patientin, wie sie live berichtete, eine unbändige Wut auf ihren Mann, ihre Mutter und den Rest der Familie entwickelt. Sie hatte schon von ihrer Therapeutin Dr. Yui erfahren, dass es gut sei, auch solche Gefühle zuzulassen und nichts zu unterdrücken. Ich fragte sie:

»Wie geht es ihrem Mann und ihrer Familie damit, dass sie so ungehalten sind?«

»Das ist mir völlig egal!«

»Und wie geht es ihnen damit?«

Kurzes Schweigen. Dann: *»Nicht gut, nein, nicht gut. Aber ich kann es nicht ändern.«*

»Darf ich Ihnen einen Rat geben, den ich auch meinen Patienten gebe, wenn Sie in die Wutphase kommen?«

Sie schaut mich prüfend an, zögert, dann: *»Hai! (Jawohl!)«* mit einem kleinen Seufzer der Erleichterung.

»Ich empfehle Ihnen, Ihrer Umwelt klar zu signalisieren: Ich bin jetzt in einer Heilungsphase, in der ich auch meine dunklen Gefühle zeigen muss. Nehmt das nicht zu ernst und lasst mir den Raum. Es muss etwas aus mir heraus, das mich krank gemacht hat. Verstehen Sie, was ich meine?«

Die Dolmetscherin übersetzt und ist noch nicht ganz fertig, da faltet die Patientin spontan die Hände, verneigt sich viele Male und sagt: *»Ja, ja, das ist gut, das ist gut. So mache ich es.«*

»Das Mittel hat seine Arbeit getan. Schauen wir, wie es weiter geht. Dazu möchte ich mehr über Ihre schöpferischen Potenziale wissen. Darf ich Ihre Hand kurz halten?«

Absolute Stille im Saal. Erwartungsvoll reicht mir Frau N. ihre kräftige warme Hand. Sofort spüre ich die Qualität der Gestaltung, der Gabe, Dingen Form zu verleihen.

»Frau N., ich nehme wahr, dass Sie eine Gabe zum Gestalten, zum Formen haben. Haben Sie schon mal mit Ton gearbeitet?«

»*Nein, will ich auch nicht.*«

»Haben Sie schon einmal andere formbare Materialien mit ihren Händen bearbeitet«

»*Ja, aber will ich nicht!*«

»Ihre Hände wollen etwas Schönes, Ästhetisches tun. Sie haben ein Talent und das wird unterdrückt. Soll das so bleiben oder darf sich das ändern?«

»*Ah so, so.*« – Frau N. hört interessiert zu.

»Globuli schlucken kann jeder, aber die Krankheit auch vom geistigen Prinzip her anzugehen – Sie haben im Japanischen das schöne Wort »Kokoro« (Herzgeist) dafür – das kann nicht jeder und das bedeutet Arbeit. Sind Sie bereit, aktiv mitzuarbeiten?«

»*Hai!*«

»Gut. Dann empfehle ich Ihnen, mit einer formbaren Masse zu arbeiten. Was immer Sie mit ihren Händen formen, hat den Titel ‚Mein Heilungsprozess‘.«

Frau N. lacht und schaut verwundert drein. »*Das ist eine kreative Idee, das will ich ausprobieren.*«

Mit dem Einverständnis ihrer Therapeutin empfehle ich, von Sepia zu Lycopodium zu wechseln, woraufhin die Patientin in ihre Mitte gelangen könne.

Ich empfehle der Patientin, ihr schöpferisches Potenzial mit den Händen zu nutzen, zu malen oder etwas Beliebiges zu gestalten. Außerdem riet ich ihr, sich einmal täglich an einen großen Baum in ihrer Nähe zu lehnen und Kraft zu »tanken«.

Frau N. und ich verabschieden uns. Ich bitte sie, noch während meines verbleibenden Aufenthaltes eine Nachricht zu geben, wie es ihr mit der Übung gehe.

Nach der Mittagspause geht der Unterricht weiter. Frau Dr. Yui hatte angeordnet, dass die Zuhörer jeden Tag schriftlich ihr Feedback abgeben. Ich hatte den Unterricht noch nicht ganz beendet, da überreichte man mir einen Stapel Feedbacks von den guten Geistern, die im Hintergrund alles vom Japanischen ins Englische übersetzt hatten. Eine Welle der Begeisterung über meine Herangehensweise, nicht dauernd über die Krankheitssymptome zu sprechen, sondern den Konflikt hinter der Krankheit kreativ anzugehen und die Patienten/-innen in die Eigenverantwortung und aktive Mitarbeit zu geleiten, kam zum Ausdruck. Das war auch das Thema des nächsten Tages. Am Abend kam wieder eine Schwemme von Feedbacks aus allen Städten, die dem Seminar in Tokio zugeschaltet waren. Ich packte gerade meine Sachen zusammen, da kam ein netter Herr mittleren Alters nach vorne, verbeugte sich mehrmals und fragte, ob er mir eine Frage stellen dürfe.

»Ja, natürlich.«

»*Ich bin Herr N., der Ehemann der Patientin, die heute Vormittag hier war. Ich mache an dieser Schule meine Homöopathieausbildung.*«

»Oh, das ist ja wunderbar!«

»*Ja, ich bin sehr glücklich darüber wie Sie gestern mit meiner Frau gearbeitet haben. Sie kam nach Hause, packte ein Stück Marzipan aus und formte daraus wunderschöne Figuren. Ich soll Sie fragen, ob es gut sei, den Heilungsprozess in Marzipan zu formen, weil sie die Heilenergie dann auch gleich essen könne.*

Ich war sprachlos und dachte erst, die Übersetzerin nicht richtig verstanden zu haben. Aber dann musste ich über die Kreativität der Patientin herzhaft lachen.

»Herr N., das ist die schönste Idee, die ich jemals gehört habe. Ich werde die Idee Ihrer Frau meinen Patienten weiter empfehlen. Heilung auf Japanisch, einfach großartig. Mit Marzipan. Darauf muss man erst mal kommen.« Wir lachen alle drei und freuen uns für die Patientin.

Drei Jahre später wurde ich von der Kaiserlichen Homöopathiegesellschaft erneut zu zwei Seminaren eingeladen. Bereits am ersten Tag kam Herr N., der an der Fortbildung wiederum teilnahm, freudig auf mich zu und überreicht mir ein Geschenk seiner Frau. Den Brief, den sie an mich gerichtet hat, hatte man ins Englische übersetzt.

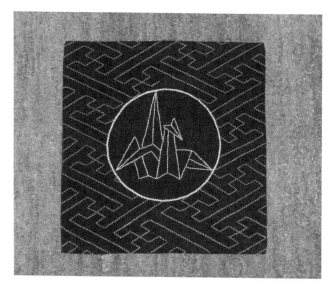

Abb. 26 Die Handarbeit Sashiko von Kana Narikawa

Liebe Rosina

Ich bin Kana Narikawa, mit der Sie vor 3 Jahren eine Live-Anamnese gemacht haben.

Sie rieten mir, meine Hände zu benutzen und meine Kreativität zu entwickeln, Spaziergänge zu unternehmen und mich großen Bäumen anzuvertrauen usw.

Damals war ich nicht wirklich daran interessiert zu zeichnen, deshalb benutzte ich Buntstifte. Zuerst zeichnete ich nur gerade Linien in dunklen Farben und füllte damit das ganze Blatt. Später wandelte sich das in geschwungene Linien in Pastellfarben. Doch nun zeichne ich kaum noch. Für eine Weile hatte ich Freude daran, Dinge aus Ton zu formen, aber allmählich ging ich dazu über, Kleider zu gestalten und nutzte dafür die alten Kimonos meiner Mutter und Großmutter. Ich lernte das (Nähen) von einer Lehrerin. Ich entwerfe die Kleider selber, denn es macht mir Freude, das Design zu skizzieren und die Kleider zu nähen. Ich möchte Ihnen ein Geschenk überreichen, ein Souvenir aus Japan. Es ist ein Sashiko, eine traditionelle japanische Handarbeit mit geometrischen Mustern, auf Tuch genäht. Sashiko wurde ursprünglich in Nordjapan hergestellt, als

Baumwolle noch sehr wertvoll war, um das baumwollene Material zu verstärken, den maximalen Gewinn aus dem Tuch zu gewinnen und für zusätzliche Wärme zu sorgen (indem man mehrere Tücher aufeinander schichtete). Damals arbeiteten in winterlichen Schneenächten hauptsächlich Frauen an Sashikos. Daraus entstanden die traditionellen japanischen Muster.

Es geht mir gut, aber es hat sich ein neuer Knoten entwickelt, der immer größer wird. Den medizinischen Ergebnissen zufolge gibt es keine abnormalen Zeichen. Ich habe plötzliche Schmerzanfälle and ich klage darüber bei Dr. Yui. Im St. Marguerite Hospital sagen die Ärzte, es sei selten, dass Untersuchungsergebnisse und akute Symptome so voneinander abweichen. Manchmal fühle ich mich wohl, manchmal deprimiert, aber ich schaffe es, mit dieser Krankheit zu leben. Ich freue mich darauf, Sie wiederzusehen. Ich wünsche Ihnen eine sichere Reise. Danke von Kana.

Nicht zuletzt bin ich dankbar dafür, dass mich die Homöopathie am Leben erhält. Ich habe nicht das Gefühl, dass ich mein Leben schon voll verwirkliche und hoffe, darüber nachzudenken.

30. November 2009

Kana Narikawa

Frau Narikawa konnte wegen der winterlichen Straßenverhältnisse nicht persönlich nach Tokio reisen, doch berichtet ihr Mann, dass sie stärker an ihre Selbstheilungskraft glaube, obgleich der Tumor etwas größer geworden sei. Er selber stehe ihr besser zur Seite stehe als früher.

Durch die Dunkelheit zum Licht

Was für ein Wunder, wenn das erste Wort
Das Gefängnis des Autismus öffnet.

Erfahrung mit einem autistischen Mädchen

Wenn es um Komapatienten, Autisten oder andere sprachlos gewordene Patienten geht, bin ich für meine Medial- und Heilerschulung so unendlich dankbar. Wo sich Mauern aufgebaut haben, scheitern unsere normalen physischen Sinne. Doch mit den Hellsinnen werden sie gleichsam durchsichtig. Welch ein Erlebnis einem Menschen in seinem Koma zu begegnen – Erstaunen auf beiden Seiten!

Nicht, dass der Eindruck entsteht, wir hätten immer solche Erfolge. Aber manchmal dürfen wir auch eine Sternstunde erleben. Sie macht dankbar und demütig. So das folgende Beispiel von Sybille.

Die 19-jährige war bei Glatteis mit dem Auto verunglückt und hatte schwere Kopf-, Bein- und Beckenverletzungen erlitten. Noch bevor man sie ins künstliche Koma legen wollte, fiel sie schon von selbst in diese schwarze Tiefen. Nach drei Wochen Intensivmedizin – die Schädeldecke musste wegen Gehirnschwellungen abgenommen werden – kam den Eltern erst so richtig zu Bewusstsein, welche Tragödie geschehen war. Der Vater rief mich an und bat um eine Heilungssitzung. Erfreulicherweise hatte ein Homöopath vor Ort bereits Opium verabreicht.

Im Heilerzirkel wird ein Patient namentlich genannt und seine Krankheit kurz beschrieben. Ich las den Brief des Vaters vor und alle waren sofort betroffen von dem Schicksal des jungen Mädchens. Unsere Aufgabe war nun Kontakt mit Sybille aufzunehmen und zu schauen, in welchem Zustand sie sich befindet und ihr Heilenergie zu senden. Dabei hatte jeder von uns eigene Wahrnehmungen. Nach 10 Minuten tauschten wir unsere Wahrnehmungen aus. Wir waren uns alle sieben einig: Sybille hat sehr gute Heilkräfte und sie wird die Verletzungen überstehen.

Doch was uns sehr erstaunte, war, dass wir Sybille wie durch eine Türe in unsere Dimension zurückkehren sahen.

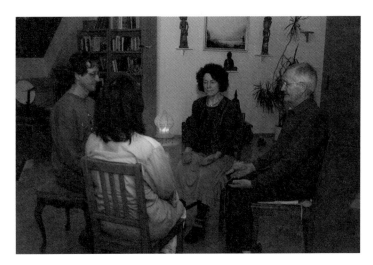

Abb. 27 Unser Heilerzirkel

Dabei sahen wir auch ein merkwürdiges Bild: Sybille zog einen Faden hinter sich her oder wirkte wie durch einen Faden mit Gestalten im Hintergrund verbunden. Das erkannte ich als Zeichen einer möglichen familiensystemischen Thematik. Wir sandten noch einmal gemeinsam einen intensiven Strahl Heilenergie und beendeten dann die Sitzung.

Einen Tag später bekomme ich ein Fax in die Praxis: Sybille ist wieder da. Was war geschehen? Am Tag nach unserer Sitzung hatte Sybille plötzlich die Augen aufgeschlagen, erstaunt umher geschaut und ihren Vater erkannt, der an ihrem Bett saß. Sicher hat auch Opium seine Wirkung getan. Kurz darauf folgte eine erstaunliche Aufklärung über unsere Wahrnehmung:

Vor ein paar Jahren war eine ihrer Tanten zusammen mit deren 19-jähriger Tochter bei einem Flugzeugunglück ums Leben gekommen. Sybille war mit dieser Cousine eng verbunden gewesen und war nun in die verhängnisvolle Resonanz mit ihrer Tante und Cousine geraten. Im familiensystemischen Sinne hatte sie die Nachfolge angetreten, hatte einen Unfall provoziert und stand nun vor der Frage, ob sie leben oder sterben wolle. Ihre Mutter durchschaute diesen Konflikt und machte für ihre Tochter eine Familienaufstellung, in der Hoffnung, ihr die Loslösung aus der Resonanz zu erleichtern. Aber das gelang nur partiell, denn es stellte sich schon während der Aufstellung heraus, dass Sybille selbst an dem Konflikt bzw. an der Übernahme arbeiten müsse.

In der zweiten Heilungssitzung für Sybille eine Woche später kam heraus, dass sie zwar den Schritt der Mutter begrüßt und dankbar angenommen hatte, aber auch spürte selbst etwas tun zu müssen. In dem Maße, wie wir im Zirkel wahrnahmen, dass Sybille nicht mehr vor dem Konflikt fortlaufen wollte, zeigte sich das auch im Physischen, denn das Gehirn nahm wieder seine normale Form an. Man konnte also wieder das Schädeldach aufsetzen.

Wir haben Sybille, da sie zu weit von uns entfernt in einer Spezialreha lag, ausschließlich über Fernheilung »behandelt«. Auch die homöopathischen Mittel wie Hypericum LM6 und Arsenicum album C200, die der Patientin vor Ort in die Armbeuge gerieben wurden, taten ihre Energiearbeit. Wir konnten im Heilerzirkel sehen, wie wunderbar diese Mittel wirkten und bekamen anschließend von der Klinik bzw. von den Eltern das positive Feedback.

Es vergingen zwei Monate, ohne dass wir etwas von Sybille und ihrer Familie hörten. Dann rief mich eines Tages ein junges Mädchen an und bat um einen Termin in der Praxis. Auf meine Frage, was denn ihr Problem sei, sagte sie, das müsse sie mir persönlich sagen.

Der Tag kam, das junge Mädchen kam, setzte sich vor mich hin, schaute mich interessiert an und sagte: »Schön, dass ich Sie mal persönlich kennen lerne. Sie kennen mich, aber nur vom Zirkel aus.« Ich fragte: »Sind Sie etwa Sybille?« Strahlend bejahte sie. »Ich will aber noch weiter behandelt werden. Es gibt da noch so manche Fragen, nach dem Wahnsinnserlebnis.« Sybille hatte viele Fragen zu den Sterbephasen, ihren Erlebnissen in Stadien zwischen Leben und Tod und schloss ihre Gedanken ab mit den Worten: »Jetzt kann ich ja mein Abi nachmachen und will etwas mit meinem Leben anfangen. Können Sie nicht mal in die Aura gucken, wofür ich begabt bin?«

Ich schaltete von der homöopathischen Anamnese um auf die Erstellung eines Aurabildes, las daraus und sah, dass Sybille immer breiter lächelte, ja, sich wie ein Kind von Herzen freute. »Dann werde ich Heilpraktikerin. Bis ich 24 Jahre alt bin, lerne ich schon mal den ganzen medizinischen Kram. Vieles weiß ich ja aus dem Krankenhaus.«

Sybille wurde allerdings auch noch mit Hypericum C200 und LM120 nachbehandelt, denn die vielen Operationen hatten nicht nur Narben im Gewebe, sondern auch in der Seele hinterlassen. Sybille konnte ein paar Wochen später den Körper wieder fast normal koordiniert bewegen. Für die restlichen Schwächen verordnete ich ihr eine Reihe bewährter »Brain Gym-Übungen«, das sind einfache Körperbewegungen, die die Gehirnintegration fördern.

Sybille fühlt sich jetzt, zwei Jahre nach der letzten Behandlung »fit for life«, wie sie scherzhaft sagte.

Das Schöne und das Böse

Je dunkler der Schatten,
desto heller das Licht.

Praxis-Erfahrung

Wenn ich mich ermutige, diese Begebenheit aufzuschreiben, möchte ich gleich zu Anfang sagen, dass viel passieren muss, bis ich mich einmal ganz auf den Blick ins Böse oder Negative einlasse. Das Böse hat seine eigene Schönheit und Faszination. Es hat die gleichen Kräfte wie das Gute, wenngleich das Gute auch bisweilen im Sackleinengewand daherkommt und übersehen werden kann. Das Böse, das Luziferische ist unerlöstes Licht. Wird es von Licht durchflutet, verliert es seine destruktive Kraft. Je dunkler der Schatten, desto heller das Licht...

Es meldete sich ein Elternpaar mit einem vierjährigen Mädchen an. Das Kind litt unter dem so genannten »Rett-Syndrom«, was bedeutet: Nach einer normalen Geburt und einer zunächst normalen Entwicklung eines Kindes setzt plötzlich ab dem zweiten Lebensjahr eine totale Retardierung aller Fähigkeiten ein. Das Kind kann dann nicht mehr laufen und

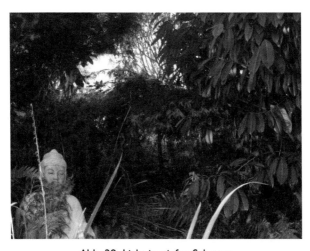

Abb. 28 Licht im tiefen Schatten

235

sprechen. Es muss wieder Windeln tragen, macht stereotype Bewegungen und wird innerhalb kurzer Zeit zu einem völligen Pflegefall. In diesem Fall kam erschwerend hinzu, dass das Mädchen den ganzen Tag über randalierte, herumschrie und aus der Liegeposition blitzartig mit unglaublichen Kräften hochschnellen konnte, um bösartig zuzuschlagen, alles vom Tisch zu reißen oder alles zu demolieren, was ihm in die auffallend großen Hände geriet.

Als das um sich schlagende Kind hereingebracht wurde, hatte ich den Eindruck eines kleinen Teufels oder eines kleinen Monsters, das kaum zu bändigen war. Wir waren permanent damit beschäftigt, alles aus seiner Reichweite zu halten.

Mir war das Mädchen auf Anhieb unsympathisch – nicht wegen der Randale, sondern wegen seines feindseligen Gesichtsausdrucks, der mir nur eines signalisierte: »Warte nur, wenn ich dich zu fassen kriege!« Ich hielt also Abstand und fragte mich ernsthaft, wie wir mit diesem Teufelsbraten eine Surrogatbalance durchführen sollten, ohne dass die Praxis in Schutt und Asche gelegt wurde.

Das Kind musste schließlich in seinem Brustgeschirr über eine lange Leine am Stuhl festgemacht werden, damit ein Gespräch mit den Eltern überhaupt möglich wurde. Dennoch gelang es ihm, mich einige Male so schmerzhaft mit seinen Fingern in die Füße zu kneifen, dass ich dachte, es hätte eine Eisenzange benutzt.

Ich werde diese Eltern in meinem Leben nicht vergessen, weil ich zwei so schöne Menschen noch nie gesehen hatte. Die Mutter war naturblond und ihr Gesicht hatte perfekte Proportionen. Ihre Figur war die eines Models. Die Augen waren groß und tiefblau, von magnetischer Wirkung und zugleich elektrischer Ausstrahlungskraft. Sie war einfach jung und wunderschön. Nur ihr Haar war zerzaust, weil das Kind auch die Mutter immer wieder anfiel und ihr die Haare ausriss. Sie erzählte, die Geburt sei völlig normal gewesen, das Kind habe sich normal entwickelt und einen besonders intelligenten Eindruck gemacht. Es hatte früh laufen gelernt und ebenfalls früh schon ganze Sätze gesprochen. Ich fragte sie, wie sie denn mit der Situation zurecht komme, dass ihr Kind jetzt demente Züge angenommen habe und so aggressiv sei. Darauf sagte sie in einem beinahe gelangweilt klingenden Ton: »Ach, daran habe ich mich gewöhnt.«

Beim Vater des Kindes hatte ich den Eindruck, Adonis persönlich sei anwesend. Er hatte gelocktes schwarzes Haar, außerordentlich edle Gesichtszüge, ebenmäßige Zähne und eine fabelhafte Figur wie die eines Dressman. Dunkle, feurige und große Augen schauten interessiert in die Welt. Von diesem Mann ging ebenfalls eine ungeheuer faszinierende Ausstrahlung aus. Auch er war jung und wunderschön. So saßen also zwei ausgesprochen schöne Menschen vor mir. Irgendwie hatte ich das Gefühl, soviel Schönheit, Ebenmaß und Harmonie sei kaum auszuhalten.

Ihr Kind war dagegen weder hübsch noch angenehm; es erschien uns wie ein Teufel, der alles zerstören will. Ich habe noch nie solchen Hass in einem Kindergesicht gesehen. Uns alle einte die Ahnung oder Vermutung, dass eine Mediale Balance sehr mühsam oder gar völlig fruchtlos sein würde. Das Mädchen robbte zu allen Beteiligten und sabberte und grabschte nach allem, was nicht niet- und nagelfest war, so dass wir dauernd aufpassen und alles festhalten mussten. Wir waren schon völlig entnervt, ehe auch nur die Mediumperson saß und zwecks Messungen mit Elektroden versehen werden konnte. Die Mutter erklärte sich bereit, Vertrauensperson zur Tochter zu sein und ertrug das Anlegen der Elektroden an Kopf und Händen mit Fassung. Aber es war praktisch unmöglich, das Kind auf ihren Schoß zu bringen. Statt dessen hechtete der Vater dauernd umher um das Mädchen von allem und jedem wegzuhalten. Der Raum war erfüllt von einem Tohuwabohu übelster Art und eigentlich war ich geneigt, die ganze Sitzung abzublasen, weil überhaupt keine Ruhe einkehrte. Wie sollte ich mich da auf die mediale Kontaktaufnahme mit dem Kind konzentrieren können? Irgendwie kam aber dennoch meine Arbeit in Gang, so dass wir schließlich mit der Balance begannen.

Ich betete noch kurz zu Hahnemann und erinnerte ihn daran: »Du hast jetzt Dienst! Ich brauche deine Inspiration.« Ich visualisierte eine Tarantel, die mir in Indien einmal auf die Schulter gefallen war. Damals hatte ich zuerst gedacht vor Angst zu sterben. Aber dann hatte ich eine ungeheuerliche Kraft aus der haarigen Spinne strömen gespürt. Gott sei Dank hatte sie nicht gebissen, so dass mir der Veitstanz erspart blieb. Aber die Kraft, die von dem regungslos dasitzenden Tier ausgegangen war, ist mir unvergesslich. Etwas später, als ich damals meine fünfeinhalb Sinne wieder beisammen hatte, hatte ich gemerkt, dass diese Kraft eine große Unruhe in mir auslöste.

Das Kind erinnerte mich an die Tarantelenergie; deshalb spürte ich mit Tarantula C200 in das Energiefeld des Kindes – läppisch! Viel zu schlapp! Dann C1000 – schon besser, die Nerven des Kindes begannen zu »glühen«. Also begann ich die Surrogatbalance und nahm den »Geist« von Tarantula cubensis C1000 mit hinein.

Frau Dr. Sigrid W., das Medium, war ganz bei der Sache und sagte, sie könne zu dem Mädchen guten Kontakt aufnehmen – es sei sogar unerwartet leicht. Kaum bewegte sie sich mental im Körper bzw. Gehirn des Kindes (weil wir wissen wollten, wo das Chaos am größten war), hielt das Kind spontan inne, lauschte unserem Dialog und rutschte zu uns herüber. Es fasste sich dazu genau dort an den Kopf, wo wir gerade heilerisch tätig waren. Es schaute mit verständnisvollen Augen zu mir herauf, was mich für einen Augenblick total verwirrte. Ich spürte über das Medium einen direkten Kanal zu dem Mädchen. Es ergab sich folgender Dialog:

»Danke, dass wir jetzt so gut mit dir zusammen arbeiten können.«

»*Ja, ja, mach nur!*«

»Wir gehen auf die psychische Ebene. Wie geht es dir da?«

»*Fürchterlich! Alles zu eng, alles zu dunkel.*«

»Möchtest du mehr Licht?«

»*Auch. Raus will ich hier!*«

»Was meinst du damit?«

»*Na, raus!*«

»Aus dem Körper?«

»*Klar! Raus, raus, raus!*«

»Das bedeutet, du möchtest sterben?«

»*Ja, ja, ja!*«

»Bietet dir dein Leben nichts Lebenswertes?«

»*Nein, gar nichts!*«

»Was ist denn so schlimm an deinem Leben?«

»*Ich will nicht immer nach hinten schauen.*«

»Was siehst du denn da?«

»Schwarze und rote Gestalten.«

»Machen sie dir Angst?«

»Nein, sie tun der Oma H... was.«

An dieser Stelle wird die Mutter des Kindes kreidebleich. Selbst in diesem desolaten Zustand strahlt sie noch eine unirdische Schönheit aus. Der Vater sitzt etwas weiter entfernt und ich sehe, wie sich sein schönes Gesicht für einen Augenblick in eine Fratze verformt. Mir wird eiskalt am Rücken und es sträuben sich mir alle Haare auf den Armen. Ich schaue auf Sigrid, ob es ihr noch gut geht. Aber sie ist, Gott sei Dank, noch völlig beim Kind.

»Möchtest du der Oma helfen?«

»Kann ich ja nicht.«

»Stell dir vor, du bist die Fee Daniela, du kannst zaubern...«

»Na, dann schlage ich die alle tot.«

»Wen?«

»Die hier alle.«

Während Daniela dies über das Medium mitteilt, schaut sie mit hasserfülltem Gesicht um sich herum und hascht, wie zuvor, mit den Händen nach allen möglichen Dingen, so dass der Vater wieder aufsteht und alles in Sicherheit bringt.

»Daniela, komm, lass uns weiter so gut zusammenarbeiten. Sigrid, welche Heilfarbe könnte Daniela auf der emotionalen Ebene helfen?«

»Ich sehe einen regenbogenfarbenen Seidenschal, der sich sanft im Wind bewegt. Ich lege ihn sanft auf die Schultern von Daniela.«

Sofort hält das Kind inne, hebt langsam die Arme und schaut in die Luft. Erstmalig huscht so etwas wie ein Lächeln über das Gesicht.

»Komm, kleine Fee, hilf uns noch etwas, dich besser zu verstehen.«

Daniela rutscht wieder zu mir her und berührt ganz zart meine Füße.

»Danke, kleine Fee. Sag mal, möchtest du wieder ganz in unsere Welt zurückkommen?«

Innehalten, Schweigen, dann: »*Vielleicht.*«

»Du bist doch ein kluges Mädchen und weißt am besten, was du brauchst.«

Daniela schaut zu mir herauf, der Mund steht offen, aus den Augen dringt plötzlich Licht und ein verständnisvoller Blick. Dann sagt sie durchs Medium: »*Das ist alles so ungewohnt.*«

»Du sagtest, es ist alles so eng. Möchtest du mehr Raum?«

»*Ja.*«

»Wie erschaffst du dir einen weiten Raum?«

»*Ich werde ganz weit und groß.*«

»Ja, brauchst du dazu noch Hilfsmittel?«

»*Lila, Lila und Wolken, die wandern.*«

»Gut, dann geh mal ganz in das Gefühl hinein, wie du dich mit lila Wolken ausdehnst.«

»*Geht gut, ja, geht.*«

Daniela sitzt völlig versunken mir zu Füßen und hat die Augen geschlossen. Mir kommt plötzlich das Bild eines erschöpften Wesens, das endlich Ruhe gefunden hat.

»Tut das gut?«

»*Oh ja, es ist schön.*«

»Kommst du näher in unsere Welt?«

»*Ja, ganz nahe.*«

Daniela lächelt. Es herrscht atemlose Stille im Raum. Die Verwandlung des Kindes ist unfassbar. Die Gesichtszüge haben sich entspannt und ein sanftes Lächeln steht wie eine kleine Sonne auf seinem Gesicht. Daniela hat die Hände auf den Schoß gelegt.

»Kleine Fee, das ist wunderbar, wie du mitmachst! Möchtest du noch weitere Hilfsmittel?«

»*Ja.*«

»Ich gebe dir ein paar Ideen und du entscheidest, was für dich am besten ist. Sigrid, ich spreche dich als Ärztin an. Sende Daniela Kraniosakral-Therapie.«

Daniela legt sich augenblicklich auf den Boden und schließt die Augen.

»Ist gut, ja, will ich haben.«

»Kleine Fee, ich sende dir einen tollen Zauberer mit Namen Tarantula. Magst du ihn?«

Es traf uns wie ein Blitz, als Daniela anfing zu summen, tief, sonor und ungewöhnlich für eine Kinderstimme. Zum ersten Mal gab das Kind angenehme Laute von sich, während es zuvor nur grässlich geschrieen hatte.

Die Mutter starrte auf ihre Tochter, ungläubig und abweisend. Der Vater schaute vor sich hin, gleichgültig und uninteressiert.

Wir machen weiter.

»Kleine Fee, magst du das Heilmittel?«

»Ja, mmh, mmh, mmh.«

»Sigrid, schau noch einmal in das System des Kindes. Gibt es noch etwas, das in einem ersten Therapieschritt verbessert werden könnte?«

»Ja, Daniela kann sprechen, es sollte Logopädie eingesetzt werden.«

»Kleine Fee, ist das für dich gut?«

»Mmh, Mmh.« Daniela liegt auf dem Rücken, die Augen geschlossen und lächelt zufrieden.

Wir beenden die Mediale Balance nach 40 Minuten. Obgleich Sigrid eine erfahrene Mediumperson ist, hat sie diesmal Mühe, Daniela loszulassen. Nach einer Weile schließen wir die Sitzung ab. Alle im Raum sind ergriffen von dem, was wir alle miterlebten. Daniela schläft friedlich. Die Eltern schauen ungläubig auf ihre Tochter, als sei sie eine Fremde.

Ich fasse für sie zusammen:

»Sie haben selbst gesehen, dass Ihre Tochter durchaus noch Potenziale hat, in einen besseren körperlichen und geistigen Zustand zu kommen. Ich schlage eine logopädische und kraniosakrale Therapie vor.

Dazu alle drei Wochen Tarantula C1000 sowie Violettlichtbestrahlung.«

Die Mutter schaut mich an mit engelsgleichem Gesicht, aus dem aber zwei kalte Augen schauen. Sie sagt: »*Wozu das Ganze?*«

Ich bin für einen Moment sprachlos, als ich dies als Kommentar zu 40 Minuten Arbeit höre.

»Nun, Sie haben doch die Sitzung erlebt, oder? Sie haben doch gesehen, dass das Kind sich auch normal verhalten kann.«

Der Vater sagt: »*Ja, schon, aber wir werden nichts verändern.*«

»Was heißt das?«

»*Wir können mit Daniela umgehen. Wenn es zuviel ist, geben wir sie in ein Heim.*«

Ich bin von so viel Kaltherzigkeit wie betäubt!

»Soll das heißen, Sie lassen das Kind bewusst in dem Zustand und wollen keine Verbesserung?«

Die Mutter schaut mich mit Augen an, die ich mein Leben lang nicht vergessen werde. Wenn Blicke töten könnten, so wären diese Augen dessen fähig gewesen.

»Ich bitte Sie, das noch einmal zu überdenken.«

Die Mutter sagt: »*Da gibt es nichts zu überdenken. Daniela wird nicht therapiert. Wir wollten bloß mal wissen, was sie sagt, was sie weiß, so mit der Methode.*«

»Und, wissen Sie es jetzt?«

Die Eltern schauen mich beide an, ich spüre einen warnenden Blick. Ich darf keinen Schritt weiter gehen. Wir haben offenbar durch das Kind etwas Zentrales im systemischen Feld dieser Familie angerührt. Wir sind alle erschüttert über die Reaktion der Eltern. Ich wage einen letzten Vorstoß:

»Schauen Sie auf Ihr Kind, wie es da friedlich und lächelnd schläft. Wollen Sie ihm wirklich nicht helfen, aus dem Zustand herauszukommen?«

Der Vater und die Mutter stehen auf und packen ihre Sachen wortlos zusammen.

»Sie lassen Ihr Kind mit Absicht in diesem Dämmerzustand...«

»Na und...«, zischt die Mutter zu mir herüber *»...was geht Sie das an?«*

»Das geht mich gewiss insofern etwas an, als Sie bei uns einen Termin gebucht haben und wir Ihnen und Daniela zuliebe den Aufwand einer Surrogatbalance auf uns genommen haben.«

Der Vater spricht auf die völlig aufgewühlte Mutter beruhigend ein. Er hebt das Kind robust vom Boden auf. Daniela wacht erschreckt auf und verwandelt sich sofort wieder in das Kind, das die Praxis zu Beginn »betrat«. Es schlug wieder um sich, riss den Vater an den Haaren und bäumte sich auf. Mit engelsgleicher Geduld griff er beide Hände des Kindes und hielt sie fest. Die Mutter folgte ihrem Mann. Zwei schöne Menschen trugen das Böse in sich, gingen fort, unerlöst.

Nachdem die Eltern gegangen waren, überfiel uns Traurigkeit und Wut. Ich entschied, dem Kind radionisch ein Fernheilungsprogramm zu senden. Als ich wieder zu Hause war, nahmen wir Daniela in unseren Fernheilungszirkel auf. Ich habe noch nie so intensiv und lange für ein Kind gebetet wie für Daniela. Leider haben wir trotz aller Bemühungen nichts mehr von den Eltern erfahren. Die befreundete Ärztin hatte noch einmal mit ihnen telefoniert und direkt angesprochen, dass es wohl emotionale Altlasten in der Familie aufzuarbeiten gebe. Das hatte die Mutter mit wütender, tränenerstickter Stimme bestätigt. Sie sagte, ihr Mann halte das rasende Kind nicht mehr aus, deshalb wolle er sich von seiner Frau trennen. Sie würde Daniela dann in ein Heim geben...

Berni

Ich binde mich immer an das höhere Selbst an.
Na, denn passense man bloß auf,
dat se sich nich stranguliern!

Gespräch im Wartezimmer

Der zwölfjährige Berni kommt wegen Schlafstörungen und mitternächtlichen Visionen, die er teils faszinierend, teils beängstigend findet. Die Mutter macht schon seit längerem eine Mysterienschulung. Auf meine Frage, um welches Mysterium es sich handle, sagt sie, darüber dürfe sie nicht sprechen, sie sei Geheimnisträgerin. Sie nennt mir einen alten keltischen Namen, den sie von ihrer Meisterin erhalten hat. Die Frau schaut mich nur von der Seite an und wirkt wie ein klebriges, undurchsichtiges Wesen auf mich. Wenn ich mit ihr spreche, ist ihr Sohn wie ausgeblendet, so dass ich zweimal hinschauen muss, ob er überhaupt noch da ist. Berni wirkt auch amorph, unklar und irgendwie unangenehm, obwohl er noch ein Kind ist. Ich gewinne den Eindruck, als fülle sich mein Behandlungszimmer mit lauter körperlosen Wesen, die herumschweifen. Ich sende mental die Frage aus: »Wer seid ihr? Warum seid ihr da? Was habt ihr mir zu sagen?« Da lösen sie sich auf und die Luft ist wieder klar. Ich unterhalte mich mit Berni:

»Sag mal, was fällt dir denn zu Tarnkappe ein?«

»Find ich toll!«

»Hast du denn eine?«

Er nickt bedeutsam.

»Trägst du sie denn auch?«

Er nickt.

»Trägst du sie auch jetzt?«

Er nickt.

»Darf ich fragen, warum?«

»Damit Sie mich nicht sehen.«

Na gut, dann machen wir die Anamnese eben mit Tarnkappe.

»Hauptsache, du kannst mich hören.«

»Kann ich. Können Sie eigentlich meine Aura sehen?«

»Wenn du es erlaubst.«

»Nee, erlaub ich nicht.«

»Also, dann seh ich auch nichts. Kommen wir mal zu deinem Thema. Du hast nachts Visionen. Erzähl einmal, was das für Wahrnehmungen sind.«

»Wenn es dunkel ist, wird es in meinem Zimmer etwas hell, so wie mit Nebel. Dann sehe ich lauter Leute, die da rumlaufen und mir was sagen. Ich kann sie aber nicht hören.«

»Möchtest du sie denn hören?«

Er nickt.

»Gut, dann mach es so: Nächste Nacht, wenn die schemenhaften Gestalten kommen, sprich sie an und mach deine inneren Ohren auf.«

Berni geht augenblicklich auf Alpha, wirkt für ein paar Momente abwesend und kehrt dann zurück und sagt: *»Die sagen, dass ich den Körper jederzeit verlassen kann.«*

Berni schaut mich erwartungsvoll an.

»Na, das ist ja nichts Neues! Natürlich kann jeder jederzeit den Körper verlassen.«

»Aber das sind weise Männer, die das sagen.«

»Woran erkennst du, dass das weise Männer sind?«

»An ihren weißen Gewändern.«

»Ach, so einfach ist das? Wenn das wirklich weise Männer wären, würden sie dir etwas Positives sagen, damit du dich besser fühlst. Oder hast du jetzt schon Lust zu sterben?«

»Nö.«

»Also, dann zeige ich dir jetzt ein paar Übungen, die du bitte jeden Tag und vor allem vor dem Einschlafen machst.«

Berni ist aufmerksam und sehr an den Übungen interessiert. Er findet sie »toll okkult«. Die erste Übung besteht darin, vor dem Einschlafen helles Licht im Solarplexus zu visualisieren und den Gedanken auszusenden »Ich sage Ja zum Leben«. Die zweite Übung war »Bis hierhin und nicht weiter« zu sagen und die Arme dabei seitlich im Bogen nach außen zu führen. Ich verordne eine Gabe Thuja C1000.

Als ich dann mit der Mutter alleine bin, gebe ich ihr den dringenden Rat, ihren Sohn nicht mehr mit den Praktiken ihrer Mysterienschulung vertraut zu machen, sondern ihm eine ganz normale Kindheit zu gönnen. Er solle kämpfen, ringen, Fußball spielen, sich im Schlamm wälzen oder sonst etwas tun, was ihn ein Körpergefühl erfahren lässt. Wie ich erfahre, hat Berni täglich mit der Mutter meditiert und irgendwelche Formeln rezitiert. Er hat auch an seltsamen Séancen teilgenommen. Der Kommentar der Mutter: *»Da bin ich aber sehr enttäuscht. Ich habe gehört, Sie seien ganz spirituell und medial. Und jetzt höre ich so drastische Dinge. Das widerstrebt mir sehr.«*

»Ja, das kann ich verstehen. Vielleicht ist der Weg, den wir jetzt zusammen gehen, eine interessante und neue Erfahrung. Sie kommen doch, weil Sie sehen, dass Ihr Kind nicht mehr richtig schläft. Und wenn er wieder gesund ist, freut Sie das doch sicher.«

Ich höre wochenlang nichts. Dann ruft mich die Mutter nach zwei Monaten unter anderem Namen an und ich erkenne erst nach einer Weile, wer am Apparat ist. Das Herz geht mir auf, als ich Folgendes höre: »Zuerst war ich sauer auf Sie und hatte das Gefühl, Sie senden uns negative Energien. Berni hatte nachts keine Visionen mehr. Dafür hatte ich welche. Ich habe dann dasselbe gemacht, was Sie Bernie geraten haben. Ich habe die Personen angesprochen und dann haben sie sich aufgelöst. Berni spielt mehr draußen... Haben Sie meinen Namen gehört? Ja, ich habe meinen Taufnamen wieder angenommen und die Mysterienschulung beendet. Ich bin da nicht mehr zu Hause. Irgendwie fühle ich mich viel freier und plane seit vielen Jahren wieder einen Urlaub.«

Ich kann nur Dank sagen an den Thuja-Geist, der auf Mutter und Kind so gleichermaßen heilsam wirkte!

Thuja bringt es an den Tag

Der Lebensbaum »Thuja« ist für mich *das* Heilmittel für verborgene, verworrene oder verschleierte Situationen in einem Heilungsprozess. Wenn nichts mehr vorwärts geht, kein Mittel greift und der Patient feststeckt oder fixiert ist und sich scheinbar nichts mehr tut, kommt die große Stunde der Klärung. Thuja steht auch für ein Gespaltensein. Ich erlebe die Klärung wie in einem Theater, in dem sich zwei Vorhanghälften öffnen und der Blick frei wird für die Bühne, aber auch für die Kulissen. Thuja bringt alles an den Tag. Im Zusammenhang mit diesem großen Heilmittel bin ich manchmal stumm vor Staunen, was Klarheit und Heilung für einen Patienten bedeuten kann. Von einem beinahe absurden Fall will ich erzählen.

Eine Frau von 63 Jahren kam mit ihrem Mann vom hohen Norden angereist. Beide hatten 26 Jahre in verschiedenen afrikanischen Ländern gelebt und viel von der Welt gesehen. Er arbeitete an der Universität und ging einen strengen spirituellen Weg. Seine Frau hat ebenfalls verschiedene Meditationspraktiken gelernt und angewendet, sah aber, dass ihr das nicht lag. Es war ihr alles zu streng. Sie fühlte sich mehr zu künstlerischen Dingen hingezogen.

Sie kam wegen einer seit 8 Jahren bestehenden Psychose, die in anfallsweisen, undefinierbaren Ängsten bestand und in Stimmen, die ihr un-sinniges Zeug einflüsterten. Da sie, seit sie aus Afrika zurückgekehrt waren, keine Lebensaufgabe mehr hatte, lauschte sie hingegeben den Stimmen und vergaß dabei zu essen und den Haushalt zu richten. Sie nahm Psychopharmaka in rauen Mengen. Ihr Mann hatte ihr geraten, sich doch einmal homöopathisch behandeln zu lassen. Nach langem Zögern war sie bei einer Ärztin gewesen. Diese mir bekannte, ausgezeichnete Homöopathin hatte alle möglichen Mittel probiert, doch ohne den geringsten Erfolg. So wurde die Patientin an mich überwiesen. Vor mir saß eine Frau mit Augen, die einerseits wie erloschen aussahen, andererseits starr durch mich hindurch in irgendeine andere Dimension schauten. Die Gesichtszüge waren durch die ständigen Psychopharmaka erstarrt, leicht aufgedunsen und hatten einen lauernden und androgynen Ausdruck. Das Gespräch mit der Patientin ergab, dass sie entgegen dem äußeren, leicht verwahrlosten Anschein sehr intelligent und gebildet war und sich ihrer

Situation bewusst war. Es war auch leicht zu durchschauen, dass sie ihre Psychose als Druckmittel gegen ihren Mann benutzte, der nicht mehr zu der Meditationsgemeinschaft gehen sollte, weil sie ja so krank war. Ihr Mann nahm das mit Pokerface zur Kenntnis.

So sehr ich auch nach familiensystemischen Ursachen forschte und die Kindheit erfragte, kam nichts heraus, was als Wegweiser für diese ernste Erkrankung dienen konnte. Die Patientin sagte denn auch:

»Das alles habe ich schon zig Mal anderen Therapeuten erzählt. Da ist nichts.«

»Warum sind Sie dann so krank?«

»Tja, ich weiß es wirklich nicht.«

»Haben Sie mal Ihr Haus auf geopathische Störungen prüfen lassen?«

»Ja, auch das haben wir alles schon gemacht. Ich war bei 34 Ärzten und allen möglichen Heilpraktikern. Nichts hat was gebracht, aber auch gar nichts.«

»Wenn alles so unklar ist und nichts von den vielen Kollegen geholfen hat, schlage ich vor, dass Sie jetzt aktiv werden. Erster Heilungsschritt: Sie verneigen sich vor jedem Therapeuten und sagen Danke für seine Bemühungen. Zweiter Schritt, Sie schreiben 100 Gründe auf, warum Sie gesund werden wollen.«

»Wie, kein Mittel?«

»Nein, ist unnötig. Sie waren doch im afrikanischen Busch. Was haben Sie im unwegsamen, undurchsichtigen Busch gemacht?«

»Na, einen Weg gesucht oder auch einen erst eingeschlagen.«

»Na, also! Heilung ist wie Feldforschung. Sie bahnen sich jetzt erst mal einen Weg durch Ihr Gestrüpp der Psychose, dann werden wir sehen, welches Heilmittel passt.«

Die Patientin fixierte mich, stand dann unvermittelt auf und ließ mich nicht aus den Augen, während sie den Mantel anzog, den ihr Mann bereithielt.

Es kam, was ich schon vermutet hatte: Die Patientin war erst zu faul, um die Übungen zu machen. Als sie mich anrief und berichtete, es habe sich an ihrem Zustand nichts verändert, erinnerte ich sie an ihre mentalen Heilmittel. Sie machte die Übungen schließlich doch und berichtete, dass sie einen Tagtraum gehabt habe: Es hatte sich eine schöne alte Türe aufgetan. Teile des Raumes lagen im Licht, so dass dort Details zu erkennen waren. Der Rest des Raumes lag im Dunkeln. So sehr sich die Patientin auch bemühte, sie konnte den Raum nicht so erhellen wie sie wollte. Erfreut über diesen klaren Hinweistraum, verordnete ich nun Thuja C200. Nach vier Gaben berichtete die Patientin:

»Ich konnte in den Raum schauen, alles war hell. Afrikanische Freunde saßen in dem Raum und schienen auf mich zu warten. Es war eine friedliche, aber auch etwas belanglose Situation.«

»Was hatte das für eine Auswirkung auf Ihre Psychose?«

»Die Ängste kamen nicht mehr so oft. Es ist so ein eigenartiger Frieden in mir.«

»Ist das gut?«

»Mehr ungewohnt.«

Die Patientin bekam noch einmal Thuja, aber nun in LM-Potenzen. Das brachte noch mehr Klärung und führte zu einer Aufarbeitung der tiefgreifenden Erlebnisse in Afrika. Sie rief von Zeit zu Zeit an und berichtete von kleinen Fortschritten. Dann kam eines Tages ein Anruf. Die Patientin meldete sich mit einer völlig veränderten Stimme, so dass ich sie nicht auf Anhieb erkannte. Fröhlich und gelöst berichtete sie:

»Mir geht es so gut! Jetzt ist alles so klar!«

»Was denn?«

»Niemand konnte mir helfen, Sie auch nicht. Die Übungen haben nichts gebracht, die Mittel auch nicht.«

»Aha. Und das erleichtert sie?«

»Ja, ich bin richtig erleichtert.«

»Und was heißt das jetzt?«

»Mir ist klar geworden, dass ich keine Behandlung brauche. Ich habe meine Psychose, die kenn ich gut und mit der bin ich jetzt zufrieden.«

»Verstehe ich Sie da richtig? Sie haben Ihre Psychose...?«

»Ja, die war ja zwischenzeitig weg. Das fand ich gar nicht gut. Jetzt ist sie wieder da und ich bin richtig froh.«

»Na gut. Beenden wir damit die Behandlung?«

»Ja, danke für alles.«

Wenige Tage später ruft der Mann an: »Ich wollte mal hören, was Sie zu der Reaktion meiner Frau sagen?«

»Ich verstehe sie nicht.«

»Ich auch nicht. Aber ich muss Ihnen sagen, sie hat sich sehr positiv verändert. Sie macht den Haushalt, ist zufrieden und freut sich, dass sie wieder ihre Psychose hat. Ist das normal?«

»Weiß ich nicht. Wie geht es Ihnen denn dabei?«

»Ich wende mich jetzt wieder ganz meinem Meister zu. Ich muss mich Gott sei Dank nicht mehr so intensiv um meine Frau kümmern.«

»So geht jetzt jeder seiner Wege?«

»Ja, ich meinen spirituellen und meine Frau, na ja, die hat ja ihre Psychose.«

Was fällt einem dazu noch ein?

Phosphor-Engelchen

Für manches Leid fehlen mir die Worte,
dann lese ich Shakespeare,
der mit beispiellos schöner Poesie
auch das größte Leid erträglich werden lässt.

Nach einer medialen Balance

Das Kapitel der denkwürdigen Begebenheiten wäre nicht vollständig, ohne die Begegnung mit einem Knaben im Wachkoma zu erzählen. Ich hatte bis zu diesem Zeitpunkt noch nie einen Phosphor-Engel gesehen, mit soviel Schönheit und so viel Leid in einem Lebewesen vereint.

Die Eltern – er Arzt, sie Krankenschwester – hatten, nachdem zwei Kinder erwachsen waren, noch spät ein drittes Kind bekommen. Der Junge war der Sonnenschein der Familie, blondgelockt, mit strahlenden blauen Augensternen und einem liebenswerten Wesen. Er wurde von allen geliebt und verwöhnt.

Was dann eines Tages geschah, möchte ich mit den Worten Shakespeares beschreiben:

Es neigt ein Weidenbaum sich übern Bach
Und zeigt im klaren Strom sein graues Laub,
mit welchen sie phantastisch Kränze wand
von Hahnfuß, Nesseln, Maßlieb, Kuckucksblumen.
Dort, als sie aufklomm, um ihr Laubgewinde
An den gesenkten Ästen aufzuhängen,
zerbrach ein falscher Zweig, und niederfielen
die rankenden Trophäen und sie selbst
ins weinende Gewässer. Ihre Kleider
verbreiteten sich weit und trugen sie
sirenengleich ein Weilchen noch empor,
indes sie Stellen alter Weisen sang,
als ob sie nicht die eigne Not begriffe,
wie ein Geschöpf, geboren und begabt
für dieses Element. Doch lange währt' es nicht,

251

bis ihre Kleider, die sich schwer getrunken,

das arme Kind von ihren Melodien

hinunterzogen in den schlamm'gen Tod.

William Shakespeare: Hamlet (Ophelias Tod)[6]

Keine Mediale Balance hat mich so berührt wie die mit dem fünfjährigen Knaben, dem Phosphor-Engelchen, bei der ich selbst das Medium war. Die Eltern hatten in der Zeitschrift raum&zeit über die Möglichkeit gelesen, mittels einer Mediumperson Kontakt mit »Sprachlosen« aufzunehmen. Sie reisten viele hundert Kilometer zu mir in die Praxis und hofften zu erfahren, wie es um das Kind stehe und ob es wieder in unsere Dimension zurückkehre oder sterben wolle.

Ich schaue in das selige, strahlende Gesicht des Kindes, dessen große blaue Augen durch mich hindurch in eine andere Dimension schauen. Seine Hüftgelenke sind luxiert, eine Magensonde versorgt es mit Flüssignahrung und ein Tubus sorgt für den Atem. Das Phosphor-Engelchen liegt in einem Bettchen. Die Mutter hat mit ihm fast den ganzen deutschsprachigen Raum bereist in der Hoffnung, ihr Kind werde gleich Lazarus aufstehen und sagen, dass alles nur ein böser Traum war. Der Vater macht die Reisen mit, ist aber zutiefst resigniert. Und nun eine Mediale Balance! Es ist ihm deutlich anzumerken, dass er so etwas als Mediziner ablehnt. Alles in allem eine fürchterliche Atmosphäre.

Eine Kollegin war bereit, mich als Medium einzusetzen. Ich tauchte in eine Welt aus Licht, war schwerelos und näherte mich dem Knaben. Ich fragte ihn mental, was ihn in diesen Zustand gebracht habe. Mit vier Jahren ging er ins Wasser. Von außen betrachtet fiel der Junge ins Schwimmbad. Aber er beschrieb das wunderbare Gefühl der Schwerelosigkeit, wie er da im Wasser schwebte. Er war verzückt von dem Gefühl, wie langsam das Leben aus seinem Körper wich und er sich wie ein Geist aus der Flasche herauszog und sich von oben betrachtete.

Er beschrieb den Aufruhr, der draußen herrschte. Der große Bruder hatte den Jungen zu spät im Wasser entdeckt. In wenigen Minuten war zwar der Notarzt zur Stelle, doch die Reanimationsversuche reichten nur noch bis zu einem Zustand im Wachkoma. Ich fragte ihn, ob er den

---

6 William Shakespeare: Hamlet, Edition Rencontre, Lausanne, Übersetzung August lhelm von Schlegel 1843, Band VII, S.316 ff

Zustand ändern möchte. Er fand ihn vollkommen in Ordnung und verstand den Schmerz seiner Eltern nicht.

Die Eltern waren nicht erstaunt über die Botschaften, die vom Kind herüberkamen, denn auch sie hatten den Eindruck gehabt, er sei freiwillig in den Tod gegangen, so seltsam das auch für einen Vierjährigen ist.

Gegen Ende der Medialen Balance bat die Mutter durch mich Fragen an das Kind stellen zu dürfen. Da wurde es unangenehm anstrengend, denn sie wollte wissen, ob sie ihn optimal versorge und ob er sehe, welche Mühe sie sich gebe als auch, ob sie diese oder jene Therapie noch machen solle.

Ich brach den Kontakt zum Kind erst einmal ab und sagte zur Mutter gewandt, für solche Fragen müsse man nicht eigens ein Medium bemühen. Darauf reagierte sie sehr aggressiv und weinte vor Wut und sagte, sie sei maßlos enttäuscht von mir. Sie habe sich von der Sitzung ganz etwas anderes erhofft, nämlich dass ich den Jungen dazu bringe, aufzustehen und wieder gesund zu sein. Es war nicht einfach ihr klar zu machen, wie wichtig es ist, dass ein Patient, egal in welchem Zustand und Alter, das Recht hat, zu entscheiden, wohin seine Reise geht.

Wir setzten die Balance fort. Ich fragte den Jungen, ob er bereit sei, aktiv an einer Verbesserung seines Zustandes mitzuarbeiten. Er reagierte nicht enthusiastisch, denn er fand seine Rundumversorgung so schön und angenehm. Ich sagte: »Gut, dann ziehe ich mich zurück und wünsche dir das Beste auf deinem Weg.«

»Halt, halt, geh nicht!«

»Warum soll ich bleiben?«

»Ich bin hier allein.«

»Ich kann nicht bei dir bleiben, denn ich gehöre auf die Erde, während du halb im Himmel hängst. Möchtest du nicht versuchen, auf die Erde zu kommen?«

»Ich weiß nicht. Es ist ungewohnt. Hier ist es so wunderbar hell.«

»Also möchtest du dort verweilen und nicht aktiv werden?«

»Ich bin mir nicht mehr so sicher.«

»Willst du einen ersten Schritt versuchen?«

»Ja.«

Ich verordnete Phosphor LM120 und Orangelichtbestrahlung. Als Musiktherapie empfahl ich Barockmusik (Concerti grossi). Die wütende Mutter bekam Causticum C30. Der Vater meinte, er benötige keine Hilfe.

Nach drei Wochen kam eine Nachricht der Mutter: *»Es fehlen mir die Worte zu beschreiben, wie das Kind das Orangelicht liebt. Ansonsten stelle ich keine Veränderung fest.«*

Nach weiteren drei Wochen erfahre ich:

»Der Junge hat zum ersten Mal wieder geweint. Ich habe ihm Barockmusik vorgespielt, da hatte ich das Gefühl, er versucht Kontakt mit uns hier aufzunehmen. Er bewegte den Kehlkopf, als wollte er sprechen. Überhaupt wirkt er lebendiger.«

Ich war schon im Begriff mich zu freuen, dass doch erste winzige Fortschritte durch das erdende Phosphor eingetreten waren. Da sagte die Mutter:

»Ich kann mich eigentlich nicht darüber freuen. Sieht er denn nicht wunderschön aus, wie er da in seinem Bettchen wie ein Engel liegt? Ist es nicht wunderschön dort, wo er ist? Wenn ich ehrlich bin, möchte ich auch dort sein. Ja, ich wollte immer schon dort sein, wo er jetzt ist. Ich wünschte, ich könnte ihm folgen.«

Mein Rat eine systemische Familienaufstellung vorzunehmen wurde abgelehnt. Die Behandlung wurde dann mit dem Argument abgebrochen, es sei doch eigentlich vorher alles viel einfacher gewesen. Jetzt, wo der Junge anfange, sich zu regen, werde alles komplizierter.

Die Eltern zogen es also vor, wieder einen vollen Pflegefall aus dem Kind zu machen und reisen nun weiter von einem Geistheiler zum nächsten, immer auf der Flucht vor den eigenen Themen und immer auf ein Wunder hoffend, das sie ja gleichzeitig zutiefst ablehnen.

Nach dieser Sitzung las ich noch einmal Ophelias Tod aus »Hamlet« und begab mich in eine tiefe Trauer um dieses Kind und um seine Eltern. Normalerweise kann ich nach einer Medialen Balance ein Geschöpf, für das ich Kanal war, sofort vollkommen loslassen. Hier dauerte es vier Tage, bis ich aus den Tiefen, in die das Kind versunken war, selber wieder auftauchen konnte.

Das Wunderkindsyndrom

Das Wunder ist da, wo man es nicht erwartet.
Wo Getöse und Marktgeschrei sind,
kann Gott keine Wunder wirken.

Aufklärung einer Indigokindmutter

Auch das Phänomen der »Wunderkinder« finde ich alles andere als zum Lachen. Ich habe jedoch etliche Fälle erlebt, bei denen sich Mütter mit ihrem krankhaften Ehrgeiz lächerlich gemacht haben. Das »Wunderkind« ist ein westliches Phänomen, denn wir betrachten seit 2000 Jahren Phänomene, die wir nicht erklären können und von denen wir uns abkoppeln, als Wunder. Jesus, einer der größten Heiler, lief übers Wasser, erweckte Lazarus vom Tod und tat auch sonst wahrlich viel Heilendes. Aber das war eben Jesus, damit haben wir nichts zu tun. Basta. So koppeln wir uns von seinen Wundern ab. Sie gehören nicht zu *unserem* Leben. Wunder geschehen nach dieser Haltung von einer unerreichbaren Instanz aus. Wunder müssen gegen den linkshirnigen Verstand verstoßen und dann kommen sie in die Schublade: »Spontanheilung«, »Wunder«, »Unerklärbarer Vorfall« oder »para-normal«. Wir kleinen, besser klein gehaltenen und klein gemachten Menschlein können selber keine Wunder vollbringen. Wir sitzen ja auch nicht im Himmel zur Rechten Gottes. Wir wuseln nur da unten im leidvollen Dasein und schauen gebannt auf die Leiche von Gottes Sohn, nur damit wir ja nicht auf die Schnapsidee kommen, Jesus oder sonst ein Heiliger könnte wie ein Mensch gelacht haben. Mir hat mal eine Hardliner-Theologin allen Ernstes gesagt: »Jesus verrichtete keine Notdurft.« Ich antwortete: »Dann wäre er sicher noch früher gestorben als ohnehin« – und erntete dafür einen ziemlich bösen Blick.

Wunder finden also irgendwo »da draußen« statt. Wunder müssen die Naturgesetze aus den Angeln heben. Sie haben mit der Natur selbst nichts zu tun. Je unnatürlicher, desto größer die Wunderverehrung. Ja, und Wunderkinder, die sind der Renner!

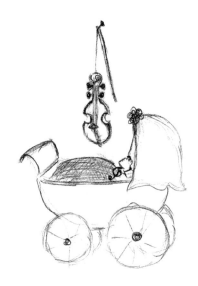

Abb. 29 Frühe Prägung zu einem Wunderkind

Als der Japaner Daisetz Suzuki vor 25 Jahren propagierte, jedes Kind könne Geige spielen, standen alsbald Scharen von Vier- und Fünfjährigen auf der Bühne und spielten perfekt das Violinkonzert von Beethoven. Es gab plötzlich fast nur noch Wunderkinder und Hochbegabungen. Die Eltern wedelten schon mal mit einer Minigeige über der Wiege des Neugeborenen um den kommenden Menuhin oder Oistrach vorzuprogrammieren. Zahllose Kinder wurden durch Geigendrill verschlissen. Doch dann kam eines Tages das große Erwachen: Es stellte ich heraus, dass von den Abertausenden Suzuki-Geigenkindern in aller Welt *kein einziges* an die Spitze der Profigeiger gelangte und kein einziges Weltruhm erlangte. Was war geschehen?

Die Kinder ließen sich bis zur Pubertät gehorsam drillen, doch dann kam, was – Gott sei Dank – kommen musste: die Teenies hatten keinen Bock mehr auf Bach und Beethoven und auf diszipliniertes Üben, jeden Tag auf derselben Stelle im Zimmer, die Fußumrisse quasi auf den Boden gezeichnet. Das war das Ende des Wunderkind-Daseins und das Ende des Traums bei ihren Eltern. Wie war es nur möglich, dass diese hochbegabten Geigenkinder den »normalen« Geigenkindern nicht den Rang abliefen? Wie war es möglich, dass sie als Kinder zwar wie große Geiger anfingen, aber in der Pubertät lieber Fußball spielten oder mit ihrer Freundin herummachten?

Suzuki hielt jedoch weiterhin eisern an seinen Thesen fest – und viele Kinder zerbrachen daran. Weitere Tausende Kinder in aller Welt wurden gedrillt. Keines bestieg je die große internationale Bühne.

Was war der Grund? Ich habe zur Genüge Suzuki-Kinder selbst auf der Bühne erlebt. Es fehlte ihnen im Grunde nur eines: das Lachen, der Spaß dabei – der Narr im Künstler. Ich sah keine Kinder, sondern Minierwachsene, die ernst ihre Pflicht taten. Ich selber konnte das nicht ernst nehmen und machte mich bei jeder Gelegenheit über das todernste Gehabe dieser Winzlinge lustig und ließ mich von der Leistung des Geigenspiels überhaupt nicht beeindrucken. Das ärgerte natürlich viele Eltern, Geigenlehrer, Kollegen, Fernseh- und Rundfunkleute sehr. Das war mir jedoch egal. Ich machte mich oft sehr unbeliebt, indem ich in meinem Musikunterricht ein chaotisches, lachendes und Purzelbaum schlagendes Kind dem hochbegabten vorzog. So eine Musiklehrerin war nicht sehr erwünscht. »Wir wollen auch so ein begabtes Kind«, sagten die Eltern. »Na, bitte schön, dann suchen Sie sich eine andere Lehrerin.« Schließlich quittierte ich meinen Dienst, der mir mein Studium finanzierte und ging lieber putzen, als diese kranke Musikschulwelt zu unterstützen.

Die Geiger-Wunderkinder sind Vergangenheit, doch nun haben wir die Indigokinder. Mütter kommen heute des öfteren mit ihren hellsichtigen und heilerisch medial begabten Sprösslingen in meine Praxis. Sehr schnell werden sie sauer, wenn ich auf diese außerordentlichen Begabungen hin sage: »Na und? Was ist daran so besonders? Wo ist das Wunder?«

Dann unterhalte ich mich mit dem Wunderkind und bin erschüttert, dass ich wieder mal das alte Suzuki-Phänomen erlebe: Ernst, wichtigtuerisch, arrogant und lustlos – arsenisch im unerlösten Sinne. Stets trifft mich ein strafender Blick, wenn ich es wage, ein Witzchen zum Thema Medialität oder Heilen im Kindesalter zu machen. Darüber lacht man nicht, das ist eine todernste Sache! Genau: Indigo, im Energiefeld eines Menschen die Farbe der totalen Einsamkeit und Isolation und der langen geistigen Reife. Indigo hat in der Aura eines gesunden Kindes nichts zu suchen.

Ich habe die Farbe Indigo stets nur bei schwer kranken, autistischen und gestörten Kindern gesehen. Das bestätigt auch mein Lehrer, der 28 Jahre lang als Auramedium in einer Kinderklinik angestellt war. Die besondere Farbe oder Energie des Indigo ist die Projektion eines Erwachsenen auf ein Kind. Darum schaue ich mir immer zuerst das Energiefeld der Mutter an, die mit ihrem Indigokind meine Praxis betritt.

Da war zum Beispiel die zwölfjährige Nina, die wegen Schlaflosigkeit in die Praxis kam. Die Mutter erklärte, Nina sei ein begnadetes Indigokind, könne die Aura sehen und Menschen heilen: »Du siehst also die Aura von Menschen.«

»Ja, und dann gehe ich zu ihm hin und sage ihm, was ihm fehlt.«

»Ohne Erlaubnis? Ohne ihn zu fragen, ob du das darfst?«

»Ich darf das, ich bin an das höhere Selbst angebunden. Ich habe den Auftrag von oben.«

Ich schaue suchend nach oben, an die Decke: »Ja, wo ist es denn, das höhere Selbst?« Ich schaue unter meinen Tisch, am Boden herum, unter meinen Stuhl. »Liebe Zeit, wo ist bloß das höhere Selbst hingekommen. Eben war`s noch da. Also, so was! Wo das bloß hingekommen ist?«

Vor mir sehe ich das ernste Gesicht der Tochter und das indig(o)niert dreinschauende der Mutter.

»Findest du das wirklich in Ordnung, einfach so die Menschen anzusprechen und ihnen was über ihre Krankheiten zu sagen?«

»Das ist mein Auftrag von oben.«

»Junge Dame, ich will dir mal was sagen. Lerne erst mal zu leben und werde ein ganzer Mensch. Dann befasse dich mit den Gesetzen der Heilkunst hier unten, dann kannst du auch besser deinen göttlichen Auftrag verstehen. Ohne, dass jemand geheilt werden will, ganz tief in seinem Herzen, kann niemand ihn heilen, auch du nicht. Wenn dich jemand um Hilfe und Rat bittet, ist das okay, aber einfach in der Aura zu lesen und das mit deiner winzigen Lebenserfahrung zu beurteilen, ist eine Anmaßung.«

Die Mutter ist nun sehr aufgebracht: *»Na hören Sie mal, Sie nehmen meine begabte Tochter überhaupt nicht ernst. Wir sind extra zu Ihnen*

gekommen, damit Sie ihr Talent bestätigen und vielleicht sagen, was Nina noch besser machen kann!«

»Ja, ich nehme das in der Tat nicht ernst, weil es nicht in der Ordnung der Natur ist, mit 12 Jahren solche anmaßenden Dinge zu tun. Natürlich interessiert mich die Begabung Ihrer Tochter.« Zu Nina gewandt: »Was hast du denn für Hobbies?«

»Was meinen Sie denn mit Hobbies?«

»Was machst du in deiner Freizeit, wenn du aus der Schule kommst?«

»Ich meditiere, denn meine Gabe ist ein Geschenk Gottes...«

»Du sagst es! Es ist ein Geschenk, das du nicht ehrst. Diese Gabe hat eine Aufgabe, nämlich ein ganzer Mensch zu werden, zu lernen, wie man mit Krisen, mit Spaß und allen möglichen Lebenslagen umgeht. Der Heiler muss erst mal selber heil und ganz werden. Davon bist du mit 12 Jahren noch weit entfernt. Du bist gerade mal zur Hälfte inkarniert, da fehlt noch eine Menge Lebenserfahrung und Achtung der Eigenautorität anderer Menschen.«

Die Mutter ist nun stinksauer und giftet mich an: *»Nina ist eine alte Seele, sie ist viel weiter als andere Kinder in dem Alter. Sie ist schließlich ein Indigokind!«*

»Ja, schade, dass Sie nur das Indigo beachten. Indigo ist die Farbe der Einsamkeit, der Askese, der inneren Reife, der Entsagung. Dass Ihre Tochter hauptsächlich Indigo in der Aura hat, ist pure Einbildung. Sie wollen es so, weil es zur Zeit gerade »in« ist. Sie tun Ihrem Kind nichts Gutes, wenn Sie auf einer einzigen Farbe herumreiten. Was ist mit der Lebenslust in Orange? Was mit dem strahlenden Gelb der Kommunikation, was mit dem Knallrot der Sexualität, was mit dem Grün der rhythmischen Bewegung?«

Das Reizwort »Sexualität« war gefallen. Die Tochter wendet sich angewidert ab, die Mutter schaut mich an, als wolle sie mich erschlagen. *»Wie können Sie so etwas sagen?«*

»Die schöpferische Kraft kann Leben hervorbringen. Oder haben Sie Ihre Tochter per mitotischer Zellteilung empfangen? Was immer wir Außerordentliches erschaffen, benötigt diese schöpferische Basiskraft, nämlich die Sexualität. Man muss sie aber erst körperlich erfahren, ehe man damit anfangen kann, sie zu vergeistigen.«

Zu Nina gewandt: »Wenn du den ersten Freund hast, dich über beide Ohren verliebt hast und das Wunder der körperlichen Liebe erfahren hast, kannst du gerne wieder zu mir kommen. Dann erzähle ich dir auch gerne etwas übers Heilen und Medialität. Dann bin ich auch bereit, mir einmal deine Aura anzugucken.«

»Soll das heißen, wir sind ganz umsonst gekommen?«

»Mag sein, das erscheint dir so. Weil ich dich als Kind sehr mag und von Herzen annehme, gebe ich dir meinen Rat, erst richtig zu leben, zu lachen und für eine Weile deine Begabung zu vergessen, damit sie sich entwickeln kann. Denk dran: Man schaut niemals ungefragt in eines Menschen Energiefeld und heilt niemals einen Menschen ungefragt. Das ist ein Verstoß gegen die Ethik und kein Kavaliersdelikt.«

Mutter und Tochter rauschen wieder ab. Man sieht ihnen natürlich ihre Enttäuschung deutlich an. Vielleicht liegt darin ein kleiner heilsamer Samen dieses Tages.

Noch mehr Indigo

Bei der Anamnese eines 8-jährigen Jungen beschrieb mir die Mutter seine Liebe für naturwissenschaftliche Dinge. Nachdem er einen Film über das Brunftverhalten der Hirsche gesehen hatte, fragte er seine Mutter: »Mama, wann habt ihr eigentlich Brunftzeit?«

Dr. med. Birgit Schmidt

Es ist für mich immer eine große Herausforderung, ruhig und gelassen zu bleiben, wenn ich mit dem Brimborium und der Tünche unserer seichten Eso-Szene konfrontiert werde. Ich liebe das Echte im Menschen, nicht das Aufgedonnerte, weil es alles andere so klein macht.

Ja, die Indigokinder sind der neue Renner. Sie treten jetzt schon fast zahlreicher auf als die »normalen« bunten Regenbogenkinder, die wir in einer Welt der Beziehungsunfähigkeit so dringend bräuchten. Unsere Gesellschaft benötigt offensichtlich nicht mehr das einfache Kind, das mit Bauklötzen spielt und vor Freude in die Hände klatscht, wenn ein Türmchen entsteht, sondern Indigokinder als Produkte unseres Perfektionswahns und als Manifestationen unserer eigenen unterdrückten Gaben. Wir brauchen heute fertige Miniaturerwachsene, mit einem IQ von 150, die möglichst schon mit einer Computermaus in der einen Faust und einem Kabel für den Internetanschluss in der anderen geboren werden.

Nun gibt es sie also, die paranormalen, überdurchschnittlich Begabten, die alles im Eiltempo machen und dabei doch so oft als (Mit-)Menschen auf der Strecke bleiben. Ich bin durchaus sehr für Begabtenförderung und auch für Eliteschulen, nur sollten sie stets den ganzen Menschen fördern und nicht nur eine einseitige Begabung, damit diese Kinder lebensfähig werden, soziales Verhalten und die Achtung vor dem Andersartigen lernen, die wir Toleranz nennen.

Eine Mutter kam mit ihrer 15-jährigen Tochter in die Praxis. Die Mutter ist als Heilerin tätig und sagt, dass sie alle Energie von ihrer Tochter bekomme. Das Mädchen erscheint im langen Gewand, alles an ihr ist in Orange-Gold: Kleidung, Armreifen, Ohrringe, Strümpfe, Schuhe, einfach alles.

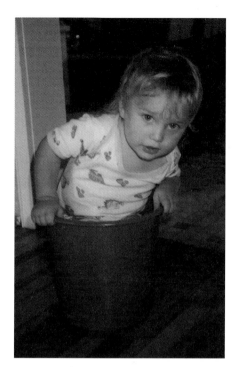

Abb. 30 Regenbogenkind

Die Gabe des Mädchens: Sie bekommt Eingebungen aus anderen Dimensionen und hat den Auftrag, die Kranken zu retten. Sie heilt am laufenden Meter, manchmal sieben Patienten nach der Schule. Sie nimmt Schmerzen weg, operiert mental und kommuniziert mit diversen Engeln – mir wurde schon ganz schwummrig von soviel Talent. Das Mädchen ist ernst und hat einen leeren, harten Blick. Nichts an ihm ist altersgemäß teenagerhaft, ihre Aufmachung wirkt aufgesetzt und unnatürlich. Die Augen blicken wie die eines Drogenabhängigen oder wie in einem Rauschzustand. Ich frage, ob sie irgendwelche Medikamente oder Stimulanzien bekomme. Nein. Ich frage nach der Schule und lasse die wundersamen Talente erst mal beiseite. Bei jedem Thema schaut Irene gelangweilt nach oben oder durch mich durch. Ich frage sie dann, wie sie sich erdet.

»Das brauche ich doch gar nicht. Ich werde von vielen Wesen gehalten.«

»Zum Beispiel von wem?«

Irenes Augen beginnen so zu flackern, dass ich schon befürchte, gleich finde ein epileptischer Anfall statt. Egal, was ich frage, ich bekomme keine Antwort. Die Mutter greift ein:

»Es sieht so aus, dass Sie nicht in der Lage sind, das große Talent meiner Tochter zu erkennen. Wir haben die weite Reise gemacht, um von Ihnen zu hören, was Sie wahrnehmen.«

»Wollen Sie das wirklich hören oder wollen Sie das hören, was Sie gerne hören möchten?«

»Nein, ich will schon die Wahrheit wissen. Ist meine Tochter das große Heilermedium?«

»Warum ist das wichtig? Was passiert, wenn Sie es wissen? Ist sie dann eine wertvollere Tochter? Warum muss Ihre Tochter ein Heilermedium sein?«

Die Tochter dreht die Augen himmelwärts und sagt stöhnend: *»Oh, oh, was für schlechte Energien! Frau Sonnenschmidt, dort, wo Sie sitzen ist ein schwarzes Loch und ganz schwere Energie. Sie werden ganz krank davon...«*

»Lass gut sein, Irene. Bis eben war hier noch eine gute Schwingung. Seit Ihr da seid, sind auf einmal schlechte Energien da. Das muss dann wohl etwas mit Euch zu tun haben.«

Irene macht eine Show mit Gesten des Unwohlseins und Leidens: *»Oh, oh, welche dunklen Wolken ziehen da auf...«*

»Schluss jetzt mit dem Theater! Ich habe keine Lust und keine Zeit, mich mit Firlefanz zu befassen. Also, was willst du? Warum bist du hier?«

Die Mutter antwortet: *»Sehen Sie das denn nicht? Irene ist ein Indigokind und hilft mir in meiner Heilerarbeit. Wir arbeiten auch mit Außerirdischen zusammen. Wissen Sie, dass es inzwischen viele Außerirdische auf der Erde gibt?«*

»Nein, das interessiert mich auch nicht. Kommen wir zur Sache. Warum sind Sie und Ihre Tochter hier?«

»Ich möchte wissen, ob Sie bei meiner Tochter das Heilertalent erkennen.«

»Es tut mir leid, Ihnen zu sagen, dass ich da kein Talent sehe, weder zum Heilen, noch als Medium. Durch die Pubertät ist sicher eine Energie frei geworden – wie bei allen Teenagern – die sogenannte paranormale Phänomene hervorbringen kann. So wie Irene hier vor mir sitzt, sehe ich kein Medium, sondern ein krankes Kind.«

Das trifft die Mutter wie ein Keulenschlag. Sie verzieht ihr Gesicht zu einer solch grässlichen Fratze und bekommt einen so stählernen Blick, dass mir ganz blümerant zumute wurde. Da saßen also gleich zwei kranke Menschen vor mir!

Ich schaute auf meinen kleinen Altar hinter den Gästen und sandte Margaret Pearson die Bitte, mir beizustehen. Ich hatte bei ihr früher viele mediale Sitzungen übersetzt und erlebt, wie sie manche prekäre Situation gemeistert hatte. Aber mit den zwei seltsamen Damen hier vor mir verließ mich doch langsam sowohl die Geduld als auch die Kreativität.

»Ich habe den Eindruck, wir kommen hier nicht weiter. Wenn Sie eine Bestätigung für Ihr Indigokind brauchen, bitte ich sie, zu jemand anderem zu gehen. Ihre Tochter reagiert wie ein kranker Mensch, nicht wie ein gesundes 15-jähriges Mädchen. Wenn Sie eine Behandlung wollen, können Sie gerne später anrufen. Das wär's für heute.«

Ich nötige die zwei aufzustehen. Da sehe ich im Seitenblick, wie die Tochter mit der rechten Hand ein paar seltsame, runenhafte Zeichen in die Luft zeichnet.

»Irene, streng dich nicht an, hier etwas energetisch zu verändern, es fehlt dir die wirkliche Kraft dazu!« Das Mädchen fühlt sich ertappt und errötet. Endlich ein menschliches Zeichen, nach all dem Zirkuszauber.

Die beiden fahren nach Hause. Ich erfahre später von einer befreundeten Heilerin, dass die Mutter weiter mit Irene hausieren gegangen ist und sie schließlich sogar von der Schule genommen hat, damit sie sich ganz auf ihre Aufgabe als Medium und Heilerin konzentrieren könne.

Da werden Eltern angezeigt, weil sie ihrem Sprössling mal eine gelangt haben. Was in der Eso-Szene mit der Verbiegung von Kindern zu Indigokindern derzeit abläuft, spottet jeder Beschreibung und erregt doch kein Aufsehen. Ganz im Gegenteil, es kommen immer mehr Bücher auf den Markt, die den Wahn schüren, beinahe jede Familie beherberge so ein außerordentliches Indigokind.

Eine richtige Indigomanie ist ausgebrochen. Und jeder fühlt sich befugt, eine solche Begabung feststellen zu können.

Lest noch mal das Märchen von des Kaisers neuen Kleidern. Es ist wieder dran!

Wenn ich mir die angeblichen Indigokinder, die oft auch noch ein ADS-Syndrom haben, in meiner Praxis anschaue, sehe ich häufig die Folgen von

- zu vielen Impfungen
- zu häufigen Antibiotikagaben
- Einsatz von Psychopharmaka
- Fehlen der Vaterkraft
- Ehrgeiz der Mütter
- esoterisch verbrämter Unfähigkeit einem Kind Grenzen zu setzen

Ich kann dieses so publicity-trächtige Phänomen leider nur desillusionierend betrachten. Hochbegabte, mediale Kinder gab es schon immer. Solche Kinder verhalten sich ganz normal, haben normale Eltern und führen ein normales Leben, ohne Aufheben, ohne Vermarktung. Sie genießen das Privileg, ihre Fähigkeiten im warmherzigen Schutz einer intakten Familie zu entfalten. Kindliche Medialität und heilerische Gaben sind durchaus natürliche Erscheinungen, die ihren Platz in der kindlichen Bilderwelt haben. Zerren wir diese Kinder in die Öffentlichkeit, so zerbrechen sie daran, mögen wir auch noch so abgehobene Namen für ihr Talent erfinden.

Das Lachverbot der »Spirituellen«

Weißt du, wer meine Mama ist?
Nein.
Die is 'ne sprituelle Räkimeisterin!
Ach!
Nix »ach«. Das iss so!

Kinderunterhaltung im Wartezimmer

Was ich im Reich mancher sogenannter »Spiritueller«, »Medien« und Heiler erlebe, ist bisweilen urkomisch und grenzt oft ans Absurde. Man kann sich kaum ausmalen, welche Blüten das Ego treibt, das viele Esoterik-Jünger eigentlich gerade überwinden möchten. Ich kann manchmal kaum glauben, was Menschen tun um den kompliziertesten Weg zum vermeintlichen Glück zu wählen. Sicher, all diese Esoteriker

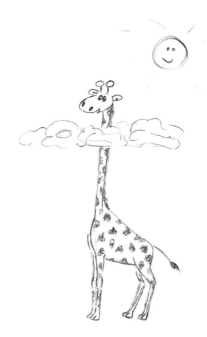

Abb. 31 Die esoterische Giraffe

sind Suchende, aber warum geben so viele von ihnen ihr Gehirn an der Garderobe esoterischer Massenveranstaltungen ab?

Warum tummeln sich so viele auf dem Marktplatz dessen, was gerade »in« ist? Genau genommen müsste ich viele Beispiele in einem extra Kapitel von »todernsten Angelegenheiten« schildern, denn – so absurd die Begebenheiten oft sind – so schwer sind oft auch die Schäden. Wenn ich zu einem »Reparaturarzt« gehe, weiß ich, dass er mir eventuell Arzneien gibt, nach denen ich noch mehr Krankheiten habe. Wenn man aber zu einem esoterischen Lehrer geht, sollte man eigentlich weder Schmerzen noch sonstige negative Folgen erwarten, sondern Heiterkeit und Gelassenheit. Mitnichten! Bei vielen »Meistern« ist alles furchtbar ernst, furchtbar wichtig, furchtbar aufgeblasen und furchtbar lycopodisch. Wer noch eine Hirnzelle frei hat, die normal und frei von karmischer Belastung sein darf, muss sich fragen: War was?

Ich finde es jedenfalls frappierend, wie toll und erfolgreich Hohlheit verkauft wird. Wahrscheinlich funktioniert das nur, weil auch nur hohle Köpfe dorthin gelangen und gleich und gleich sich gerne gesellt. Es steht tatsächlich jeden Tag ein Dummer auf und rennt den hohlen Heiligkeiten hinterher. Qualitätsbewusstsein schrumpft dabei seltsamerweise oft proportional zur intellektuellen Bildung. Den »einfachen Mann von der Straße« – übrigens eine Spezies, die immer seltener wird – können solche Gespinste des Hochmuts erst gar nicht erreichen. Nach meiner persönlichen Erfahrung finden wir dagegen gerade in intellektuellen und akademischen Kreisen am häufigsten alle Facetten eines spezifischen Größenwahns, dem eine profunde Dummheit aufgepfropft ist.

In vielen esoterischen oder Heilerkreisen geht es zu wie im Märchen »Des Kaisers neue Kleider«: Humor und Selbstkritik sind absolut tabu. Über sich selbst lachen – wegen der enormen Ego-Wichtigkeit und Bedeutung geradezu unmöglich. Heiterkeit – wenn es denn unbedingt sein muss, dann erst *nach* der Erleuchtung. Das hat man so gelesen und deshalb muss es so sein. In vielen zenbuddhistischen Kreisen lacht man nur um zu signalisieren, dass einem ein Licht aufgegangen ist. Vorher lachen? Unmöglich! Eine lachendes Zen Do – der blanke Horror für manchen Zenlehrer. Oder in der Kirche lachen, zum Lobe Gottes? – Schwierig! Im Tantra-workshop lachen? – Ja bitte, aber dann muss es laut und »ekstatisch« sein, damit alle deine Potenz hören und sehen!

Nach einer Geistheilersitzung heiter sein? Bloß nicht, es wurden ja gerade okkulte Angriffe abgewehrt und man will ja keine neuen schlafenden Außerirdischen wecken!

Ich könnte diese Aufzählung endlos fortsetzen, es würde sich selten ein natürlicher Lacher einfinden. Die dürren Äste der seichten Esoszene halten ein gesundes Lachen nicht aus. Es ist oft genug grotesk, was auf der Bühne vermeintlich spiritueller Schulungen geschieht, aber bisweilen bleibt mir doch die Spucke weg, so dass es nur noch zum trockenen Husten reicht und nicht mehr zum Lachen. Lycopodium ist *das* Mittel für die große Schar der Aufgeblasenen, die sich so unendlich klein fühlen und sich deshalb künstlich groß machen müssen.

Es ist dabei sehr aufschlussreich, dass in solchen seichten esoterischen Kreisen der Mangel gelehrt wird – Verzicht, Askese und Verbot und nicht die Fülle. Die Erde ist Fülle, die Natur mit ihrem Reichtum ist die Urmutter. Sie wird vom Möchtegern-Esoteriker nicht geehrt, sondern arrogant, ignorant und besserwisserisch übergangen. Nur in der Fülle kann Heiterkeit entstehen, nicht in der Leere des Bauches, des Hirnes und des Bewusstseins. Darum gibt es trotz Fastens keine Leichtigkeit. Es ist ein Irrtum zu glauben, die schwebenden ungeerdeten Esoteriker, die nur von Licht, Gurkenscheiben und ständigen Fastenexerzitien leben, wären besonders leicht und könnten ganz einfach in höhere Gefilde abheben. Nein, Einbildung macht schwer und starr. Sie sind im Gegenteil fest wie Beton und daher in einer mentalen Regulationsstarre. Sie sind nicht zu leicht, sondern zu schwer. Sie sind nicht geerdet, weil die Mutter Erde durch Hirngespinste aus dem Bewusstsein vertrieben wird, damit der Geist möglichst leer wird. Ein leerer Geist ist ein toter Geist. Ein freier Geist steigt aus der Fülle empor und nicht aus einem leeren Schädel.

Lichtnahrung – der neue Renner! Wer wagt da noch an Schnitzel und Grünkohl zu denken? Und was steht dahinter? Das Nichtehren des Leibes und der Mutterfülle unserer Natur. Heere von Nichtessern laufen den Lichtgestalten hinterher und sehen nicht die Schlagschatten, die von ihnen ausgehen. Manche rennen dabei schnurstracks in den Tod, wie ich von einigen befreundeten Klinikärzten erfuhr. In meiner eigenen Praxis konnte ich einige Patienten nur mit Mühe davon abhalten sich zu Tode zu hungern. Alles in allem eine traurige Bilanz, wenn ich bedenke, worum es diesen Menschen geht.

Avatare – es reicht nicht mehr, einfach nur ein Mensch zu sein! Nein, einfache Menschen verkaufen sich nicht gut als direkte Abkömmlinge des buddhistischen Pantheons. Da müssen die Bodhisattvas und Avatare her, die die Esoszene zu Hauf bevölkern und uns mit magischem Blick glauben machen wollen: »Ich bin die Inkarnation des soundsovielten Avatars.« Seltsam, dass es unter ihnen so viele Lebensunfähige gibt. Irgendetwas muss da beim Absprung in die irdische Dimension wohl schief gelaufen sein...

Channeler – es steht nicht mehr der Ratsuchende im Mittelpunkt, sondern das Ego des Pseudomediums. Es müssen Engel und Heerscharen von Heiligen bemüht werden, damit das winzige Ich des Channelers ein wenig aufpoliert wird.

Für alle Fälle eine kleine Randerklärung, was der Unterschied zwischen einem echten Medium und einem Channeler ist: Ein Medium hat die vornehmlichste Aufgabe, dem Menschen die Angst vor Krankheit, Sterben und Tod zu nehmen. Es bildet eine Brücke zu anderen Seinsebenen und ist dabei ein Kanal für Inspiration. Es interessiert nur die Botschaft, die den Ratsuchenden aufrichtet. Medialität hat also mit Botschaft zu tun. Das Medium muss den Inspirator nicht kennen. Seine langjährige Schulung sorgt dafür, dass es die angemessenen Kräfte anzieht.

Der Channeler dagegen definiert sich durch seinen Inspirator. Dieser muss bedeutsam sein, damit die Botschaft Gewicht bekommt. Folglich werden alle möglichen überirdischen Wesenheiten bemüht. Die meisten Channeler haben keinerlei Schulung absolviert, da sie ja glauben, alles direkt von Gott selbst oder dessen Stellvertreter wie Jesus, Buddha oder einem Erzengel eingeflößt zu bekommen. Der Klient rückt hier in den Hintergrund. Der muss glauben und soll den Channeler bewundern. Ob es ihm gut geht, nachdem er absonderliche Botschaften gehört hat, ist seine Sache. Diese Botschaften sind interessanterweise in der Regel oft angsteinflössend, negativ und bestimmend. Darüber ist das Pseudomedium jedoch erhaben.

Wer sich so esoterisch, sprich himmelwärts, orientiert, dem kann man leichter einen blauen Dunst vormachen. Und keiner traut sich, die Luftblasen beim Namen zu nennen und einfach in seinem eigenen Bauch zu spüren, wo wirklich etwas dahinter ist und wo nur ein Schein aufgezwungen wird. Ich sage dies aus einem einfachen Grund: Es gibt hervorragende Medien, Heiler und echte spirituelle Menschen, die tolle Arbeit leisten und um ihre Fähigkeiten kein Aufheben machen. Um ihrer Würdigung willen möchte ich Mut machen, die Dinge in ihrer ungeschminkten Fassung zu beschauen, ohne Rücksicht auf Mimosen.

Die Heilkunst der Zukunft liegt nämlich gerade in spirituellen Heilweisen und in sensitiven sowie medialen Fähigkeiten. Es ist eine unbeliebte Aufgabe die Spreu des Seichten von der Qualität des Echten zu trennen. Ich scheue mich nicht vor ihr und habe keine Probleme die Verpackung von den esoterisch verbrämten Angeboten herunterzunehmen um zu sehen, was wirklich drin und dran ist. Immerhin geht es bei spirituellen Schulungen und Heilweisen um die Seelenkräfte eines Menschen und um seelische Nöte, die unter keinen Umständen zur Vermarktung und als Aufblashilfe für lycopodisch kranke Medien und Heiler da sind. Echte Qualität ist vorhanden, also machen wir denen Mut und Unterstützung, die lauteren Sinnes sind und entlarven ruhig ab und zu einmal die Augenwischer.

Lichtkörperverleih

Manchmal will es mir scheinen,
als würden Esoteriker
ihren Bauch wegmeditieren,
um vor ihrem Bauchhirn
sicher zu sein.

Nach einem Praxistag

Eine junge Frau von 32 Jahren kommt wegen Durchfall, den sie seit 20 Jahren hat. Sie erwähnt auch Schlafstörungen und Appetitlosigkeit. Was sie nicht als Symptom berichtet und was mir jedoch sofort ins Auge springt, ist ihre abgrundtiefe Frustration und ihre abweisende Haltung. Sie rutscht nervös auf dem Sessel herum und das Gesicht zeigt unzählige Tics – vom Zusammenziehen der Augenbrauen über das Verdrehen der Augen bis hin zum Halsverziehen in alle möglichen Richtungen. Lycopodium und Agaricus als Konstitutionsmittel schwebten bereits an meinem inneren Auge vorbei. Ihr ganzer Habitus war der eines todunglücklichen Menschen, der nur mit Mühe die Fassung behält und am liebsten die dünne Tünche von Schulbildung fallen lassen würde, um alles kurz und klein zu schlagen. Ich war dennoch froh, zur Erholung einen »normal kranken« Patienten in der Praxis zu haben und fragte nach ihrer Familiengenese – alles unauffällig. Dann fragte ich nach ihrer Lebenssituation, als der Durchfall im Alter von 12 Jahren begann – alles unauffällig. Ich fragte, ob sie sich möge, ob sie ihre Arbeit als Keramikerin schätze, ob sie gerne lebe – auch hier alles irgendwie normal. Ich sagte, mein Eindruck sei, sie trage eine tiefe Frustration mit sich herum und vermittle mir nicht besonders viel Lebensfreude. Das war offenbar das richtige Stichwort, denn nun entspann sich ein äußerst merkwürdiger Dialog:

»Ich mache eine Medialschulung.«

»Ja, und?«

»MEDIALSCHULUNG!!!«

»Ja, ich höre was Sie sagen. Aber was hat das jetzt mit Ihrem Problem zu tun?«

»Sie machen doch auch so was.«

»Ja, aber ich habe deshalb keinen Durchfall und Lebensüberdruss. Also, was haben diese Dinge miteinander zu tun?«

»Ich weiß nicht, irgendwie stimmt was nicht.«

»Ja, das merke ich wohl.«

»Sie sind doch medial, da müssten Sie doch in meiner Aura sehen, was das Problem ist.« Der ironische Unterton war unüberhörbar.

»Ich hätte es gerne aus erster Hand. Also, was ist los?«

»Ich habe nach sechs Jahren von meiner Meisterin einen Lichtkörper verliehen bekommen. Und jetzt stellt sich die Erleuchtung nicht ein. Ich hänge am alltäglichen Leben, mein Geschäft läuft nicht gut und ich verdiene kaum Geld. Ich weiß gar nicht, ob ich mir die Behandlung bei Ihnen überhaupt leisten kann. Irgendwie stimmt was nicht.«

Ich war sprachlos!

»Habe ich das richtig verstanden? Sie haben einen Lichtkörper verliehen bekommen?«

»Ja, das ging in vielen Stufen, über sechs Jahre. Aber jetzt ist er vollständig.«

»Und dennoch haben Sie dauernd Durchfall und Schlaflosigkeit und das Geschäft läuft nicht?«

»Das sind wohl die letzten karmischen Reste, die ich abarbeiten muss...?« Die Patientin zuckt mit den Schultern und verzieht wieder ihr Gesicht in alle möglichen Richtungen.

»Wenn Ihnen Ihre Meisterin einen Lichtkörper verliehen hat, liegt es doch nahe, dass sie Ihnen auch hilft, die Symptome loszuwerden.«

»Nein, nein, das ist ja nicht ihre Aufgabe. Sie muss sich ja um das Karma der anderen kümmern. Deshalb komme ich ja zu Ihnen, sie therapieren ja.«

»Ach! Ich weiß nicht, ob Sie sich erinnern, was ich am Telefon sagte. Bei mir ist harte Arbeit durch viele Übungen angesagt. Globuli oder andere Arzneimittel sind bei mir zweitrangig.«

»Ja, ich hätte das schon am Telefon sagen sollen. Es ist nämlich so, dass ich keine Übungen machen muss. Ich bin über diese Stufe hinaus.«

»Ja, dann kann ich Ihnen nicht helfen, denn ohne Übungen geht hier keiner raus.«

Die Patientin schaut mich ungläubig an. Ich warte, sie wartet. Ich warte weiter, sie wird nervös. »*Ja, soll das heißen, ich bin umsonst gekommen?*«

»Das weiß ich nicht. Immerhin haben Sie jetzt noch deutlicher erfahren, dass hier keine neue Pillenspende stattfindet, sondern ganzheitliche Therapie. Und in der sind Sie die Hauptperson.«

»*Sie machen es sich aber einfach!*«

»Ja, Heilkunst darf einfach sein. Also, entscheiden Sie, was für Sie richtig ist.«

»*Was sind das denn für Übungen?*«

»Wollen Sie sich in einen ganzheitlichen Heilungsprozess einlassen oder nicht?«

Die Patientin rutscht wieder nervös auf dem Stuhl herum und schaut mit ironischem Gesichtsausdruck aus dem Fenster. Ich warte. Sie seufzt, ich warte. Sie stößt mit Seufzeratem unwillige Laute aus, ich warte.

»*Was glauben Sie, weshalb ich die weite Reise gemacht habe?*«

»Sie werden es mir sicher verraten.«

»*Klar will ich eine ganzheitliche Behandlung, bin schließlich selber seit 12 Jahren Homöopathin.*«

»Wie schön! Gut, Sie möchten also einen ganzheitlichen Heilungsprozess eingehen. Das bedeutet Arbeit auf der physischen, emotionalen und mentalen Ebene. Damit ich die Übungen für Sie zusammenstelle, brauche ich noch ein paar Infos. Was beinhaltet Ihre Medialschulung?«

»*Ich öffne meinen spirituellen Kanal, sehe dann meinen Engel und binde mich an das höhere Selbst an.*«

Die Patientin schaut an die Decke. Ich schaue ebenfalls, mit suchendem Blick, an die Decke und dann nach unten auf dem Boden herum:

»Ja, wo ist es denn, das höhere Selbst? Wo ist es nur hingekommen? Es war doch eben noch da!«

Gott sei dank hat die Patientin einen Restbestand an Humor und muss lachen, obwohl sie es krampfhaft vermeidet.

»Okay. Sie binden sich an das höhere Selbst an. Und dann?«

»Dann bekomme ich Botschaften, was ich tun soll.«

»Und das machen Sie dann auch brav?«

»Ja, klar!«

»Können Sie denn auch Fragen nach oben geben?«

»Ja, ich kann ja Fragen an das Universum stellen.«

»Stimmt! Warum haben Sie denn nicht mal das Universum um Hilfe wegen Ihres Durchfalls gefragt?«

»Das ist ja das Komische. Da kommt keine Antwort. Vielleicht ist die Frage zu banal.«

»Mal weiter. Wie schützen Sie Ihr Energiesystem?«

»Das brauche ich nicht. Meine Meisterin hat das einmal für mich einge-richtet. Sie schaltet für mich ab, wenn die Energien zu stark sind.«

»Aha, diese Verantwortung geben Sie also auch noch ab?«

»Wie? Was meinen Sie damit?«

»Liebe Frau H., was soll das Ganze? Sie sind doch eine recht intelligente Frau und auf einer echten Suche. Wie kann Ihnen denn jemand die Ver-antwortung für Ihre Seelenenergien abnehmen und Sie wie ein ferngesteuertes Spielauto ein- und ausschalten?!«

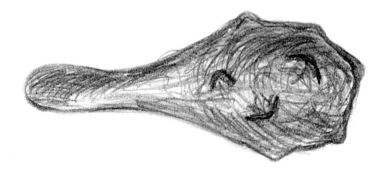

Abb. 32 Die Keule meines inneren Neandertalers

Die Patientin ist für einen Moment verblüfft, weil ich meinem Unmut über so viel Schwachsinn Luft verschaffe. In mir steigt nämlich langsam aber sicher mein innerer Neandertaler an der Tafelrunde auf und schwingt die Keule...

Diese kleine Bresche in ihr zurecht gezimmertes Weltbild nutze ich: »Sie haben doch schon so viel spirituelle Literatur gelesen. Sie haben sich doch sogar mit dem Sterbeprozess befasst. Dann wissen Sie doch, dass sich unsere Lichtnatur und materielle Seinsform voneinander trennen.

Das geschieht täglich millionenfach. An wen geben wohl die Millionen Menschen ihren Lichtkörper ab? Etwa an Ihre Meisterin? Wer leiht uns denn die Lichtnatur?«

Die Patientin schaut mich fassungslos an, aber ich sehe, wie sich ein Lichtstrahl des Verstehens durch das Gewölk esoterischen Brimboriums stiehlt.

»Ja, ich hatte ja das Gefühl, dass irgendwas nicht stimmt.«

»Schauen Sie, das ist das gesündeste Zeichen Ihres Bewusstseins. Eine unterbewusste Instanz ist noch wach, um zu merken, dass in diesem Machtspiel zwischen Meister und Schüler etwas nicht in Ordnung ist. Ein echter Meister macht den Schüler frei. Ein Möchtegernmeister bindet den Schüler an sich. Es ist ein Zeichen von Qualitätsbewusstsein, dass Sie mit Ihrem Körper noch reagieren und schöne Symptome entwickeln.«

»So habe ich das noch gar nicht gesehen. Aber da ist was dran.«

»Leben Sie gerne?«

»Eigentlich nicht.«

»Sie sind jung und haben schon so viel Todessehnsucht. Das ist nicht gesund. Eine spirituelle Entwicklung findet im Tempel des Bewusstseins statt, und das ist Ihr Körper. Wer sein Bewusstsein wirklich erweitert und erhöht, nimmt das Leben dankbar voll und ganz an. Wir machen jetzt eine kleine Alphareise zum Inkarnations- und Exkarnationstor[7].«

Nach der kleinen Übung ist die Patientin wie verwandelt.

»Ja, ich habe gesehen, dass ich fasziniert an dem Tor zur Exkarnation stehe und gar nicht mehr rüber gehen will zum Inkarnationstor. Es fiel mir so

[7] Die Übung ist auf der CD »Alphareisen 1«, siehe Anhang

schwer. Aber irgendwie war ich auch erleichtert.«

»Genau das ist es. Sie dürfen selbstverständlich jederzeit von den exkarnierenden Kräften fasziniert sein und auch die Ängste zulassen. Aber dann, auf zum Muttertor, das Leben voll annehmen und ganz den Körper spüren! Das ist die einzige Übung, die Sie brauchen.«

Die Patientin hat sich – wie so viele Patienten mit ähnlicher Thematik – in ein paar Minuten Bewusstwerdung verwandelt. Sie ist gelöst und die Tics sind weg. Sie ist nachdenklich geworden.

Ich verordne ihr Arsenicum album LM30.

»Komisch, das ist ein Mittel, mit dem ich mich noch nie befasst habe. Ich habe mir immer Phosphor gegeben.«

»Geben Sie mir in zwei Wochen Nachricht, was sich positiv verändert hat.«

Nach vier Wochen erhielt ich die Nachricht, dass sich nichts verändert habe. Nun ja, mit dieser Aussage leben wir Homöopathen oft, denn der Patient sieht überhaupt nicht ein, warum seine Beschwerden erst mal deftiger werden sollten. Ich fragte:

»Was hat sich denn in kleinen Dingen des Alltags geändert?«

»Nichts, gar nichts. Ich habe ja keine Freunde, nur Kunden.«

»Und ist Ihnen nichts aufgefallen? Zum Beispiel, wie die Menschen Ihnen begegnen?«

»Nun ja, da ist was anders geworden. Die sind irgendwie freundlicher. Aber es ist alles so schwer, so schwierig. Wissen sie, das Los von uns Menschen. Bis man ganz frei wird...«

»Lassen wir mal die globale Sicht Ihres Problems beiseite. Wie geht es körperlich?«

»Ja, da hat sich was getan. Weniger Kopfschmerzen. Auch die Mensis kam jetzt überraschend pünktlich.«

»Na, das sind doch tolle Nachrichten!«

»Jein, es ist immer noch schwierig, sich jeden Tag im Loslassen zu üben, um nicht an der Materie zu haften.«

»Wie läuft die Übung Inkarnation-Exkarnation?«

»*Gut, zu gut.*«

»Was heißt das nun wieder?«

»*Ja, das klappt mit dem Muttertor ganz gut. Aber ich weiß nicht, ob ich das überhaupt annehmen will, das Leben.*«

»Ich verstehe nicht, warum Sie nicht ganz einfach einmal dankbar sein können. Es ist doch gar nicht schwer, die lebenswerten Dinge anzuschauen. Sie erzählen mir von Ihrer spirituellen Schulung, vom Lichtkörper und hohen kosmischen Ebenen und ich höre kein bisschen Lebensfreude, kein bisschen Dankbarkeit.«

»*Ja, da ist was dran. Es ist so schwer für mich.*«

»Die Einsicht ist schon der halbe Weg zur Heilung. Das Mittel bleibt, aber eine neue Übung ist fällig: Jeden Tag aufschreiben, was sie Gutes, Schönes, Positives wahrgenommen haben.«

Ich bin über so viel Arroganz und Überheblichkeit bei Menschen, die vermeintlich ihr Bewusstsein auf spirituelle Höhen richten und dabei völlig lebensuntüchtig werden, immer wieder erschüttert.

Was die junge Frau ehrt, ist ihr Durchhaltevermögen, denn ich bin ziemlich unnachgiebig, wenn es um den Heilungs*prozess* geht. Pillen schlucken kann jeder. Konflikte anschauen und lösen, ist dagegen harte Arbeit an sich selbst. Die Unnachgiebigkeit oder gütige Strenge wirkt sich allerdings positiv aus, denn am Ende kommt der Mensch »in carne«, d.h. er inkarniert und nimmt sein Leben an. So geschah es auch bei dieser Patientin. Sie suchte zunächst immer wieder Ausreden und Auswege aus ihrem Prozess heraus, weil sie meinte, sie habe das Stadium des Übens schon überwunden und die Erleuchtung sei nahe. Aber eine innere Stimme hielt sie buchstäblich am Leben und hinderte sie daran, völlig abzudriften. Inzwischen arbeitet sie ihre Natrium-Aspekte ab und sagt kaum noch »Ja, aber...«.

Es ist für mich stets eine Gratwanderung den Patienten auf der einen Seite in seiner spirituellen Suche und Übung ernst zu nehmen und auf der anderen Seite angesichts solcher geistigen Verrenkungen ins Nirgendwo ernst zu bleiben. Patienten wie diese junge Frau sind hervorragende Lehrmeister für Geduld – wenngleich ich auch ehrlich gestehe, dass ich mir häufig eine Riesenflasche Impatiens am Dauertropf visualisiere, wenn wieder einer von Wolke 65 hereinschwebt.

4. Kapitel

Lach-mut in der Homöopathie

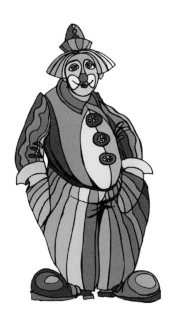

Nach diesem Ausflug in die ernsteren Gefilde der Heilkunst kehren wir wieder zu den bisweilen tragikomischen Situationen in der Praxis zurück. Sie sind die Sternstunden der Heilkunst, die uns über schwere Stunden hinwegtragen und unseren wunderbaren Beruf so kostbar machen. Wir werden in diesem Kapitel auch so manche Lachsymptome aus der Homöopathie studieren, die im Grunde jedoch alles andere als zum Lachen sind. Wie schon eingangs gesagt, mangelt es überall an lächelnden und lachenden Homöopathen. Homöopathen nehmen sich oft zu wichtig und sollten stattdessen lieber viel Bärlapp essen und von ihrem Podest heruntersteigen um auf den Teppich zu kommen, den die Mutter Natur selbst vor uns ausbreitet. Leben ist Vielfalt, nicht Einfalt und es darf beim Kollegen auch alles anders sein, denn jeder Homöopath, ob im Kopfstand ohne Badehose oder mit krauser Stirn repertorisierend, ob mit Testgerät oder Computer, ob intuitiv oder ganz klassisch (was immer das sei) – jeder hat seine Erfolge und Misserfolge. Jeder kann auch erleben, dass die Globuli oft deshalb nicht fruchten, weil wir den Konsumgedanken der konventionellen Medizin fortsetzen und uns für den Patienten verantwortlich machen. Der Patient muss aus der Opferrolle / Schwäche in die Tat / Fülle und aus dem Konsum in den Prozess. Dazu müssen wir uns als Homöopathen viel einfallen lassen und dabei besser kreativ sein als frustriert. Den Kollegen in seiner Andersartigkeit zu ehren führt zu Lebensfreude und Toleranz auch mit sich selbst. Alle Homöopathen machen Homöopathie und es gibt keine absolute Norm, auch wenn einige unter uns Hahnemanns Worte in ihr Verständnis einbetonieren wollen. Wenn ich das Organon zur Hand nehme, lese ich mit besonderer Begeisterung die Paragrafen, in denen Hahnemann als Mesmerist agiert. Haben Sie, Frau Hahnemannianerin, denn schon einmal selber energetische Heilstriche ausgeführt? Und Sie, Herr Kollege, haben Sie einmal einen Patienten oder ein Mittel mesmerisiert? Wenn nicht, verstehen Sie von Hahnemann nur wenig. Hahnemann war zutiefst ein Heiler. Er berührte und vertraute der magnetischen und elektrischen Energie, die aus seinen Händen strömte. Haben Sie dieses Vertrauen? Nein? Wenn ich Ihnen nun sage, dass Sie ohnehin jedes Mittel, das Sie berühren, mit Heilenergie aufladen, damit sein inneres Wesen zum Leben erwacht, haben sie dann nicht Lust, es mal auszuprobieren? Wie? Ganz einfach: Indem sie zum Beispiel die leere alte Flasche eines Homöopathikums nehmen, Wasser hineinfüllen, schütteln und dann bei nächster Gelegenheit verordnen.

Das Mittel wird in dem Maße wirken, wie Sie Ihrer Heilkraft vertrauen. Noch ein Tipp: Bevor Sie zu Ihrer klassischen Einstundenrepertorisation anheben, machen Sie doch 30 Sekunden lang Pause und nehmen die Hand des Patienten in Ihre Hand, schließen die Augen und lassen sich vom Patienten berühren. Und senden Sie ihm einen liebevollen Gedanken. Es lohnt sich – für Sie und Ihren Patienten! So kommen Sie Samuel Hahnemann so nahe wie noch nie. Er war ein *Anfass*homöopath und in seinem Denken und Tun enorm kreativ, sonst hätte er nicht die Wurzel der Krankheiten erkannt. Hundert Jahre später sagte Theodor Fontane übrigens: »Wer etwas schaffen will, muss fröhlich sein.«

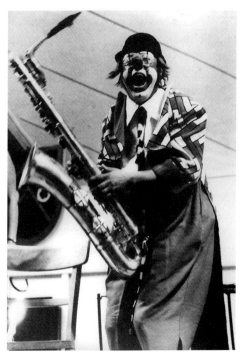

Abb. 33 Musical-Clown »Cornelli« (Vater der Autorin)

Humor ist, wenn man trotzdem lacht oder Die Türfalle
Dr. Annette Herrmann

Es geschah zu Anfang meiner Zeit als Klinikärztin in der Chirurgie eines Kreiskrankenhauses. Frisch von der Uni kommend und hoch motiviert, merkt man bei der Arbeit schnell, dass man viel weiß und doch nichts kann, weil Chirurgie eben auch ein Handwerk ist. Im steten Bemühen, alles richtig zu machen, arbeitet man oft so konzentriert, dass man weder nach rechts, noch nach links schaut. Gerade eben, als ich begann, erste Erfolgserlebnisse zu verzeichnen und mich in die Reihen der jung-dynamisch-erfolgreichen Kollegen einzuordnen, passierte mir Folgendes:

Ich hatte gerade eine Wundversorgung beendet und war sehr zufrieden mit dem Ergebnis. Der Piepser tönte und ich wurde in den OP gerufen. Da man einer solchen Aufforderung tunlichst umgehend nachkommen sollte, eilte ich, in einem inneren Höhenflug befindlich, mit wehendem Kittel (Kennzeichen eines jung-dynamisch-erfolgreichen Kollegen) dem Ausgang der Ambulanz entgegen. Der Schwester am anderen Ende des Flures rief ich, halb rückwärts laufend, noch einige Anweisungen bezüglich der Weiterversorgung des vorherigen Patienten zu. Dabei entging meiner Aufmerksamkeit, dass ich die Lichtschranke der großen automatisch gesteuerten Flügeltür bereits passiert hatte. So geriet ich plötzlich hinter eine der sich öffnenden Türen und wurde jäh von meinem (Erfolgs-) Kurs abgebracht. Die Tür schob mich mit großer Kraft gegen die Wand, wo sie in einem schmalem Abstand zu dieser Halt machte. (Die Techniker hatten wirklich an alles gedacht…) Jung, dynamisch, total verdaddert und unfähig, mich zu bewegen, fand ich mich dort wieder. Es blieb nichts anderes übrig, als zu warten, bis die Tür sich automatisch wieder schloss und mich somit freigab. Das dauerte eine Weile, weil die Automatik den Widerstand hinter der Tür registriert hatte und nun ständig nachschob.

Das Ganze muss auf den Beobachter wohl ziemlich dramatisch gewirkt haben, denn die Schwester stürmte sofort zu mir. »Ist Ihnen was passiert?« Ihre Mundwinkel zuckten verräterisch. »Nein, nein, alles ok.«

Gott, war mir das peinlich. Ich hörte schon die Sprüche: »OP ausgefallen, Frau Doktor klemmt hinter der Tür« – damit war ich reif für den Komikerpreis des Tages. So kam es dann auch. Als bei der Nachmittagsbesprechung der Chefarzt mit einem schmunzelndem Blick in meine Richtung verkündete, er sei froh, dass wir den Tag alle überlebt hätten, prusteten alle los. Aber es war ein so herzliches Lachen, dass ich insgeheim hoffte, der Preis würde bald wieder vergeben. Kann ja auch an jemanden anderes gehen...

Hiltrud und ihr Fisch

Es gibt nichts,
was es nicht gibt!

Feststellung nach einem langen Praxistag

Es ist allgemein bekannt, dass unter Musikern viele »spinnerte Typen« sind und das besonders unter den hohen Stimmlagen der Sänger, über deren Dummheit viel gewitzelt wird. Man sagt zum Beispiel: »Je höher die Stimme, desto bescheidener der Kopf, weil durch die vielen hohen Cs das Hirn zu sehr durchgeschüttelt wird.« Das ist natürlich maßlos übertrieben, aber dennoch: Bisweilen fragte ich mich, ob einige Kollegen ihren Schädel nur haben, um das Stroh nicht mit den Händen tragen zu müssen? Da Bühnenkünstler ein recht buntes und unkonventionelles Völkchen sind, erlebt man denn auch so manche komische Situation. Aber ein Erlebnis hat sich mir besonders eingeprägt:

Eine Mezzosopranistin meldete sich am Telefon zur Behandlung an und berichtete von ständiger Übelkeit. Sie kam – eine herb dreinblickende Dame und so selbstbewusst, wie ich mir eine Sepia-Persönlichkeit vorstellte. Ich fragte, was denn ihr Problem sei, und es entspann sich folgender Dialog:

»Mein Problem? Ja, ich hasse Schubert-Lieder.«

»Müssen Sie die denn singen?«

»Ja, ich habe ein Konzertangebot und mir wird schlecht, wenn ich nur dran denke.«

»Vor Aufregung?«

Entrüstet: *»Nein! Ich kann den Schubert nicht ab, dieses romantische Gesäusel, nein, furchtbar. Außerdem, ich hasse Fisch.«*

»Wie? Fisch, was hat denn Schubert mit Fisch zu tun?«

Die Sängerin schaut mich mitleidig an und sagt von oben herab: *»Noch nie was von der Forelle gehört?«*

Ich musste in mich hineinlachen, denn »Die Forelle« hatte ich selber unzählige Male im Konzert gesungen, aber die Dame hatte ja keine Ahnung, dass ich sozusagen »vom Fach« war.

»Also, Forelle. Wo ist das Problem?«

»Ich lebe vegetarisch und lehne jedes Fleisch ab, auch Fisch!«

»Aha! Und was hat das nun mit Schubert zu tun?«

»Ich bitte Sie! Haben Sie nie das Lied gehört? Das ist doch total brutal! Dieser Fischer, dieser Macho. Schließlich wird die Forelle gefangen und getötet. Das kann ich nicht akzeptieren.«

Ich war stumm vor Staunen. Solch eine Assoziationskette erschien mir so absurd, dass ich beinahe laut herausgelacht hätte.

»Frau H., das Naheliegendste ist dann doch wohl, dass Sie das Konzert nicht annehmen, oder?«

»Ja, so einfach ist das nicht. Klar, ich kann das Angebot ablehnen. Da ist aber mehr, ich hasse diesen Schubert, der so ein Macho-Stück geschrieben hat. So was kann man doch nicht auf der Bühne singen!«

»Haben Sie das Franz Schubert mal deutlich gesagt?«

Nun schaute mich die Sängerin fassungslos an. *»Der ist doch tot!«*

»Ja und? Deshalb können Sie ihm doch mal sagen, was Sie von seiner Forelle halten. Sie könnten sogar eine systemische Aufstellung zu diesem Thema machen und sehen, was dahinter steht.«

»Sie meinen so eine Familienaufstellung? Ja, davon habe ich gehört. Und Sie meinen, mein Problem könnte man aufstellen?«

»Ja, das meine ich. Als Bühnenkünstlerin ist es nicht Ihre Aufgabe, dem Publikum Ihre persönliche Meinung über Fische, Schubert, Machos oder Vegetarismus mitzuteilen. Ihre Aufgabe ist doch wohl, sich und die Zuhörer durch die Musik zu erheben, ja, zu transformieren. Sie sind doch schließlich Profi-Sängerin. Wenn Sie nach den Texten gingen, könnten Sie 90% der Literatur vergessen.«

»Ja, da haben Sie weiß Gott recht! Dieses ganze negative Zeug, auch bei Bach und Mozart. Furchtbar.«

»Sagen Sie mal, warum konzertieren Sie eigentlich, wenn das alles so furchtbar ist?«

»Tja, das frage ich mich auch langsam, obwohl ich ganz gut im Geschäft bin.«

»Finden Sie das nicht ein bisschen undankbar, so hasserfüllt von der Musik zu sprechen?«

»Ach, kommen Sie mir nicht mit der Tränendrüse...«

Die Sängerin wird sichtlich ungehalten und erscheint innerlich wie festgefahren. Ich schlage ihr vor, dass wir bei Gelegenheit eine systemische Aufstellung zum Thema »Forelle von Schubert« machen und dabei das Heilmittel aufstellen.

Gesagt, getan. Während eines Kurses fanden sich genügend Leute für die Aufgabe. Auf dem Feld standen die Patientin, Franz Schubert, das Kunstlied »Die Forelle« und ihr Ex-Freund, von dem zuvor keine Rede war, der ihr jetzt aber wichtig war. Als alle ihren Platz gefunden hatten und ich die Stellvertreter fragte, wie sie sich fühlten und ob sie etwas an ihrer Position verändern möchten, sagte Franz Schubert äußerst ärgerlich: »Mit der will ich nichts zu tun haben, die ist meiner Musik nicht würdig!« Dabei wies er mit dem Finger auf die Sängerin und wandte sich stolz ab. Der Stellvertreter für Schubert hatte keinen blassen Schimmer von Musik, geschweige denn von Schubert. Die Stellvertreterin für die Patientin selbst antwortete ihm spontan und sagte: »Du alter Chauvi mit deinem romantischen Gedusel!« Die »Forelle« lachte und sagte: »Was regt ihr euch denn auf? Ich fühle mich prima!« Da stieg »Hiltrud« noch mehr die Galle hoch und sie zeterte ihren ganzen Frust von der Seele. Keiner wollte nachgeben. Auch der Ex-Freund geriet in Rage und sagte zu »Hiltrud«: »Du hast immer nur Probleme gehabt und dabei willst du doch bloß das eine!« »Hiltrud« schaute ihn hasserfüllt an und die echte Hiltrud sprang von ihrem Stuhl auf. Bühne live! In wenigen Minuten war alles sehr klar, das systemische Feld war bei jedem stark aktiviert. Da wählte ich eine Person als »Arzneimittel«, flüsterte ihr »Sepia LM30« ins linke Ohr und bat sie, sich schweigend hinter »Hiltrud« zu stellen. »Hiltrud« tat erst noch ein wenig spröde, aber sichtlich erleichtert lehnte sie sich dann an ihr Heilmittel. Auch die anderen entspannten sich schlagartig. Als ich Hiltrud ins Feld bat und aufforderte, ihre Stellvertreterin zu berühren, summte sie die Melodie von der Schubertschen Forelle. Die »Forelle« schaute vergnügt in die Runde und Schubert wandte sich der Sängerin mit der Bemerkung zu: »Na bitte, geht doch!«

Hiltrud nahm Sepia auch ein und machte eine große Wandlung durch. Ihre Stimme veränderte sich positiv und wurde weicher. Ihr Atem ging tiefer und insgesamt kam sie mehr in ihre Mitte.

Als wir nach Abschluss dieser Sitzung noch beisammen saßen, amüsierten wir uns noch weiter darüber, dass Hiltrud als Profisängerin keine Lust auf Fisch hatte und deshalb die Forelle abgelehnt hatte. Es dauerte noch eine Weile, dann musste auch sie schmunzeln – für Sepia ein Riesenschritt in der Erlösung des inneren Narren an der Seelentafel!

Hohes C mit Phosphor
Mechtilde Wiebelt

Freitagabend 19 Uhr. Eine meiner Patientinnen, Berufssängerin, Klassik, möchte dringend vorbei kommen. Sie ist verzweifelt, denn sie muss für einen Auftritt üben und ihre Stimme versagt bei hohen Tönen. Bei mir angekommen behauptet sie, sie sei heiser, was ich allerdings gar nicht vernehmen kann. Sie demonstriert es daraufhin mit vielen gesungenen Oh-Oh-Oh.

Sie war schon einmal wegen Hautekzemen bei mir, daher wusste ich noch, dass Phosphorus ihr sehr geholfen hatte. Ich gebe ihr das Fläschchen Phosphorus C1300 in die Hand. Dann beraten wir noch über diverse Zipperlein ihrer Familie. Wenige Minuten später singt sie erneut ihre Tonleiter und schaut mich mit runden, staunenden Augen an. Sie singt immer höher und möchte gar nicht aufhören. Dazwischen schreit sie:»Das kann ja gar nicht sein, wie kann das sein?« und wir amüsieren uns köstlich über diese erstaunliche Szene. Sie stellt die Flasche nun für fünf Minuten beiseite, probiert dann wieder zu singen und versagt kläglich. Sofort nimmt sie die Flasche wieder in die Hand. Wir warten weitere zwei Minuten ab. Sie singt und siehe da, wie eine Nachtigall (nur höher). Aus der Wohnung nebenan kommt sogar Werner, mein Mann herüber, um zu sehen, was bei mir los ist und wir lachen alle drei über dieses »unglaubliche« Geschehen.

Wahnsinn hinter der Bühne

Da wir gerade bei der Musik sind, fällt mir aus der Perlenkette reicher Bühnenerfahrung doch noch eine Perle heraus. Ich könnte ein ganzes Buch alleine nur mit Geschichten darüber füllen, was an Absurditäten so alles hinter der Bühne passiert. Das hat auch einen einsehbaren Grund: Durch das Lampenfieber geraten Künstler nämlich oft außer sich oder sind paralysiert. So kann man »live« erleben, wie Stress den Überlebensmodus »Kampf und Flucht« auslöst.

Unser früheres Ensemble »Sephira«, sonst nur aus fünf Musikern bestehend, wurde um zwei Kollegen erweitert. Zum einen spielte eine amerikanische Gambistin mit, die vor lauter Fasten, Gebeten und sonstigen spirituellen Praktiken völlig durchsichtig war. Dann spielte ein zweiter Cembalist mit. Die Proben waren bereits nervenzerreißend verlaufen, da die Gambistin sich alle 45 Minuten gen Mekka auf den Boden werfen und dazu unverständliche Texte rezitieren musste. Dann kam der Konzertabend. Wir waren zwecks Umkleidung zu siebt in einen einzigen Raum gepfercht. Das nervte schon an und für sich. Aber nun warf sich die Gambistin ununterbrochen in allen vier Himmelsrichtungen auf den Boden und lamentierte irgendwelche heiligen Texte, so dass kein Mensch mehr richtig sitzen oder stehen konnte und schließlich den Raum verließ. Kaum war die Kollegin fertig, versuchte jeder zur Ruhe zu kommen und sich mit dem Gesicht zur Wand zu setzen. Da erscholl die Stimme der Gambistin aufs Neue. Sie hatte einen gigantischen Rosenkranz, mit 108 Perlen. Nun musste sie die 108 Perlen absingen. Wir protestierten, doch sie fiel gleich in Trance und lamentierte jetzt buddhistische Sutras, die uns dann noch den letzten Nerv raubten. Endlich kam die erlösende Nachricht des Veranstalters »Bitte auf die Bühne!«. Wir gingen hinaus, jeder seine Noten und sein Instrument in der Hand.

Als wir nun versammelt auf der Bühne standen, fehlte die Gambistin. Ich eilte zurück und riss sie aus ihrer 78. Rezitation. »Mensch, hör auf, das Konzert beginnt!«

»Konzert? Welches Konzert?«

»Bist du blöde? Komm raus und spiel!«

»Was denn?«

»Komm und red nicht so blöd!«

Mit völlig abwesendem Blick ergriff die Kollegin ihre Gambe. Ich nahm vorsorglich ihre Noten und sie tappte wie blind auf die Bühne. Dort hatten die Kollegen bereits mit dem Stimmen ihrer Instrumente begonnen. Die Gambistin nahm Platz, lächelte die Kollegen leicht blöde an und stimmte ihre Gambe. Gott sei dank war sie Profi genug, dann doch gut zu spielen. Aber sie saß das ganze Konzert über wie abwesend auf der Bühne.

Nach dem Konzert sprachen wir ein ernstes Wort mit ihr, denn uns wurden diese Rituale zuviel. Sie hielt uns für Banausen.

Wie wir später erfuhren, ging es eines Tages nicht so glimpflich ab. Sie hatte ein Solokonzert und ging nach endlosen islamischen und buddhistischen Ritualen wiederum auf die Bühne. Dort fragte sie dann das Publikum, warum sie denn eigentlich auf der Bühne sei. Verständlicherweise nahm ihr das Publikum diese Frage übel. Danach hat sie zum Glück vor einem Konzert nie wieder meditiert – was jedem Künstler ebenso dringend anzuraten ist. Meditation hat ihren Sinn und Platz zu jeder Zeit, doch nicht vor einem Auftritt. Da braucht man alle Sinne hellwach.

Gruß aus dem Jenseits

Eine Patientin kam zur Akupunktur und nachdem die Nadeln saßen, unterhielten wir uns. Sie erzählte mir von ihrem Vater und beklagte sich kummervoll über seine zunehmende Verkalkung. Neulich habe er geschimpft, dass ein bestimmter Bekannter sich schon lange nicht mehr bei ihm gemeldet habe, nicht einmal zu Weihnachten. Auf ihren Hinweis, dass dieser Bekannte doch schon zwei Jahre tot sei, antwortete ihr Vater: »Aber eine Karte hätte er wenigstens schreiben können!«

Therapeutensammler

Tacet!
(Da schweigt des Sängers Höflichkeit!)

Manchmal bin ich einfach sprachlos, woran Menschen erkranken und wie sie sich verhalten, um nur ja nicht ihr eigentliches Problem anzuschauen. Es gibt Patienten, die sammeln Therapeuten wie andere Briefmarken. Und immer, wenn das Eisen zu heiß wird, wechseln sie den Therapeuten. Ich kläre das meistens schon beim ersten Telefonat ab, doch manchmal schlüpft einer durch die Maschen...

Er kam, der hoch gewachsene Jüngling Markus, setzte sich elegant in den Sessel und schaute mich erwartungsvoll an. Ich bat um seine Personalien und Markus sagte:

»Ich heiße Merlin.«

»Aha, und wie ist Ihr richtiger Name?«

»Ich bin ein begnadeter Heiler und arbeite schon lange mit höheren Ebenen. Mir ist der Name Merlin verliehen worden.«

»Von wem?«

»Von den Meistern.«

»Darf ich wissen, von welchen Meistern?«

»Von den kosmischen Meistern.« Markus schaut an die Decke.

»Aha!« Ich schaue auch an die Decke. »Und warum sind Sie gekommen?«

»Ja, das ist eine lange Geschichte...«

In epischer Breite erzählt Markus nun, was er auf seinen unzähligen Weltreisen in ungezählten Ashrams schon alles bei ungezählten Kifforgien mit ungezählten Meistern und Yogis erlebt hat. Einmal die volle Esopalette!

»Ja, und warum kommen Sie nun hierher?«

»Ich finde irgendwie mein Lebensziel nicht. Soll ich jetzt nach Hawaii gehen und dort heilen oder soll ich hier bleiben und hier heilen?«

»Tja, das weiß ich nicht. Da kann ich Ihnen auch nicht weiterhelfen.«

»Sie sind mir als Medium empfohlen worden. Sie scheinen aber gar nicht an esoterischen Themen interessiert zu sein.«

»Wenn jemand hierher kommt, gehe ich davon aus, dass er krank ist. Das ist ein reales Thema. Was ist also Ihres?«

»Ich habe ja schon viel auf der Astralebene gearbeitet und kann mein Ego auch total abschalten, um ganz in der Einheit zu sein.«

»Schön, und warum sind Sie nun hier? Sie haben mir ja Ihre Arbeit schon geschildert. Wenn Ihre Heilkraft so groß ist, dass man Ihnen den Namen Merlin gegeben hat, frage ich, warum Sie sich nicht selbst heilen?«

»Ja, das ist das Problem.«

»Aha. Und was erwarten Sie jetzt von mir?«

»Dass Sie meine Aura betrachten und schauen, auf welcher Ebene ich lebe und ob ich exkarniere...«

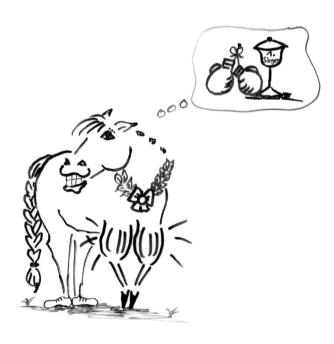

Abb. 34 Eitelkeit

Der Geltungsdrang und die Überheblichkeit des Patienten waren fast unerträglich. Er versuchte mit allen Mitteln Bewunderung zu erheischen und hob immer wieder hervor, welche Leute sich von ihm heilen lassen. Er gab stets eine dreistündige Heilungssitzung (!), die ich etwas genauer hinterfragte. »Merlin« gestand schließlich, dass er wegen des enormen Energieverlusts in seinem Leben nicht mehr zurechtkomme.

»Da ist das Beste, Sie pausieren als Heiler und sorgen erst mal dafür, dass Sie wieder gesund und vital werden.«

»Aber ich mache doch die Arbeit gar nicht selbst. Ich bin doch ein Werkzeug kosmischer Kräfte.«

»Sagten Sie »komischer Kräfte« oder »kosmischer Kräfte«?«

»Komische Kräfte, wie kommen Sie denn darauf?«

»Finden Sie das nicht ein bisschen komisch, was Sie da alles erzählen und glauben?«

»Sie machen sich über meine Spiritualität lustig.«

»Nein, nur über das verwirrte Ego, das mir hier einen Bären aufbinden will. Die kosmischen Kräfte haben nicht im Sinn, Sie fertig zu machen. Sie haben außerdem die Aufgabe Ihr Maß zu finden und nicht ihrer Einbildung zu erliegen. Was für eine Schattenarbeit machen Sie denn?«

»Schattenarbeit? Ich stehe im Licht...«

»Dafür sieht es aber mit Ihrer Energie ganz schön zappenduster aus, oder?«

»Ja, das kann ich mir auch gar nicht erklären.«

»Klar, wenn Sie sich nur vom Licht blenden lassen und nicht Ihre Schatten bearbeiten.«

»Wenn ich das tue, verliere ich meine Heilerbegabung als Merlin.«

»Oh mannohmannohmann! Sie strapazieren mit Ihrer Überheblichkeit und Einbildung ganz schön meine Geduld!«

Der Patient ist ob meiner ehrlichen Aussage völlig perplex.

»Ja, wollen Sie mich denn gar nicht behandeln?«

»Am liebsten nicht, wenn ich ehrlich bin. Sie überschütten Ihr mögliches Talent mit so viel Festigkeiten, Starrheiten und engen Sichtweisen. Mir ist es lieber, Sie gehen zu einem Ihrer Gurus und lassen sich dort behandeln.«

Der Patient ist ratlos. Er hat alles erwartet, aber nicht das. Ich habe es auch nicht erwartet, aber mein Geduldsfaden ist eindeutig am Ende.

»Wenn Sie keine Schattenarbeit leisten wollen, sind Sie bei mir an der verkehrten Adresse.«

»Na gut, ich will's versuchen.«

»Na gut, ich will's auch versuchen!«

Ich verordnete Phosphor LM120, dazu einen Kanon von 12 Übungen, der dem esoterischen Luftikus ganz gehörig Arbeit bescherte und seinen Tag strukturierte.

Nach zwei Wochen meldete sich der Patient: *»Ja, hier ist Merlin. Ich wollte Ihnen nur sagen, das Mittel bekommt mir nicht.«*

»Wieso?«

»Ich fühle mich auf einmal so fest an die Erde gebunden, so physisch.«

»Und, wo ist das Problem?«

»Ja, ich dachte, diese physische Präsenz hindert meine Heilungssitzungen.«

»Sie wollten doch mit dem Heilen pausieren und sich erst selbst in die Balance bringen.«

»Ja, wissen Sie, man rennt mir die Bude ein und jeder will Reiki von mir.«

»Sie fühlen sich geschmeichelt, nicht wahr?«

Markus ist verwirrt und weiß nicht so recht, ob er das gut finden soll oder nicht.

»Also, fahren Sie noch eine Woche mit Phosphor fort. Wie klappt es mit den Übungen?«

»Sehr schwer. Manche machen mir keinen Sinne, manche sind einfach zu schwer...«

»Das ist normal. Gerade weil die Übungen so einfach sind, fallen sie einem schwer. Haben Sie schon mal ein Instrument erlernt?«

»Ja, als Kind habe ich mal Flöte gespielt.«

»Und, warum haben Sie aufgehört?«

»Ich hatte keine Lust zu üben.«

»Hätten Sie denn gerne die Flöte gut gespielt, so richtige Musikstücke?«

»Ja, auf jeden Fall!«

»Sehen Sie, so ist das auch im heilerischen Bereich. Der Bewusstseinswandel ist wie das Bedienen eines Instruments. Durch Üben wird die Musik immer besser und feiner. Ohne Üben bleibt es beim Gepfeife oder Gekratze.«

»Ich habe da mal eine Frage. Ich war bei einer Heilpraktikerin, die wesentlich mehr energetisch arbeitet als Sie. Und die meinte, das Mittel sei falsch.«

»Das interessiert mich nicht. Sie können gerne die Therapie bei der Kollegin fortsetzen.«

»Nein, das will ich nicht. Ich habe aber vorsichtshalber noch mal eine Rückführung bei dem Therapeuten... gemacht. Da kam klar raus, dass ich Merlin war.«

»Ja, und?«

»Ich meine nur, weil Sie mich nicht mit Merlin ansprechen.«

»Ich rede auch niemanden mit Buddha oder Jesus an, nur weil er meint, das zu sein.«

»Der Therapeut meinte jedenfalls, Sie würden das in mir nicht erkennen.«

»Ja, da hat der Kollege sehr recht, auch wenn er es anders meint.«

»Ich bin ja auch noch bei einer tollen Homöopathin in Behandlung...«

»Ach? Davon haben Sie mir nichts erzählt.«

»Ich wollte einfach mal sehen, wie Sie arbeiten.«

»Bei wie vielen Therapeuten sind Sie denn in Behandlung, so insgesamt?«

»Ungefähr acht, aber das wechselt.«

»Ja, das glaube ich Ihnen. Immer wenn es anstrengend wird, gehen Sie zum nächsten Therapeuten. Sie dürfen mich aus Ihrer Sammlung hiermit gerne streichen. Ich beende Ihre Behandlung und wünsche Ihnen, dass Sie eines Tages begreifen, das Sammeln von Therapeuten ist ein Davonlaufen vor den eigenen Schatten. Auf Wiedersehen!«

»Moment, Moment! Sie können doch nicht einfach meine Therapie unterbrechen!«

»Doch, kann ich. Alles Gute!«

Über mehrere »Ecken« erfuhr ich, dass Markus wie ein Blatt im seichten esoterischen Wind weiter dahinsegelt, Leute behandelt und von einem »Heiler« zum nächsten geht.

Die Welt ist ein Dorf und das Universum verliert nichts. Ein paar Monate nach dem Telefonat kommt eine Frau ganz in wallendem Weiß gekleidet und klagt über ständige Kopfschmerzen. Sie lebte ihr Leben lang in esoterischen Kommunen und hatte nie einen Beruf gelernt, sondern war durch die Welt getingelt – was ich vom Prinzip her gar nicht schlecht finde. Aber die Frau war 34 Jahre alt und völlig amorph, uferlos und strukturlos in ihrem Wesen.

Sie hatte sich von einem gewissen »Merlin« behandeln lassen, danach ging es steil abwärts, weil er ihr angeblich das Stirn-Chakra geöffnet und in der Aura eine spirituelle Operation durchgeführt hatte.

Ich ließ nicht durchblicken, dass ich Markus kannte und fragte, ob sie eigentlich Humor habe. Nein, sie finde das Leben sehr schwer und trostlos angesichts der vielen Menschen, die nur ihr Ego leben.

»Was wollen Sie jetzt bei mir?«

»Ich will mich behandeln lassen.«

»Okay. Als erstes bekommen Sie ein sehr wirksames Mentalmittel: die Übung, 30 mal am Tag sagen 'Ich danke für diesen Tag'.«

»Wie, ist das alles?«

»Ja, alles, aber so was von »alles«!«

»Ich dachte...«

»Schön, dass Sie denken. Das ist ein guter Schritt in die Heilung. Melden Sie sich nach zwei Wochen, wenn Sie die Übung gewissenhaft gemacht haben.«

Ich hätte es nicht geglaubt, aber die Patientin übte tatsächlich und kam zur zweiten Behandlung, in schöne Farben gekleidet.

»Sie haben aber eine Wandlung durchlaufen, toll!«

»Ja, ich bin selber ganz überrascht, weil Sie mir ja gar kein Medikament gegeben haben.«

»Die Übung ist das Medikament, eben nur nicht zum Anfassen.«

»Ja, ich möchte mich bedanken.«

»Haben Sie noch Beschwerden?«

»Alles weg, ich fühle mich super.«

»Was haben Sie jetzt vor, was wollen Sie mit Ihrem Leben anfangen?«

»Ich mache eine Buchbinderlehre, habe mich schon angemeldet.«

»Ich kann Ihnen gar nicht sagen, wie ich mich mit Ihnen und für Sie freue!«

Ein Jahr später tauchte die junge Frau in unserer Sensitivitätsschulung auf und macht seither eine wirklich fabelhafte Entwicklung – solide, Schritt für Schritt und mit wesentlich mehr Lächeln und Humor.

Arzneimittelprüfung
oder Der schnelle Weg zur Demenz

Homöopathie?
Ist das das, was alles verändert,
obwohl nichts drin ist?

Frage einer Patientin

Seit Hahnemann ist es Usus, als Homöopath die Arzneimittel selbst zu prüfen. Eigentlich ist es ja so, dass das Arzneiwesen den Homöopathen prüft, denn sein Geist dringt in ein lebendiges Energiesystem und macht entweder schöne Symptome oder bringt Heilung. Die Kunst der Homöopathie ist rechtshirnig orientiert, also kreativ. Das zeigt sich auch bei einer Arzneimittelprüfung. Wenn der Proband nämlich gesund ist, produziert er viele Symptome. Ist er im Sinne des Arzneiwesens krank, kommt er in Resonanz und erlebt durch das Mittel Heilung. Auch das ist wichtig. Wie Hahnemann schreibt, sollten gesunde Menschen einen Arzneistoff prüfen um besagte Symptome zu provozieren, die man dann später beim Patienten wieder erkennen kann, soll und muss.

Bei meiner Prüfung des Mittels *Amyl nitrosum* (Amylennitrat) muss ich offenbar ein Ausbund an Gesundheit gewesen sein, denn ich produzierte Symptome über Symptome.

Bevor ich davon erzähle, möchte ich etwas vorausschicken, nämlich meine persönliche Haltung zur Arzneiprüfung. Für mich ist eine homöopathische Arznei ein energiestarkes Arzneiwesen, sozusagen ein Geist in der Flasche. Dieser Geist ist eine Entität, auf die ich mich bewusst einlasse. Deshalb vollziehe ich vor der Prüfung ein kleines Ritual: Ich stelle das zu prüfende Mittel vor mich hin, dann verneige ich mich vor ihm und sage: »Ab sofort leihe ich dir mein gesamtes Energiesystem, damit du dich darin vorübergehend verwirklichen kannst. Doch ich bleibe Chefin meines Energiesystems. Da ich einen Alltag zu meistern habe, erlaube ich mir, dich gelegentlich zu verlassen und gewähre dir nachher wieder Zutritt.«

Dann steige ich bewusst in den Geist des Mittels ein. Genauso bewusst steige ich aus dem Mittel auch wieder aus, wenn es nötig ist.

Ich bin dann zwar mental noch mit dem Wesen in Verbindung, aber nicht mehr so intensiv, damit ich noch lebensfähig bleibe. Diese Vorgehensweise hat zwei Vorteile: Zum einen lasse ich mich wirklich in das Mittel fallen und lade seinen Geist bewusst ein, mich für seine »Zwecke« zu verwenden. Dadurch können handfeste Symptome entstehen. Zum andern lasse ich das Mittel auch wieder ganz los, wenn es angebracht oder notwendig ist. Und letzteres hat mir schon gelegentlich das Leben gerettet.

So war es auch bei Monsieur *Amyl nitrosum*. Ich hatte also meine Ritualworte ausgesprochen und den Geist gerufen und setzte mich danach an den PC, weil ich gerade an einem Buch schrieb. Es vergingen noch keine drei Minuten, da war der Bildschirm mit unfassbaren Schreibfehlern übersät und meine Finger tippten unbeholfen und zunehmend unkoordiniert über die Tasten. Danach schrumpfte mein Gehirn auf die Fähigkeit gerade noch den PC ausschalten zu können und blieb für zwei Monate reduziert auf: Nichtstun, Schlafen und Hamburger essen. Ich fühlte mich derart dement, dass sogar meine Sprache schwerfällig wurde und mein Gesicht nach dem Finden des Spiegels im Badezimmer – übrigens mit dem Gefühl eine geistige Höchstleitung vollbracht zu haben – fremdartig und blödsinnig aussah. Damals wusste ich ja nicht, welcher Geist mich genau gepackt hatte. Aber dass es etwas mit dem Herunterschrauben von Intelligenz zu tun haben musste, das war mir sofort klar.

Nun stand zur selben Zeit anlässlich des Krebs-Kongresses in Celle ein Seminar an. Irgendwie schaffte ich es gerade noch nach Celle zu kommen. Im Hotel suchte ich schleunigst mein Zimmer auf und sprach zu dem Geist: »So, nun steige ich aus dir heraus und bin für die Zeit des Seminars ich selbst. Bleib hier und ruhe dich aus und mach es dir bequem, ich komme in ein paar Stunden wieder.«

Vier Sekunden später war ich wieder im Vollbesitz meines Energiesystems, hielt ein gelungenes Seminar ab und wollte mich danach für den Rest des Abends zurückziehen. Kaum, dass ich wieder im Hotelzimmer war, lud ich daher den Geist ein, von mir wieder Besitz zu ergreifen und in Sekundenschnelle war ich wieder blödsinnig und geistig stumpf, so dass ich mich nur mühsam erinnern konnte, was da gerade in dem Seminar gelaufen war. Ich hakte es ab und gedachte das zu tun, was ich zu Hause sonst nie tue – durchs Fernsehprogramm zu zappen und billige Chips mit viel Glutamat zu essen. Ich muss dazu sagen, dass ich recht ernährungsbewusst lebe und normalerweise Übelkeit und Nervosität spüre, wenn ein Nahrungsmittel Glutamat enthält. Nicht so jedoch unter Amylenum! Ich hatte einen Rossmagen und verdaute unglaubliche Nahrungsmittel aus dem Fastfood-Genre. Doch darin bin ich ziemlich konsequent: Wenn der Geist des Mittels Chips will, esse ich sie und wenn er billige, in antikem Fett gebratene Würstchen will, esse ich sie auch.

Ich saß also gerade mit der Riesentüte billigster Kartoffelchips vor dem Fernseher, als das Zimmertelefon klingelte. Mit vollem Mund nahm ich ab und hörte: *»Frau Sonnenschmidt, Sie waren so schnell verschwunden. Wir würden Sie gerne noch zum Essen einladen. Kommen Sie runter?«*

»Mpfff« – *»Wie bitte?«* – »Mpfff, ja«

»Frau Sonnenschmidt, sind Sie es?«

»Weißichnich.«

»Wie bitte?«

»Johohohoho...« – Ich konnte nur noch albern lachen.

Die Dame am anderen Ende stutzte deutlich und legte leicht verwirrt auf.

Etwas in mir ließ mich dann ins Foyer eilen. Dort standen ein paar Bekannte, die mich willkommen hießen und für das schöne Seminar dankten...

»Äh, Seminar...« – »Ja, Ihr Seminar.« – *»Äh, ja...«*

Herr Dr. M., mittleren Alters, einer aus der Gruppe, schaute mich kritisch an und überspielte die leicht peinliche Situation, indem er uns einlud, doch ins Restaurant zu gehen. Wir setzten uns und wie blöde starrte ich in die Speisekarte. Es dauerte unendlich lange, bis sich die Buchstaben zu Wörtern formierten und ihr Sinn in meine Großhirnrinde sank.

Alle hatten bestellt und warteten auf mich. Ich versuchte mühsam das Wort »Kabeljau« über die Lippen zu bringen. Frau K. neben mir schaute leicht verwirrt und die Dame gegenüber zog eine krause Stirn. Herr Dr. M. übernahm weiter die Rolle des Helfers in der Not und sprach mich auf die Thematik des Seminars an, wovon ich beim besten Willen nichts verstand. Der Arzneigeist war ja beim Seminar nicht anwesend gewesen und wusste somit nicht, wovon der Herr sprach. Ich antwortete unsicher und suchte nach Worten. Schließlich fasste Frau K. meinen Zustand so zusammen: *»Ich kenne das, man ist nach so einem intensiven Seminar vor lauter Reden geradezu verstört.«*

»Ich bin nicht gestört, äh, verstört, ich mache da eine Prüfung.«

Verständnislose Gesichter.

»Ja, ich bin noch im *Po*gramm, äh, Programm, äh...«

Herr Dr. M. beugte sich leicht über den Tisch und sagte leise:

»Frau Sonnenschmidt, fehlt Ihnen was? Sie sehen so verändert aus. Ist Ihnen das Thema so nahe gegangen?«

»Äh, nein, ich bin so schwerfällig, weil ich, äh, ja, Zeit, nein, keine Zeit mehr... Wissen Sie, ich muss erst aus dem, äh, ja, aus dem Mittel raus...«

»Mittel? Haben Sie was eingenommen?«

»Kann man so, äh, ja, sagen.«

Ich bemerkte, wie sich die Kollegen betont unauffällig ansahen, aber ich konnte ihre Gedanken lesen: Die haben wir voll erwischt, bei irgendeiner Droge oder einem Psychopharmakon.

Laut, wohl um die Verlegenheit zu überspielen, sagte Herr Dr. M. nun wieder: *»Ja, ja, so eine intensive Seminararbeit bleibt einem nicht in den Kleidern stecken. War übrigens toll, das Video mit der Krebspatientin und der Parkinsonpatientin. Hat mich sehr beeindruckt.«*

»Ja, danke, äh, ich muss mal kurz rauf ins, äh, ja, ins Zimmer. Ich komme sofort wieder.«

Ich ging ins Zimmer und vollzog wieder meine Zeremonie mit dem großen Unbekannten. Kaum, dass ich aus dem Mittel »ausgestiegen« war, konnte ich auch wieder klar denken. Die ganze Situation hatte etwas so Skurriles und Komisches an sich, dass ich über mich selbst lachen musste. Erst jetzt kam mir richtig zu Bewusstsein, wie sehr ich die Kollegen unten verwirrt haben musste und sie sich nun wohl den Mund darüber zerfransten, was für eine seltsame Type ich privat sei. Doch nun hatte ich wieder alle Sinne beisammen, ging behänden Schrittes zurück an den Tisch und sagte: »So, jetzt können wir uns normal unterhalten. Ich mache nämlich gerade eine homöopathische Arzneiprüfung und war vorhin noch voll im Programm.« Fröhlich nahm ich mein Weinglas und trank einen herzhaften Schluck.

Die drei schauten mich stumm an, als wäre ich gerade vom Saturn gekommen. Sie hatten sich zuvor mühsam an die Vorstellung gewöhnt, dass ich nicht mehr die feurige Kursleiterin war, sondern irgendwie retardiert. Und jetzt war ich wieder ganz die Alte.

»Da komm ich nicht mit...« sagte eine von ihnen.

»Kann ich mir denken. Aber Sie haben doch sicher schon von Arznei-prüfungen der Homöopathie gehört, oder?« Unsicheres Genuschel am Tisch.

»Ich nehme an so einer Prüfung teil. Offenbar handelt es sich um ein Mittel, das den Prüfer im Hirn lahm legt, denn seit ich es nehme, komme ich mir vor, als könnte ich nicht mehr bis Drei zählen.«

Die drei Kollegen wollten sich offensichtlich keine Blöße geben und behaupteten, dass sie davon schon gehört hätten. Ja, der Hahnemann und so. Deshalb wechselten sie schnell das Thema – was mir sehr recht war. Danach war es einfach köstlich zu erleben, wie den weiteren Abend, an der Oberfläche, eine rege fachliche Diskussion stattfand, doch darunter bei den Dreien lauter Fragezeichen brüteten, ob ich vielleicht doch nicht ganz dicht im Kopf sei.

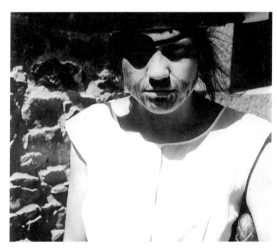

Abb. 35 Die Autorin mit 19 Jahren

Ilse, Bilse, keiner willse...

Aus den Ungereimtheiten
mancher Krankheiten
kommt man am besten raus
durch Reimen.

Erkenntnis durch Mercurius und Hyoscyamus

Lachen ist gesund, das ist keine Frage. Bei dieser Volksweisheit gehen wir davon aus, dass jemand zuvor ernst war und nun lacht. Dann wird es als gesund angesehen. Wenn jedoch jemand schallend lacht, ohne dass wir den Grund begreifen und er überhaupt nicht mehr ernst sein kann, ist das alles andere als gesund. Solch einem Patienten begegnen wir nicht häufig, doch wenn, gefriert einem förmlich das Blut in den Adern und das Lachen ist für mich ein Kardinalsymptom. Würde in unseren Praxen überhaupt mehr gelacht, wäre unser auditiver Wahrnehmungskanal sicher auch für die Lachsymptome geschärfter.

Ich möchte ein schönes Beispiel von Hyoscyamus beisteuern, von einem Menschen, der auszog, das Gruseln zu lernen. Ich fand diese Sitzung ebenfalls ganz schön gruselig und war froh, dass ich der Patientin mit Homöopathie helfen konnte.

Eine Biologin hatte zusammen mit ihrem Mann eine Weltreise unternommen, Filme gedreht, Fotos geschossen und schickte sich nun an über ihre Erlebnisse ein Buch zu veröffentlichen. Dabei ließ sie ihre Erlebnisse noch einmal Revue passieren – und fing plötzlich an lauthals zu lachen. Ihr Mann, ebenfalls Biologe, eilte herbei um zu sehen, was es im Film oder auf dem Foto denn so Lustiges zu sehen gebe. Es waren einfach nur Landschaftsaufnahmen. Er fragte seine Frau, was sie denn daran so witzig fände. Aber die Frau lachte nur und konnte keinen Kommentar geben. Nach zwei Tagen beständigem (oder häufigem?) lautem Lachen ohne Anlass wurde es dem Mann langsam unheimlich. Er rief einen befreundeten Psychologen an, der zu bedenken gab, die Frau könnte durch die Erlebnisse übergeschnappt sein und psychiatrischer Behandlung bedürfen. Zwei weitere Tage folgten, die den Mann völlig entnervten, denn seine Frau kicherte nicht etwa nur vor sich hin, sondern sie saß vor den Bildern und lachte laut und mehr oder weniger ununterbrochen. Er bemerkte jedoch, dass dieses Lachen ganz ohne Freude war und zwanghaft wirkte. Er versuchte seine Frau in ein Gespräch zu bringen. Doch kaum, dass sie etwas erzählte, lachte sie wieder. Sie konnte keinen Satz mehr ohne Lachen beenden.

Über etliche Umwege gelangte Frau Dr. I. schließlich in meine Praxis. Sie war eine interessante Erscheinung, machte aber merkwürdige schlaksige Bewegungen, die etwas unkontrolliert wirkten. Als sie saß und mich anschaute, begann sie zu beben und brach wieder in Gelächter aus. Es dauerte geraume Zeit, bis sie unter Lachen ihre Adresse mitteilte. Ich fragte, was sie denn so erheitere, ich würde gerne mitlachen. Darüber lachte sie wieder. Es beschlich mich das ungute Gefühl, dass etwas nicht stimmte. Also fragte ich, weshalb die Dame denn käme. Sie fasste sich und berichtete, nun mit völlig normaler Sprache, von ihrer langen Forschungsreise. Als sie gerade bei Kanada angekommen war, passierte es. Mühsam versuchte sie ernst zu bleiben, schob jedoch in ein abenteuerliches Erlebnis immer wieder Zwischenlacher ein und schüttete sich schließlich schier aus vor Lachen, als sie von einer Wildwasserfahrt berichtete, bei der sie beinahe ums Leben gekommen wäre! Inzwischen lief es mir kalt und heiß den Rücken herunter. Hier gab es gar nichts mehr zum Lachen. Es entwickelte sich folgender Dialog:

»Sie haben die Wildwasserfahrt überstanden. Wie haben Sie den Stress abgebaut?«

«Stress? Haha hihi, Stress, wieso Stress?«

»Von mir aus Trauma, Schock, was Sie wollen.«

»Trauma, hahaha, ja, Trauma, das hahaha, könnte, hahaha...«

»Sie stehen immer noch unter dem Schock dieser lebensbedrohlichen Situation.«

»Jahahahaha!«

Die Forscherin konnte sich nicht mehr beruhigen und lachte nun so unmäßig laut, dass mir richtiggehend die Ohren weh taten. Ich ging schnell zum Arzneischrank, griff Hyoscyamus C200 heraus und bat die lachende Dame, sie möge doch bitte die Flasche in die Hand nehmen.

Das tat sie, lachte noch einmal eine volle Salve und dann – urplötzlich Stille! Verwundert schaute sie mich an, dann auf die Flasche und fragte mit normaler Stimme: *»Kann das Mittel den Lachhahn abgedreht haben?«*

Mein schlichtes Gemüt erwachte und nun musste ich laut über das Wort »Lachhahn« lachen. Frau I. schaute mich entgeistert an und blieb stockernst. Das fand ich nach der entnervenden Lachphase so komisch, dass nun ich mich vor Lachen kaum noch beruhigen konnte und mir die Tränen die Wangen herunterrollten.

Die Dame wurde unruhig, mein Lachen störte sie. Mit einem lauten Knall stellte sie die Flasche zurück auf den Tisch und verzog das Gesicht. Ich beruhigte mich und sagte: »Wissen Sie, ich bin im Kopf etwas einfach gestrickt. Wenn ich ein neues lustiges Wort höre, könnte ich mich kaputt lachen. Aber nun wieder zur Sache. Sie waren also in Kanada, und dann?«

»Wir flogen dann nach Kalifornien.«

Die Forscherin erzählte ein paar interessante Begebenheiten, weiterhin ohne zu lachen.

»Wir waren auch im Death Valley...« – ohrenbetäubendes Lachen folgte.

Aus dem Lachgetümmel sammelte ich die Wortfetzen, die ergaben, dass sie wieder in eine Ausnahmesituation geraten und mit dem Leben glimpflich davon gekommen war. Ich bat sie, die Flasche noch einmal zu nehmen und schlagartig hörte das garstige Gelache auf. Diese Situation war eigentlich schon ein guter Hinweis auf Hyoscyamus als Simile, aber meine Intuition sagte mir, ich solle es absichern.

»Frau Dr. I., lassen wir mal Ihre Weltreise beiseite. Gibt es in Ihrem Leben neben der Forschung einen kreativen Ausgleich? Wie ernähren Sie Ihre Seele?«

Die Dame dachte nach: *»So was richtig Kreatives mache ich nicht.«*

»Haben Sie denn mal gereimt?« fragte ich spontan, weil ich in meinem inneren Ohr rhythmische Verse hörte.

Wie von der Tarantel gestochen schnellte sie in die Höhe, als wäre sie bei einer unrechten Tat erwischt worden.

»Ja, äh, reimen, ja, das war mal ein Hobby, aber die Dinger waren nicht für die Öffentlichkeit gedacht.«

»Waren sie albern, so ohne Sinn?«

»Genau, einfach Blödsinn, manchmal auch vulgär.«

»Ach, das finde ich aber spannend. Können Sie denn mal einen aus der harmlosen Sorte sagen?«

Erst zögerte sie, dann schien es sie zu überkommen:

»Valenzia – deine Beine sind gemeine, durch die Hose pfeift der Wind...«. Dazu pfiff Frau Dr. I. eine bekannte Schlagermelodie.

»A propos Valenzia, ich kenn einen von weiter südlich. Kennen Sie den von Sevilla?«

»Nee, dann mal los!«

»Ilse Bilse, keiner willse – Nimmse duse – Denn se-will-ja.«

Wir lachen beide und es folgen noch ein paar Nonsenseverse im Austausch. Im Zuge dieser scheinbar sinnlosen Tätigkeit entspannt sich die Forscherin und lehnt sich erleichtert zurück. Ich lehne mich auch entspannt zurück, denn nun bin ich zufrieden mit meiner Wahl von Hyoscyamus.

Sie nahm das Mittel zweimal pro Woche – und kam wieder völlig in ihre Mitte. Als Rat gab ich ihr noch mit ihrem Hang zu reimen künftig Raum zu geben und sich als hoch qualifizierte Forscherin auch Nonsensereime zuzugestehen.

Sex und Lachen

Ich will keine steifen Glieder,
mir reicht ein steifes Glied!

Heilende Erkenntnis einer Arthrose-Patientin

Es kommen immer wieder beruflich sehr erfolgreiche Frauen in meine Praxis, obgleich hinlänglich bekannt ist, dass ich so gar nicht in das Schema der Emanzipation passe und meine Patientinnen oft mit meinem Verständnis der Beziehung zwischen Mann und Frau schockiere. Es kommen lesbische Frauen mit endlosen Problemen, es kommen Managerinnen großer Firmen, die ebenfalls nur Krankheit und Probleme kennen, es kommen durchgeknallte Künstlerinnen (die mir noch die liebsten sind) und es kommen Feen hereingeschwebt, die wegen ihres Dritten Auges Probleme haben. Ich höre ungeheuer viele Probleme, die mir zutiefst wesensfremd sind und bei denen ich mich manchmal frage: Haben wir uns als weibliche Spezies schon wieder in die falsche Richtung entwickelt? Das weibliche Dasein ist so kompliziert – viel zu kompliziert für mein schlichtes Gemüt. Wenn ich die Riesenprobleme, die mir erzählt werden, ganz provokativ auf den Punkt bringe, dann fehlt eigentlich oft nur das Eingeständnis: Ich möchte einen potenten Partner – am besten den von der Sorte »Immersteif«, der mich voll befriedigen kann. So etwas darf ich der Patientin natürlich nicht direkt sagen, weil diese simple Tatsache meist völlig verdrängt oder kunstvoll verbrämt wird.

Seit Jahrtausenden ist in allen Kulturen deutlich zu erkennen: In jeder Frau steckt potentiell eine Kurtisane oder, eine Stufe tiefer, eine Prostituierte. Wir können es drehen und wenden wie wir wollen, weder die gehobene noch die billigere Prostitution sind ausrottbar. Trotz aller Kultivierung der Frauenliga bleibt stets ein Prozentsatz von Frauen, die sich bereitwillig der Prostitution, den Pornofilmen oder den Illustrierten hingeben. Frauen, die sich gerne in ihrer Fülle zeigen oder die einfach auch gerne und viel Sex haben. Durch die zweifellos wichtige Kampagne gegen den *Zwang* zu solchem Tun wird diese »nackte Tatsache« verschleiert.

Es ist jedoch keiner Epoche gelungen, die Prostitution auszurotten. Sie gehört zu den ältesten und beständigsten Gewerben der Menschheit. Warum das so ist, weiß ich nicht, aber dass es so ist, ist mir unter anderem auch bei meiner Forschungsarbeit über Kurtisanen und Prostituierte in Indien klar geworden. Die indische Sozialforscherin, Dr. Promilla Kapur, hat auch einmal gewagt, das Thema so provokativ darzustellen und sich damit Stürme der Entrüstung unter den Leserinnen eingeholt. Aber es war auch heilsam, denn so manche Erfolgsfrau – die gibt es auch in Indien! – sah ihre Probleme und Krankheitssymptome danach doch in einem anderen Licht. In ihrer unerschrockenen Art, die meist sexuellen Probleme beim Namen zu nennen, sprach Promilla Kapur von der »inneren Prostituierten«, die in jeder Frau schlummert. Wird sie abgelehnt und ignoriert, geht ein Großteil der Weiblichkeit verloren. Ganz so radikal mochte ich es bei meinen Forschungen in den gehobenen Kreisen der Callgirls oder in den weniger gehobenen der primitiven Puffs nicht benennen, aber eines fand ich auch in unserer Kultur bestätigt: Wir modernen Erfolgsfrauen tun gut daran, die »innere Prostituierte« zu erlösen, damit wir zu unseren emotionalen und körperlichen Bedürfnissen stehen können. Dazu müssen wir das Gewerbe einer Prostituierten nicht unbedingt auch ausüben.

Wenn typische Erfolgsfrauen von heute vor mir sitzen und bewusst oder unbewusst um den heißen Brei herumreden, gelange ich nach einer Weile doch immer wieder zu dem Punkt, dass die meisten sich sexuell unterfordert fühlen und darunter auch insgeheim leiden. So werde ich manchmal fast gelyncht, wenn ich nur die ganz einfache Frage stelle: »Leben Sie eine freudvolle, lustbetonte Beziehung?« Keine Frage hat so viel explosives Potenzial und entlarvt die Fassade von »da stehe ich drüber!« so sehr. Gott Eros und sein sulfurischer Genosse Cupido verhungern angesichts so vieler erfolgreicher Jet-set-Frauen. Frage ich am Ende noch: »Wie steht es mit der Orgasmusfähigkeit?« kommt mir die ganze Palette von Tötungslust bis hin zum verklemmten Verstummen entgegen. Als ich das meine 87-jährige Oma fragte, lachte sie und sagte: »Oh, Kind, ehe ich kapiert hatte, wat da passiert, war ich schon wieder schwanger. Ja, Spaß hat es auch gemacht.«

Erfolgreiche Frauen bekommen bei mir zuerst keine Globuli, sondern die zentrale Aufgabe, ihre innere Prostituierte zu erlösen. Das ist harte Arbeit und die Übungen sind umso schwerer, je »gebildeter« – oder sollte ich besser sagen »akademisch verbildeter« – die Patientinnen sind. Doch ist dieser Schritt unabdingbar für mich. Wenn die »Prostituierte« erst einmal sein darf, verschwinden bereits die meisten Symptome, die als Ersatz für einen lustvollen Eros dienten. Durch die Bereitschaft zur Übung an der inneren Tafelrunde trennt sich die Spreu der Unwilligen ganz schnell vom Weizen der Willigen. Ich vergeude keine Minute auf Laberei über hausgemachte – sprich »fraugemachte« – Probleme. Mich interessieren keine *Vermutungen* über Missbrauch oder Vergewaltigungen, sondern diesbezüglich nur Fakten. Leider erlebe ich es oft, dass solche Vermutungen ohne konkreten Hintergrund ausgesprochen werden. Es werden sogar vergangene Leben bemüht, in denen man als Hexe verbrannt oder von irgendeinem Ahnen missbraucht wurde. »Ich habe das Gefühl, da war ein Missbrauch.« Diesen Damen stelle ich die Frage: »Wie würden Sie reagieren, wenn jemand die Vermutung in die Welt setzte, Sie hätten Ihren Sohn oder Ihre Tochter missbraucht?« Von dieser Warte aus haben es die meisten noch gar nicht betrachtet. Das Leben eines Menschen, dem eine solche Tat ohne irgendeine Möglichkeit der Überprüfung nachsagt, ist ruiniert. Wen hasse ich so, dass ich seinen Ruin in Kauf nehme?

Missbrauch und Vergewaltigung sind massive Traumata, also ungelöste schwere Stressfaktoren für das gesamte Energiesystem eines Menschen. Sie sind in seinem Energiefeld gespeichert und lassen sich dort auch nachweisen. Bis jetzt konnte ich mich immer auf das verlassen, was ich im Energiefeld einer Patientin wahrnehmen kann – also, ob es tatsächlich ein solches Trauma gab oder nicht. Wer mit diesem Thema kokettiert und seine eigenen Probleme mit der Außerordentlichkeit einer solchen Vermutung kompensiert, ist sehr krank – oft genug kränker als eine tatsächlich traumatisierte Frau. Und hier hört für mich der Spaß auf und werde ich unnachgiebig in der Entlarvung solcher Einbildungen und Wichtigtuereien. Wer mit echten Traumapatienten arbeitet, weiß, wie verborgen und abgekoppelt diese schrecklichen Erfahrungen meist gehalten wurden und werden, damit dieser Mensch überlebt.

Nach diesem kleinen Exkurs in äußerst dorniges Gestrüpp meiner Nestgeschwister kommen wir zum eigentlichen Thema, nämlich dass Lachen und Sex wie Leprakranke behandelt werden. Natürlich ist Lachen oder Witzeerzählen beim Sex mitunter hinderlich. Es genügt, die Reihenfolge einzuhalten: erst volles Liebesrepertoire und danach Lachen (oder wenigstens Lächeln). Sowohl das Lachen als auch die Sexualität gehören zum Feuerelement. Wie dieses Feuerelement letztendlich gelebt wird, sei es hetero- oder homosexuell, im Kreis (das war im Rokoko sehr »in«!), mit Ausrüstung oder ohne, spielt keine Rolle. Entscheidend ist, dass die Beteiligten dabei lustvolle Erfüllung haben (oder auch einer alleine, wenn gerade kein Partner da ist).

Es spielt für unsere allgemeine Kreativität, also unsere schöpferische Potenz, keine Rolle, ob wir physisch oder geistig gerade sexuell rege sind. Denn es ist bei allen schöpferischen Prozessen wie auch bei der Sexualität die gleiche Kraft zugange, die wir Lebensenergie nennen und die Leben hervorbringen kann. Es kann jedoch niemand seine sexuelle Lebensenergie zu allgemeiner Kreativität »sublimieren«, wenn er Sex nicht auch mal in voller Bandbreite »live« erlebt hat. Das muss ich besonders häufig den Esos erklären, die besonders gut um den heißen Brei herumreden können. Sexuelle Kraft ist Lebenskraft. Sie kann auf allen Energieebenen gelebt werden, bedarf jedoch der physischen Erfahrung. Wenn also ein Patient kommt und meint, das Sperma über die Kundalini mit ihren »Achterbahnen« Ida und Pingala zum Scheitel-Chakra ziehen zu müssen, bekommt er von mir erst einmal die Hausaufgabe im Becken zu wirken, damit im Scheitel mehr ankommt als nur Einbildungsnebel. Das hört der Eso-Patient oft gar nicht gerne.

Also, Lachen und Sex. Mit Rücksicht auf die kostbare Schwellung sollte das Lachen nicht unbedingt »mittendrin« stattfinden, sondern hinterher. Nun ist aber auffällig, dass beim Thema Erotik und Sex seltsamerweise jeder lacht, nämlich verschämt, verklemmt, entschuldigend, peinlich berührt oder auch albern. Dabei gibt es gar nichts zum Lachen. Ich frage deshalb auch ganz harmlos: Was ist denn an der Frage »Leben sie eine sexuelle Beziehung« so spaßig? Im dritten Jahrtausend herrscht immer noch die frühmittelalterliche Meinung vor, dass man darüber nicht normal sprechen kann. Es fehlen den Leuten die Worte. Das ist im Deutschen auch nicht weiter verwunderlich, denn wir haben dafür entweder nur eine Vulgärsprache oder abgehobene lateinische Ausdrücke. Wenn es also um die Sexualorgane oder um den Liebesakt geht, drücken wir uns entweder sehr gebildet aus oder lachen über die Vulgärwörter, benutzen Vulgärwörter, die selber zum Lachen sind!

Ich fasse zusammen: Lachen und Vulgärwörter bilden hier eine merkwürdige Einheit. In Lateinisch kann man sich auch mit Pokerface unterhalten.

Lächeln sollte dem Sex eigentlich auch vorausgehen, denn es entspringt der Freude und signalisiert dem Partner/der Partnerin: »Ich freue mich auf dich.« Was ich allerdings manchmal über Beziehungen – sofern sie überhaupt noch mit Schäferstündchen einhergehen, höre, erinnert mich eher an Schwerstarbeit oder das Einreichen einer Petition. Spaß und freudiges Erwarten entfallen. Natürlich kommt Routine auf, wenn sich eine Beziehung bereits auf die »bleierne Hochzeit« zubewegt. Aber häufig besteht solche Routine auch bereits in jungen Beziehungen. Jeder kennt die nötigen Handgriffe und weiß schon vorher, wie die erstarrte Liebe vollzogen werden wird. Deshalb lässt man und frau es nach einer Weile, »weil die Erfüllung ja sowieso ausbleibt.« Spontaneität und Kreativität sind Mangelware. Ich komme mir manchmal so vor, als hätte ich Pubertierende bei mir in der Praxis, denen ich erst einmal ein paar Tipps für Spaß beim Sex geben muss, sozusagen eine Aufklärungsstunde.

Lachen nach dem Sex ist auch gesund, denn es wirkt wie eine Bestätigung und ist Ausdruck der Entspannung.

Jetzt kommen wir aber noch zu einem weiteren bedeutsamen Punkt: Nehmen wir einmal an, die Erektion ist nicht wegen eines Witzes kollabiert, sondern aus irgendeinem anderen Grund. Dann ist normalerweise Frust angesagt. Die Frau meint, sie sei schuld und der Mann meint, er sei schuld. Schuldgefühle sind hier jedoch unsinnig. Mann und Frau sind keine Apparate, die auf Knopfdruck funktionieren.

Wenn nun die Liebesstunde jählings in sich zusammenbricht, muss das jedoch nicht zwangsläufig zum Frust führen. Hier ist ebenfalls Kreativität angesagt. Ich muss den Frauen speziell immer wieder erklären, dass an einem Penis auch noch ein Mensch dran hängt, der vielleicht ebenfalls liebenswert ist. Wenn der Mann nur durch den funktionierenden Penis definiert wird, kann von Liebe keine Rede sein. Ich kopple – im Gegensatz zur landläufigen Meinung – Sex aber nicht von der Liebe ab. Da bin ich etwas altmodisch. Deshalb auch die Frage: »Okay, steifer Penis ist nicht. Was macht Ihnen Ihr Partner überhaupt liebenswert? Wie leben Sie Ihre Partnerschaft kreativ?«

Ich möchte dazu ein kleines Beispiel erzählen: Vor Jahren traf ich eine gute Bekannte, die mit einem Forscher verheiratet war. Dieser Mann hatte Prostatakrebs und war nach der konventionellen Behandlung zu keiner Erektion mehr fähig. Ich sagte:

»Du, das tut mir aber leid für dich und Karl.«

Da strahlte sie mich an und erwiderte: »Du, Karl ist nach wie vor ein ganzer Mann. Wir haben immer noch eine wunderbare erotische Beziehung.«

Das nenne ich Liebe und kreative Sexualität. Sexualität von der schöpferischen Tat abzukoppeln heißt, sich vom lebendigen Sein zu trennen. Ein Partner sollte einen inspirieren. Wenn das nicht der Fall ist – und leider ist das in unsagbar vielen Beziehungen so – fehlt der direkte Zugang zur schöpferischen oder Lebensenergie. Vielleicht kann der Koitus, mit allem erotischen Drum und Dran, eines Tages nicht mehr so erlebt und praktiziert werden wie in der Jugend. Sollte dies aber das Aus für die Libido sein?! Doch gewiss nicht. Mit dem fortschreitenden Alter sollte auch der Eros eine Entwicklung vollziehen und neue Formen und Farben entdecken. Das ist für die meisten Senioren erst einmal ein ungewöhnlicher Gedanke, aber dann eine Erleichterung.

Ich erinnere mich an eine Kommilitonin, die über die »Sexuelle Betätigung im Altersheim« ihre Doktorarbeit schrieb. Sie gewann für dieses delikate Thema das Vertrauen der befragten Senioren und berichtete mir, dass sie nur staunen konnte, wie kreativ »unsere Alten« sind, welche lustvolle Freude im Heim herrscht und wie viel dort darüber gelacht wird. Sowohl der Dekan ihrer Universität als auch ihr Doktorvater zogen indes lycopodisch den Schwanz ein und erlaubten die Veröffentlichung der Promotionsarbeit nicht! Immer, wenn ich an diese tolle Forscherin denke, bin ich dankbar, dass ich die Universitätslaufbahn verlassen habe. Ich könnte diese verstaubte und verklemmte Atmosphäre nicht einen Tag aushalten.

Es dürfte nun hinreichend klar geworden sein, dass Lachen rund um Sex seinen Platz haben darf und das Feuerelement am Prasseln hält. Nun möchte ich einige Patientenfälle zum Thema berichten.

Hilfe, ich bin pervers!

Könnte ich Ihnen doch per Vers sagen,
was pervers ist!

Ausruf eines vermeintlich Perversen

Ehe ich den ersten vermeintlich »perversen« Patienten annehmen konnte, mussten offenbar erst 23 Jahre Forschung vergehen. Wie bereits angedeutet, ging es in einem Teil meiner Feldforschungsarbeit in Nordindien um die Prostitution. Damit ich entsprechend gute Nerven entwickeln konnte, befasste ich mich bereits vorher mit dem Thema »Perversion« und studierte Fallbeispiele von englischen und amerikanischen Psychiatern, die offenbar mit mehr Abweichungen vom normalen Sexualleben konfrontiert werden. Außerdem erforschte ich die Sittengeschichte des Abendlandes, so dass mich nach allen Absonderlichkeiten, den einfachen Vorgang eines Liebesaktes so kompliziert wie möglich zu gestalten, nicht mehr viel erschüttern konnte. Ich kam zu dem simplen Schluss: »Perversion« kann eine Vereinbarung sein, denn wenn die Beteiligten mit ihren Praktiken klar kommen, Spaß dabei haben und keinem anderen schaden, erübrigt sich das Etikett von selbst. Während diese Form sexueller Interaktion also wertfrei gesehen werden sollte, liegt einer echten Perversion ein tiefer Schatten zugrunde, der mit Leiden und Leid zufügen zu tun hat.

Nun zur Begebenheit:

Ein älterer Herr von 87 Jahren kam wegen Blaseninkontinenz und wollte unbedingt eine ganzheitliche Therapie. Die befragten Urologen rieten zur Prostataentfernung, denn seine Prostata war geschwollen und behinderte den Harnabgang. Ich erhob eine ausführliche Anamnese und erfuhr, dass der rüstige Senior gerade frisch verliebt war und nun an eine Revitalisierung seiner Libido dachte.

Meine spontane Freude über diese frohe Botschaft ermunterte ihn, mich zu fragen: *»Momentan nehme ich zwei Viagras. Meinen Sie, das wäre zu viel für mein Herz? Man hört ja da so manches...«*

»Warum müssen es denn zwei sein? Kommt die Erektion denn nur mit zwei Viagras zustande?«

Der Uropa lacht herzlich: *»Oh nein, dafür reicht eine. Aber ich habe ja zweimal Sex pro Tag.«*

Ich war mal wieder stumm vor Staunen.

»Haben Sie denn irgendwelche Herzprobleme?«

»Bis jetzt nicht, aber ich will schon vorsichtig sein und vorbeugen.«

Ich lasse diese Aussage langsam durch meine grauen Zellen gleiten. »Wenn Sie keine Probleme haben, was steht denn dann in Frage?«

»Meinen Sie nicht, das ist pervers?«

»Ja, um des Pimmels willen, was soll denn pervers sein?«

Er lacht so herzlich, dass die Tränen kollern. *»Ich bin halt 47 Jahre älter als meine Freundin. Und dann zweimal pro Tag. Wenn das einer wüsste, der würde mich doch für pervers halten...«*

»Sie müssen ja nicht auf dem Marktplatz herumprotzen und das herausposaunen.«

»Stimmt natürlich. Aber ich denke immer...«

»Sie sollten vielleicht nicht so viel denken, sondern jeden Tag genießen. Macht es denn Ihrer Freundin auch Spaß, zweimal pro Tag?«

»Ach so, da habe ich noch gar nicht drüber nachgedacht.«

Ich bin wieder stumm vor Staunen.

»Überfallen Sie Ihre Freundin oder hat sie Zeit ihre Lust zu signalisieren?«

»Ach wissen Sie, wir sind so heiß aufeinander, da bleibt gar keine Zeit für Signale.«

Vor meinem geistigen Auge zieht das homöopathische Mittel Bufo rana auf.

»Okay, kommen wir zum Problem, weshalb Sie da sind. Ihr Sex ist Ihre Sache. Mancher jüngere Mann würde vor Neid erblassen, wenn er Sie reden hörte. Was ist nun mit der Prostata?«

»Ach die! Ich muss halt mehrmals pro Nacht raus. Operation kommt nicht in Frage. Gibt es nicht was Homöopathisches dagegen?«

»Ich denke schon an ein typisches Prostatamittel, aber was mir auch einfällt, es passt nicht zu Ihrer Persönlichkeit. Sie sind ja ein flotter, heißblütiger Senior. Am besten passt noch die Kröte...«

Kaum habe ich das Wort ausgesprochen, schnellt der Patient vom Sitz hoch, seine Augen leuchten wie zwei Sterne und seine Mundwinkel reichen von einem Ohr zum andern. *»Kröte? Das ist mein Lieblingstier! Volltreffer!«*

Ich bin wieder stumm vor Staunen. Homöopathie darf auch einfach sein. Ich schaue hinauf zu Hahnemann (seine Melanie war auch gute 40 Jahre jünger als er) und sehe ihn süffisant lachen. »Okay, Meister, geben wir dem flotten Opa einfach Bufo rana.«

Herr H. bekommt einmal pro Woche Bufo C200. Dazu Blaulichtbestrahlung im Genitalbereich.

Das für mich Unfassbare passiert: Die Prostata schwillt ab. Der Patient ruft an: *»Sie sind mir ja eine!«*

»Wieso, was ist denn los?«

»Die Prostata ist ja nun viel besser und ich kann besser Wasser lassen. Ich kann aber auch den Sex mal lassen.«

»Und? Wo ist das Problem?«

»Tja, ich bin platt. Ich habe nur noch einmal pro Tag Sex und komischerweise genügt mir das.«

Nach zwei Monaten erhalte ich einen Brief mit dem Vermerk »Streng vertraulich«. Darin steht, dass Herr H. seine Geliebte geheiratet hat und es ihm und seiner Frau sehr gut geht.

Sado – ma so, ma so

Stehnse auf Sado?
Nee.
Auf wat denn?
Dat mitte Peitsche. Un Sie?
Sado!
Wat is dat?
Dat mitte Peitsche!

Gespräch in der Sauna

Ein Ehepaar – sie 59 Jahre alt, er 65 – kommen wegen vieler kleiner Zipperlein in die Praxis. Es wird mir schnell klar, dass die beiden aus lauter Langeweile alle möglichen Symptome sammeln und nicht richtig krank sind, aber auch nicht richtig gesund. In der Anamnese kommen wir an den entscheidenden Punkt: »Wie steht es denn mit Ihrem Liebesleben?«

Sie kichert und strahlt durch die dicken Brillengläser. Eine wunderschöne, pausbäckige Pulsatilla lächelt zu mir herüber. Sie schaut ihn etwas kokett an. Er verzieht den Mund zu einem etwas schiefen lycopodischen Lächeln und versucht, irgendwie die Situation sachlich zu halten, indem er sagt: »Nun, wir sind ja nicht mehr die Jüngsten.«

»Wieso? Sie müssen doch kein Sportabzeichen gewinnen...«

Gelächter. »Na ja, die Kinder studieren, unser alter Hund ist gestorben und einen neuen wollen wir eigentlich nicht...«

»Und jetzt ist es leer zu Hause und hier im Herzen.«

»Ja, so kann man sagen.«

Das ist aber alles keine Antwort auf meine Frage. »Leben Sie eine lustvolle Beziehung?«

Das Stichwort »lustvoll« ist gefallen und schon kichert Pulsatilla wieder. Ihr Gatte stupst sie freundschaftlich in die Seite.

»Na ja, könnte wohl 'n bisschen, ja, wie soll ich sagen, das ist schwer zu sagen...«

»Dann sagen Sie es doch einfach. Hier im Raum darf alles sein.«

Pulsatilla schaut sich im Raum um und entdeckt die vielen guten »Geister«, in Gestalt von Fotos und Statuen. *»Na, die kriegen ja auch so manches zu hören, oder?«*

»Ja, das stimmt. Und die freuen sich, dass hier jeder sein Feigenblatt ablegen darf. Also, was wollten Sie sagen?«

»Tja, man müsste ja mal was anderes... immer so dasselbe, ist ja auf Dauer langweilig.«

»Wie wahr. Also, auf zu neuen Ufern. Wie hätten Sie's denn gerne? Erlauben Sie sich alles.«

Pulsatilla schaut mich lächelnd und fragend an: *»In unserem Alter..., ich weiß nicht...«*

»Nun lassen wir mal das Alter. Bei uns im Elsass sagt man: Alter spielt keine Rolle. Es sei denn, man ist zufällig ein Käse.« Gelächter.

»Sie müssen mir ja nicht en detail sagen, welche Sexpraktiken Sie bevorzugen. Ich möchte Sie nur ermutigen, sich das zu gönnen, woran Sie Spaß haben.«

»Ja, also... ich finde ja das mit dem Leder so klasse.«

»Und? Was hindert Sie? Etwa der Bauch? Da gibt es auch Kleidung mit Bauch.« Gelächter.

Die Dame bekam Pulsatilla, er Lycopodium.

Nach fünf Wochen ruft der Mann an und ich höre und staune: *»Wir sind da so in einem Club, Sado- maso.«*

Erwartungsvolles Schweigen. »Ja, weiter?«

»Ja, finden Sie das nicht pervers?«

»Nee.«

»Aha. Also, wir haben das mal ausprobiert. Junge, das war 'ne Wucht...«

»Schön, hat es Ihnen beiden Spaß gemacht?«

»Ja, meine Frau, die hat ja voll die Domina drauf gehabt.«

Ich lasse noch einmal das Bild der rundlichen, pummeligen Frau mit der dicken Brille und der Stupsnase an mir vorüberziehen und freue mich an der Idee der sanften Pulsatilla-Domina.

»Geht es Ihnen also gut?«

»Ja, eins A!«

»Gut, dann wünsche ich Ihnen das Beste und viel Freude!«

Noch einmal zwei Monate später, ein Anruf:

»Ich hab da mal 'ne Frage. Das mit dem Sado-Maso haben wir jetzt mal so, mal so erlebt. Jetzt haben wir ein Angebot, mal in der Gruppe im Dunkeln... verstehen Sie?«

»Ja, weiter?«

»Finden Sie das nicht pervers?«

»Fragen Sie Ihren Bauch.«

»Ich meine, so im Dunkeln, man weiß ja nicht, wer was wie wo...«

»Ja, ich weiß es auch nicht. Wenn Sie sich bei den Leuten wohl fühlen...«

»Ja, die sind alle topp, so in unserem Alter, alles gestandene Leute. Keine Spinner...«

Ich lasse meiner Fantasie freien Lauf und stelle mir das Stelldichein im Dunkeln vor.

»Na, also. Dann entscheiden Sie einfach nach Ihrem Gefühl.«

»Meinen Sie nicht, da könnte was passieren?«

»Ich hoffe, es passiert was.« Gelächter.

»Nein, so meine ich das nicht. Müssen wir keine Angst haben?«

»Ich verstehe nicht. Wovor denn?«

»Ja nun, im Dunkeln weiß man ja gar nicht, wer da an einem rum macht.«

»Sie können ja fragen: Wem gehört denn die nette Brust und die flotte Muschel?« Gelächter.

Frau H. kommt ans Telefon: *»Ich habe mitgehört. Sie meinen, ich könnte auch einfach so fragen?«*

»Ja sicher. Wem gehört denn dieser schöne Schwengel?«

Pulsatilla lacht sich kaputt. Ich stelle mir die Szenerie auch zum Totlachen vor, im Dunkeln eine Herde lüsterner Männer und Frauen, die alle auf der Suche nach einem Eingang sind.

»Na, wenn Sie meinen. Wir gehen halt mal hin.«

Es vergehen keine fünf Tage, Anruf: *»Toll war das.«*

»Freut mich.«

»Wollen Sie denn nichts wissen?«

»Nein, ich freue mich, wenn es Ihnen Spaß macht. Ich muss keine Einzelheiten Ihres Privatlebens wissen. Genießen Sie es!«

Die Geschichte hatte noch ein heiteres Nachspiel. Etwa ein Jahr später kommt ein junger Mann zu mir in die Praxis. Ich stutze ein wenig wegen des Nachnamens, der mir irgendwie bekannt vorkommt, aber auch nicht allzu selten ist. Er ist Referendar und hat nun Probleme mit seiner Freundin. Sie ist zickig, er ist zu weich und nachgiebig – also das Übliche in jungen Jahren.

»Wer hat Sie denn geschickt?«

»Meine Eltern. Die waren mal vor anderthalb Jahren bei Ihnen.«

»Ah! Jetzt erinnere ich mich. Geht es Ihren Eltern gut?«

»Saugut, muss ich sagen. Die sind so was von fit und haben mir gesagt, ich soll mal zu Ihnen gehen, Sie wüssten schon die richtigen Tipps.«

»Freut mich für Ihre Eltern. Und was fehlt Ihnen?«

»Die Libido.«

»Du liebe Zeit, wo ist die denn hin verschwunden?« Gelächter.

»Weiß nicht. Das Studium hat mich völlig ausgelaugt.«

»Gut, dann bauen wir erst mal eine Runde Stress ab.«

Der junge Mann bekam Causticum und Orangelichtbestrahlung. Nach einem Monat rief er an: *»Alles klar!«*

Alles klar.

Mausphobie
Dr. Birgit Schmidt

Es gibt auch Erlebnisse, die erst im nachhinein witzig sind. So testete ich einmal bei einem Kind das passende Mittel aus. Da sagte das Kind: »Oh – da unter der Kommode ist ja eine Maus!«, woraufhin ich nur »ja, ja« sagte und dachte, das Kind meine nur ein Spielzeug. Als es aber immer weiter unter die Kommode starrte, wagte auch ich einen Blick dorthin. Und tatsächlich – dort saß eine zufriedene kleine Spitzmaus. Nun muss man wissen, dass ich eine regelrechte Phobie vor Mäusen habe. Mein erster Impuls war, mich schreiend auf meinen Schreibtisch zu stellen. Dann dachte ich mir aber: »Das kannst du jetzt nicht bringen« und ignorierte die Maus, die meine Ängste nicht teilte und furchtlos im Zimmer herumtrippelte, zunächst mit Todesverachtung. Nachdem meine Tochter im Zoogeschäft eine Lebendfalle (töten kann ich diese Tierchen auch nicht) besorgt hatte, wurde diese, mit Käse gefüllt, aufgestellt. Nun handelte es sich aber um eine besonders freche und flinke Maus. Sie lief in die Falle so schnell rein und wieder raus, dass die Falltür zuschlug, als die Maus schon wieder draußen war. Daraufhin turnte die Maus, unbeeindruckt durch meine Anwesenheit und die einer Patientin, auf der Falle herum und versuchte, an den Käse zu kommen. Es kostete mich danach die größte Überwindung, mich der Falle wieder zu nähern und sie zu öffnen. Irgendwann war die Maus dann doch gefangen. Jetzt folgte das nächste Problem, denn nun mochte ich die Falle erst recht nicht mehr anfassen, hatte aber gleichzeitig Angst, die Maus könne darin ersticken. Meine Patientin hatte Erbarmen und sagte, sie würde die Maus im Garten aussetzen, wenn ich ihr ein Paar Handschuhe gäbe. Zum Glück waren die Torwarthandschuhe meiner Jungen greifbar, so dass ich mich anschließend wieder angstfrei in meinem Praxisraum bewegen konnte. Der einfühlsamen Patientin bin ich heute noch dankbar.

Schöne Dame (Belladonna)

Am Lachen erkennt man den Narren.
Schön, wenn der sein darf.
Furchtbar, wenn der am falschen Platz sitzt.

Praxis-Erfahrung

Wir hatten es ja schon mit anfallsartigem Lachen an unpassender Stelle zu tun, wie wir es bei Hyoscyamus-Persönlichkeiten erleben können.

In die Familie der albernen Lacher gehört natürlich auch Belladonna. Das Lachen ist hier typischerweise unkontrolliert, laut und erscheint mir oft so, als würde der Betroffene knapp an einem epileptischen, hysterischen oder Wutanfall vorbeizielen. Es gibt in solch einem Augenblick meist eigentlich gar keinen Grund zum Lachen. Von solch einer Begebenheit möchte ich erzählen:

Eine Dame rief mich an und bat um einen Termin. Während ich im Kalender nach einem Termin suchte, hörte ich sie schon kichern. Ich fragte neugierig, was sie denn so erheitern würde.

»Gar nichts. Ich fühle mich so miserabel, da gibt es nichts zu lachen, hihi... hihihi.«

»Oh je«, dachte ich, »wieder so ein überdrehtes Huhn« und trug lustlos den Namen der zukünftigen Patientin ein. »Also dann bis zum 30. April!«

»Ja, hihi...hihihi, ich komme dann. Bin so dankbar, hihi, dass es klappt, hihihi.«

Zwei Wochen später. Paula kommt zur Türe herein. Ich bin beeindruckt von der Eleganz und Schönheit der ehemaligen Fernsehredakteurin. Sie setzt sich etwas geziert in den Sessel und erzählt, wiederum kichernd, von ihren Problemen (seltsame Wahrnehmungen nachmittags, Angst vor Nebelschwaden u.a.). Dabei bekommt sie plötzlich einen roten Kopf und lacht laut auf. Ich versuche zu erkennen, ob ich vielleicht einen Witz verpasst habe oder zu blöde bin die humorvolle Komponente der Anamnese zu verstehen. Es entspannt sich folgender Dialog:

»Sagen Sie, Frau Ü., haben Sie Humor?«

»Nein, hihihi...haha, überhaupt nicht.«

»Warum lachen Sie dann?«

Paula wird todernst. *»Entschuldigung. Es fliegt mich so an. Es wird mir knallheiß, dann krampft sich das Zwerchfell so zusammen und dann muss ich lachen, obwohl ich gar nicht will.«*

Das ist in der Tat ein ernstes Thema, zumal auch ich den Eindruck habe, dass Paula von Hause aus eher wenig Humor und Witz mitbekommen hat. Sie ist zwar offen und extrovertiert, wirkt aber eher affektiert als witzig. Etwas lustlos erhebe ich die Anamnese, aber es will einfach kein Mittel so richtig passen. Ich denke an Belladonna, aber außer gelegentlichem Schwindel, klimakterischen Hitzewallungen, heißen Körperstellen und Kreuzschmerzen, die kommen und gehen, passt nichts. Ich merke, wie ich in ein schwarzes Loch absoluter Fantasielosigkeit falle und schon denke, ich sollte mal Kurs 1 »Was ist Homöopathie? Wir basteln einen Akutfall« oder so belegen.

Frustriert hole ich meinen Biotensor hervor. Und wie er da so vor sich hinpendelt, während ich mich testbereit mache, bekommt Paula wieder einen albernen Lachanfall. Nun ist es mit meiner Lust am Therapieren ganz aus und ich sende Hahnemann, der als Torso oben auf einem Glasschrank thront, einen bösen Blick zu. Ihr Lachen empfinde ich als nur nervig und keinesfalls ansteckend. Doch davon lässt sich Paula nicht beeindrucken. Ich teste ein paar Mittel aus und sie lacht und kichert im Wechsel, mit ernster Haltung zwischendurch.

Nichts führt ans Ziel. Da überlege ich: Was ist das Augenfälligste bei Paula? Sie lacht albern, laut und unkontrolliert. Was haben wir da im Repertorium? Stramonium, Hyoscyamus und Belladonna. Ist Paula eine bella donna, eine »schöne Frau«? Ja. Darf Homöopathie auch einmal einfach sein? Ja. Erlaube ich es mir, das Mittel nur aus dem Bauch heraus zu wählen? Ja. Nach diesem kleinen Zwiegespräch mit meiner genervten Seele entscheide ich mich also für Belladonna C30, jeden zweiten Tag.

Nun passiert etwas sehr Merkwürdiges: Immer wenn Paula das Mittel nimmt, hört das alberne Gelache auf. Sie hat den Eindruck normal zu reagieren. An jedem Tag, an dem sie Belladonna jedoch nicht nimmt, kommt die Albernheit wieder zurück. Nimmt sie es also jeden Tag, ist sie »normal«. Ich erhöhe deshalb auf C200. Wenn sie es nimmt – wieder

»alles paletti«. Wenn sie es nicht nimmt – Chaos mit Lachanfall, in den unmöglichsten Situationen. Ich erhöhe weiter auf eine Gabe Belladonna XM – der Lachirrsinn ist wie weggeblasen. Drei Wochen später wieder albernes Gegackere. Ich wende mich den geliebten LM-Potenzen zu, in der Hoffnung auf schnelle und bleibende Wirkung. Belladonna LM12 bringt schließlich die Wende: Drei Tage lang gerät Paula außer Rand und Band, lacht sich ohne sichtlichen Grund kaputt und ist die Albernheit in Person. Sie denkt, sie werde verrückt. Dann – Ende, aus, fertig!

Paula berichtet:

»Gerade als ich dachte, jetzt knallt gleich die Sicherung durch, war es wie eine Generalpause. Plötzlich stand das Weltall still. Ich hörte, wie ein Teil von mir albern lachend davonstob. Jetzt fühle ich mich so frei wie noch nie im Leben.«

Ich kenne Paula inzwischen schon etliche Jahre, doch dieses anfallsartige, ja, krankhafte Lachen ist nie wieder zurückgekehrt. Was mir nur auffällt ist, dass sie immer noch recht wenig Humor hat und, für mein Empfinden, zu wenig lacht. Über sich selbst zu lachen – bei ihr ausgeschlossen! Ich habe durch Paula viel über Belladonna als Konstitutionsmittel gelernt. In diesem Mittel finden sich viele exaltierte und extrovertierte Aspekte, aber der Humor ist schwach besetzt. Das bedeutet auch, dass es einen Grund geben muss, warum jemand so auffällig lacht wie Paula es tat. Bei ihr war es der berufliche Stress, der sich im unangemessenen Lachen sein Ventil suchte.

»Belladonnas« können allerdings auch hervorragend auf Kommando lachen, wenn das eine Rolle vorschreibt – was unter darstellenden Künstlern positiv hervorsticht. Das ist nicht immer einfach, denn der Zuschauer sollte nicht den Eindruck haben, dass der Schauspieler krankhaft laut lacht, sondern dass da etwas wirklich Lustiges auf der Bühne passiert – oder etwas Wahnsinniges. Davon handelt auch der nächste Fall.

Bello bellissimo

Die Lachvielfalt
erzeugt viele Lachfalten.

Ein Patient, der das Lachen übte

Es gibt schon manchmal wunderliche Gründe, warum jemand eine Heilpraxis aufsucht. Es kam einmal in Gestalt eines schnittigen, dynamischen Schauspielers ein Belladonna-Mensch zur Behandlung. Seine schwarzen Augen sprühten Funken und sein Körper war wie eine gespannte Feder. Wenn der 36-jährige Mann sprach, labte sich mein Ohr an der angenehmen und kultivierten Stimme.

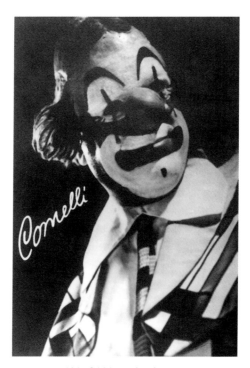

Abb. 36 Vater der Autorin

Schon nach wenigen Minuten Unterhaltung offenbarte sich eine geistreiche, fantasievolle Persönlichkeit. Ich fragte mich, was der junge Mann bloß für ein Problem haben könnte und staunte dann über seine folgenden Worte:

»Ich habe das Problem, dass ich nicht spontan lachen kann, schon gar nicht laut und albern, auch nicht lang anhaltend und böse. Ich kann nur verächtlich und idiotisch lachen, auch gelegentlich kindisch und nervös mit nervösem Hüsteln durchdrungen. Aber, Sie verstehen, dieses gewisse anfallsartige Lachen ohne Grund, wobei es einem kalt den Rücken runterfährt, weil es unangemessen und plötzlich kommt. Man braucht Zeit um den Zusammenhang zu verstehen; es gibt aber keinen. Wissen Sie, was ich meine?«

»Tja, ich kann es nur ahnen. Was haben Sie denn sonst noch für Probleme? Tut etwas weh? Haben Sie irgendein Symptom?«

»Nicht, dass ich wüsste. Mir geht es blendend. Sicher, ab und zu habe ich Kreuzschmerzen, aber da ich sportlich tätig bin, vergeht das auch von alleine.«

»Vielleicht können Sie mir helfen, Sie zu verstehen, indem Sie mir mal etwas vorlachen, ich meine, die Lacharten, die Sie beherrschen.«

Völlig ernst und sachlich antwortet der Schauspieler: *»Mit dem größten Vergnügen: Hahahaha«* – laut dröhnt seine Stimme durchs Zimmer. Das Lachen klingt mächtig, aber freudlos. Meine innere Klangbibliothek führt mich zu Lycopodium.

»Hoho...hohoho« schmerzhaft dröhnt dann dieses Lachen an mein Ohr. Wie er mich dabei anschaut, taucht Dracula aus den Tiefen Stramoniums auf.

»Hähäha, hihi, höhöhö« – dabei verzieht er das Gesicht so idiotisch, dass in meiner Klangbibliothek gleich zwei Schubfächer aufspringen, mit der Aufschrift »Bufo« und »Barium«.

»Hihihi, äh, ja, hihihi, äh...«, nervös nestelt der Schauspieler an sich herum. Gut, das könnte Tarantula und Cuprum sein. Tarantula guckt beim Lachen meistens dümmlich, Cuprum etwas intelligenter.

»Also, diese Lacharten machen keine Probleme?«

»Nein, das geht auf Kommando.«

»Tja, ich bin tatsächlich etwas überfordert. Ich habe noch nie jemanden so differenziert lachen hören. Ihre Demos haben in mir sogar ein paar homöopathische Lachsymptome wachgerufen. Aber es geht ja um eine Lachart, die Sie *nicht* vormachen können und die ich *nicht* kenne. Da brauchen wir wohl die Aktion Nebelhorn...«

»Bello« stutzt, schaut mich mit großen Augen an und lacht schallend, stutzt dann wieder, lacht erneut und wird wieder ganz ernst.

»Moment mal, was war das jetzt?«

»*Ich habe mir das als Bild vorgestellt – homöopathisches Nebelhorn... herrlich, wirklich gut.*«

»Ist mir so rausgerutscht. Aber wie Sie darauf reagiert haben, war schon komisch.«

»*Komisch? Das war doch nicht komisch!*«

»Okay, okay, Sie als Schauspieler wenden den Begriff viel genauer an. Es war also nicht komisch im Sinne der Bühnenkunst, sondern unerwartet, seltsam, merkwürdig.«

»*Ja, wenn ich's recht bedenke, war es wie: Nachdenken – Lachen – Nachdenken.*«

»Leider hilft mir das nicht auf die Spur zum Simile, also zu Ihrem homöopathischen Mittel, das Ihnen wiederum zum gewünschten Lachen verhelfen könnte.«

Als ich über meinen Satz nachdenke, muss ich nun unwillkürlich lachen, bei der Vorstellung, durch Homöopathie nicht nur zum Lachen selbst zu verhelfen, sondern zu einer bestimmten Lachart.

»Was ich so aus dem Ärmel laut denken und in Erwägung ziehen kann ist, dass Sie plötzlich ganz ernst sein können und ebenso unvermittelt lachen. Das kenne ich von Nux vomica – übrigens auch ein schönes Schauspielermittel!«

»*Zu blöde, dass wir die Situation nicht wiederholen können...*«

»Ja, dann fand ich Ihr Lachen leicht hysterisch und plötzlich. Das kenne ich hauptsächlich von überdrehten Ignatia-Sängerinnen und Schauspielerinnen. Das passt aber nicht ganz zu Ihnen.«

Da leuchtete Phillips Hellste auf: »Sagen Sie mal, um welche Rolle handelt es sich eigentlich, in der Sie anfallsweise laut und so weiter lachen müssen?«

»*Shakespeare, verschiedene Rollen, aber immer skurriler Touch durch unsere Produktion 'Was ihr wollt', Probstein und Orlando...*«

»Ah, jetzt wird es mir etwas klarer. Wenn ich Sie mir vorstelle, wie Sie durch den Wald irren, vor Liebe trunken und schnitzen da alles mögliche in die Baumrinden hinein und lachen...«

»*Genau! Das Lachen suche ich!*«

»Gut, ich habe eine Idee. Ich gebe Ihnen Belladonna C30. Nehmen Sie es jeden zweiten Tag und berichten Sie mir, wie es beim Proben klappt.«

»*Bello bellissimo*«, so eröffnete der Schauspieler sein Telefonat schon nach einer Woche wörtlich:

»*Es klappt einfach hervorragend. Ich kenne ja Homöopathie nur so von Erkältung, Schmerzen und Unfall, aber dass sie auch bei meinem Problem geholfen hat... Einfach klasse!*«

Ich lege zufrieden den Hörer auf, da tönt ein Gelächter aus dem Behandlungsraum. Ich gehe hinüber und sehe durch das Zwielicht der nachmittäglichen Sonne die Büste Hahnemanns. Samuel lacht über mich? Schön, wie sich seine lycopodischen Stirnfalten dabei glätten. Mir wird's warm ums Herz.

Gesunder Rentner
Mechtilde Wiebelt

Ein kürzlich frühpensionierter Patient klagt über allerlei unbestimmte Beschwerden: Nervosität, halbseitige Gesichtslähmung, vom Fahrrad gefallen... Er hat bereits von Herzuntersuchungen, über Borrelliose-Tests, eine Magenspiegelung bis hin zu neurologischen Tests viele »Arzt-Stationen« ohne Befund hinter sich gebracht. Angefangen hatte alles mit einer halbseitigen Gesichtslähmung nach Zeckenbiss, die auf das Mittel Pumilio (Pfeilgiftfrosch) schnell verschwand, wobei sich sein Befinden insgesamt verbesserte. Jedoch blieb der Erfolg nicht konstant. Der Patient glaubte, dass der eine Globulus nicht ausgereicht haben kann und begann daraufhin mit den oben genannten Klagen.

Mir drängt sich der Verdacht auf, der Patient fühle sich vielleicht als Rentner nicht mehr gebraucht und habe Zeit übrig, die er noch nicht sinnvoll zu nutzen gelernt hat. Statt dessen grübelt er über alles, was er an sich verspürt und wird etwas hypochondrisch dabei.

Mit dem Dunkelfeld-Blutbild meiner Kollegin kommt der Patient zwei Wochen später freudestrahlend wieder und berichtet, dass er – wie man im Blutbild sieht – kerngesund sei. Sein Blut sei »bilderbuchreif«. Wir freuen uns gemeinsam über diese positive Erkenntnis. Dann fragt er plötzlich völlig erstaunt: »Und welche Arznei soll ich denn jetzt nehmen?« Meine Antwort: »Gar keine! Statt dessen die Übung: Sie schreiben auf '100 Gründe gesund zu sein'. Ein gesunder Mensch braucht keine Medizin!«

Sprücheklopfer

Kennen Sie den?
Nein.
Dann ist die Sache für mich erledigt.

Wo ist der Witz?

Ich kenne kaum jemanden, der beim Reden mehr Sprüche von sich gibt und der Meister im Lachen über seine eigenen langweiligen Witze ist, als die unerlöste Lycopodium-Persönlichkeit. Lycopodium ist ein wahrhaft großes Heilmittel und es zeigt sich in vielen Erscheinungsformen. Immer wieder begegnen mir neue Facetten und neue Symptome. Da ich, wie schon gesagt, privat in Frankreich wohne, habe ich dort viel über das lycopodische Naturell – positiv wie negativ – gelernt. Es spiegelt sich am besten in dem Bild Napoleon Bonapartes wider.

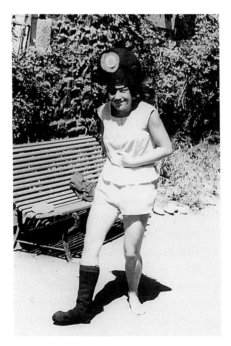

Abb. 37 Die Autorin persifliert Lycopodium Bonaparte

Lassen wir nun einmal den Größenwahn, die Kontrollsucht, die Feigheit, den Mut zur Grenzüberschreitung und das Jägerlatein beiseite. Lycopodium erlebe ich in der Praxis recht oft in Gestalt männlicher Sprücheklopfer und freudloser Lacher über Witze, die ich selten verstehe. Mag sein, ich bin inzwischen »spätblond« (grauhaarig) und deshalb zu dumm, um diese Witze zu verstehen, aber meist ist die ganze Situation bar jeden Humors und ziemlich freudlos.

Bernd, ein Herzpatient, 62 Jahre alt, kommt in die Praxis. Er legt mir seine Mappe mit zahllosen Diagnosen und Untersuchungen auf den Tisch und berichtet wichtigtuerisch, welche Kapazitäten sich an ihm schon die Zähne ausgebissen haben.

»Sie sind also ein wichtiger und schwerer Fall?«

»Ja! Hahaha!«

»Und da kommen Sie zu mir?«

»Tja! Felle kann man kaufen, aber Zufälle nicht... hahaha!«

»Ich lese, Sie sind vorzeitig in den Ruhestand entlassen worden...«

»Ja, so ist das: Arbeit macht Spaß, aber Spaß verstehe ich nicht...hahahaha!«

»Diesen Spaß verstehe ich jetzt auch nicht. Wie kommen Sie damit zurecht, dass Sie von heute auf morgen arbeitslos geworden sind?«

Noch ehe Bernd antworten kann, klingelt das Telefon. »Bitte entschuldigen Sie die Unterbrechung.«

»Ja, ja, Feind hört mit! Hahahaha!«

Allmählich steigt in mir mal wieder der Schatten meines inneren Neandertalers samt Keule auf, bereit, den Patienten platt zu machen, wenn er nicht bald mit seinen blöden Sprüchen aufhört. Die Anamnese schleppt sich, wie eine alte, schlappe und von blödsinnigen Lachern perforierte Schlange, dahin. Es ist mir ziemlich schnell klar, dass das Feuerelement des Patienten tiefgreifend gestört ist, denn jeder Satz von mir wird humorlos lachend kommentiert. Dieser Patient ist offensichtlich vollkommen aus dem Rhythmus (Herz!) geraten und versucht krampfhaft, durch pseudo-witzige Kommentare eine gute Stimmung zu erzwingen. In solchen Situationen werde ich immer sehr ernst und mir ist selten zum Lachen zumute.

So schaue ich auch Bernd ernst und direkt an; er wendet den Blick ab und versucht mit Lachen über seine Verlegenheit hinwegzutäuschen.

»Sie sind verheiratet?«

»Ja, 22 Jahre Ehejoch. Das muss erst mal einer nachmachen!«

»Was? Das Joch oder die Partnerschaft?«

»Ah, die Frau Doktor kann doch witzig sein, hahaha.«

»Also, Sie sind verheiratet. Leben Sie eine intakte Beziehung?«

»Tja, wie man's nimmt. Mal so, mal so.«

Bernd tut sehr geheimnisvoll und lässt durchblicken, dass seine Frau sehr penibel und putzsüchtig ist.

»Und Sie, was wäre denn Ihr Traum, wenn Sie Ihren Lebensrhythmus wieder gefunden haben?«

»Ich muss erst einmal alles ordnen.«

»Und wenn alles geordnet ist?«

»Dann müssen wir umziehen in eine Kurstadt, damit wir in der Nähe unserer Ärzte leben.«

»Wie aufregend!«, dachte ich »Ich sprach von Lebens*rhythmus*, nicht von Routine und unbeweglichen Verhaltensformen.«

Bernd wurde nachdenklich. Kein Lachen mehr, kein Kommentar, kein Spruch. Die ganze Tünche des »als ob« fiel ab und ein leidender, unglücklicher Mensch saß vor mir, der mir nun aufrichtig leid tat. Da kam mir ein lycopodischer Geistesblitz.

»Sagen Sie, haben Sie früher Texte, Geschichten oder Gedichte geschrieben?«

»Oh, das ist lange her. Ich habe im Gymnasium die Schülerzeitung herausgegeben. Zu Geburtstagen habe ich ein paar Glossen verfasst.«

»Na wunderbar! Dann schreiben Sie doch etwas Nettes über Ihren neuen Lebensabschnitt, über Ihre Ziele, über kleine lustige Begebenheiten in Ihrem Alltag.«

Bernd schaut mich zweifelnd an, aber es gleitet ein Lichtschimmer über sein Gesicht. *»Ja, wenn Sie meinen, dass ich das kann...«*

»Klar, wenn Sie's früher konnten, können Sie's auch jetzt noch. Ist wie mit dem Schwimmen und Radfahren...«

»Was man einmal gelernt hat, vergisst man nicht.«

»Eben!«

Bernd machte unter Lycopodium LM30 eine fabelhafte Wandlung durch, die allerdings seiner nörglerischen Frau ganz schön zu schaffen machte. Er konnte anstelle dummer Sprüche und Witze einen echten Humor entfalten und berichtete mir eine Szene, die er mit seiner Frau erlebt hatte: *»Wir fuhren in die Stadt und suchten einen Parkplatz. Ich fuhr dreimal über eine Parkfläche in der Hoffnung, es würde einer raus fahren. Ich merkte, wie meine Frau immer saurer wurde. Da sagte sie plötzlich: Nun guck doch, alle haben einen Parkplatz gefunden, nur du nicht!«*

Kreativität

Dr. Birgit Schmidt

Eines Tages beschwerte sich mein Schwager bei mir wegen des unheilvollen Einflusses, den ich durch meine alternativen Behandlungsweisen auf seine Tochter habe. Sie habe eines Tages die Plastikscheibe aus dem Deckel eines Nutellaglases genommen und diese ständig vor seiner Stirn vor und zurück geführt. Auf seine Frage, was dies solle, sagte sie, sie spiele Doktor. Dazu muss man wissen, dass ich Medikamente über RAC austeste, indem ich mit einem Polfilter vor der Stirn vor und zurück gehe.

Das Pulsieren der Tilla

A good joke a day
keeps the doctor away.

Margret Pearson

Wir kennen das Phänomen, dass Pulsatilla-Menschen über ein schönes Essen weinen können. Das Repertorium hält noch ein weiteres schönes Symptom bereit, dem man nicht so oft begegnet, weil meist die Gelegenheit dazu fehlt: Pulsatilla muss nach dem Essen auch lachen. Folgende köstliche Begebenheit eröffnete mir noch eine weitere Variante: Lachen und Weinen beim Anblick von Essen.

Es war am Gardasee, wo wir mit unseren englischen Lehrern Margret Pearson und Chris Batchelor ein paar Tage Ferien machten und die Zeit auch nutzten, um unsere mediale Arbeit von den beiden überprüfen zu lassen.

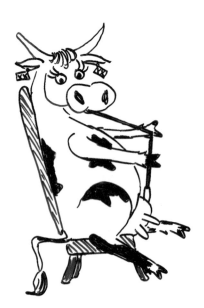

Abb. 38 Pulsatilla – Die nahrhafte Kuh(schelle)

In dem noblen Hotel gab es jeden Abend ein unaussprechlich schönes Buffet, auf das wir uns schon den ganzen Tag freuten. An jenem Abend gab es im Garten erst ein Glas Champagner, dann schritten wir feierlich in den Saal zu unseren Plätzen, an einem ebenso feierlich gedeckten Tisch. In mehreren Sprachen wurde das Buffet im Wintergarten angekündigt.

Eine Prozession von etwa 80 Leuten wandelte daraufhin in Richtung Wintergarten, wo an vielen Tischen Köstlichkeiten aller Art dekorativ aufgetischt waren. Es war ein einziger Augenschmaus. Chris lief hinter mir und sagte in seiner trockenen Art: »Wie schade, dass ich heute nur einen Magen dabei habe.«

Margret blieb stehen und sagte: *»Du hast mir doch heute Morgen etwas für mein kaputtes Knie gegeben. Was war das?«*

»Oh, Margret, das war Pulsatilla. Aber jetzt bitte keine Prüfung meiner Medialität. Ich habe Hunger.«

»Ich auch. Pulsa. Tilla. Was für ein schöner Name.«

Wir schritten in der schier endlosen Schlange der Essensbewunderer feierlich weiter.

»Ja, Pulsatilla ist so schön blau. Schau mal hier die Fischspeisen. Mmh!«

»Oh ja, ich fange an zu pulsieren. Mein Knie und mein Herz.«

Chris mischte sich ein: *»Ja, Margret, mehr brauchst du auch heute Abend gar nicht.«*

Ich musste über die beiden lachen, wie sie mit Pokerface an den Speisen entlang defilierten. Da kommen wir an dem Geflügelfleisch vorbei. Margret schiebt die Brille auf die Nasenwurzel hoch, schaut auf die Hähnchenschenkel und – weint.

»Margret, bist du traurig wegen der Hühnchen?«

Margret bricht über diese Frage in schallendes Gelächter aus und krümmt die Beine, als müsse sie zur Toilette und die Tränen kollern an ihren Wangen herunter.

Christ sagt trocken: *»Ja, Margret, du musst dich schon entscheiden, hier lang oder da lang«* (englische Verballhornung von »rein in den Körper oder raus aus ihm«).

Margret hält sich am Brotkorb fest und lacht. Die Leute hinter ihr bleiben erst stehen und gehen dann um die lachende alte Dame herum. Einige schütteln den Kopf.

Chris: *»Margret, man kann mit dir nirgendwo hingehen, immer fällst du auf.«*

Margret schüttet sich aus vor Lachen und weint zugleich. Endlich beruhigt sie sich und murmelt vor sich hin: *»Oh my dear!«*

Keuchend kommen wir zu den Süßspeisen. Margret schaut auf die wunderschön angerichteten Kuchen und Cremes und lacht und weint wieder.

»Margret, geht es dir gut?«

»Oh dear, oh dear...« – Lachen und Weinen – *»...was für herrliche Dinge.«*

Chris: *»Nebenbei, die sind alle essbar, my dear.«*

Margaret verkneift sich die Beine vor Lachen. Ich muss inzwischen auch lachen und finde die Situation gar zu komisch. Wir sind am Ende der Speisenpräsentation angekommen und Margret hakt sich bei Harald unter, der inzwischen auch zu uns gefunden hat. Während die beiden zu unserem Tisch schreiten, höre ich, wie Margret sagt: *»Was wohl die Leute denken, wenn ich alte Schachtel (old box) hier mit einem jungen Spund (toyboy) auftrete?«*

Das Menü wird aufgetragen; als der Hauptgang kommt, seufzt Margret tief und die Tränen rinnen die Wangen herab. Dann muss sie wieder lachen. Lachen und Weinen wechseln einander ab, während Margret hingebungsvoll auf den Teller schaut und sagt: *»Wie schön das zubereitet ist, herrlich. Ich finde gar keinen Anfang, die Karotten mit der Gabel durcheinander zu bringen.«*

Chris sagte trocken: *»Don't be shy, try, my love!* « (Sei nicht schüchtern, trau dich, meine Liebe).

Nach dem Abendessen machen wir noch einen kleinen Spaziergang. Margret hat sich in meinen Arm eingehakt und sagt: *»Den ganzen Tag schon spüre ich eine Veränderung im Knie. Pulsatilla war fleißig. Komisch ist nur, dass die Schmerzen ganz weg waren, als ich plötzlich das herrliche Essen da im Wintergarten sah und die Tränen kamen. Das fand ich so witzig, dass ich lachen musste, teils über mich, teils vor Rührung. Die netten*

Menschen haben sich bei der Zubereitung so viel Mühe gegeben. Erzähle mir etwas über 'the pulsating tilla'« (Wortspiel mit Pulsatilla).

Ich will Margret ein wenig necken und sage: »Die blaue Pulsatilla guckt einen an wie eine Kuh – sie hat schöne große Kuhaugen.«

Margret blieb stehen, starrte zuerst mich an und dann Chris: *»Wie ist das mit meinen Augen?«*

Chris: *»Nicht direkt Kuhaugen, aber blau sind sie wie die vom Schellfisch.«*

Margret kann vor lauter Lachen nicht mehr weiter gehen. *»Na, wenigstens etwas stimmt. Das ist ja eine lustige Art, Homöopathie zu betrachten. Danke.«*

Lachen tabu!

Wer auf einem Sockel steht,
kann sich nirgendwohin bewegen,
außer hinunter.

Chinesisches Sprichwort

Obgleich es fast unvorstellbar ist: es gibt Menschen, die *grundsätzlich* nicht lachen, nicht einmal lächeln. Die meisten von ihnen sind jedoch weder an Alzheimer, noch an Parkinson erkrankt, sondern sie haben einfach ein Pokerface und zeigen keine oder wenig Mimik. Das Lachen verzieht ja unsere Gesichtsmuskulatur genau so heftig wie das Weinen.

Der absolute Weltmeister in Sachen »Nicht-Lachen« ist Arsen. Der ganze Clan von Mercurius lacht ebenfalls selten und auch Aurum findet in seiner schwermütigen Sicht des Lebens selten etwas zum Lachen. Stramonium kann uns ebenfalls wie versteinert erscheinen und jeglicher Gesichtsregung abhold sein. Doch wenn Stramonium dann einmal lacht, birst gleich das Weltall.

Arsen lacht jedoch überhaupt nicht. Er kommt schon von Kindesbeinen an ernst und streng daher und findet seltsamerweise dennoch recht häufig in meine Praxis. Arsen kompensiert die mangels Lachen fehlende Gesichtsgymnastik durch ironische, zynische oder sarkastische Bemerkungen, die den anderen zum Lachen bringen sollen. Das sind eher Hilferufe eines unterdrückten Unterbewusstseins als Qualitäten eines freien Geistes. Wenn wir arsenisch kranke Persönlichkeiten treffen, fehlen Heiterkeit, Leichtigkeit, Unbeschwertheit und echter Humor zumeist völlig. Erst wenn durch einen Heilungsprozess die Fassade abgebaut wird, kommt das wirklich Geistreiche zum Vorschein. Wenn zum Beispiel unerlöstes Arsen, Natrium oder Lycopodium in Menschengestalt unsere Praxis betreten dann sehen wir harte, schiefe, schmallippige Münder, die mir wie Knopflöcher vorkommen. Verbal werden scharfe Klingen gekreuzt. Worte können töten. Arsen wird sehr anschaulich in dem Buch und Film »Der Name der Rose« dargestellt. Lachen ist ein Ausdruck innerer Freiheit und Mächtigkeit. Und die durfte es in der Amtskirche nicht geben. Die Tatsache, dass das Kloster im Buch am Ende brannte, weist auf das unterdrückte Feuerelement, das sich irgendwann entfesselt und dann alles zerstört.

Arsen begegne ich in Gestalt von Menschen, die sich streng an die Kandare nehmen, ebenso strenge Meditationsformen ausüben oder strenge Kampfsportarten lieben und eine wahnsinnige Angst vor jeglichem Chaos haben, sei es vor Krankheit, Bakterien oder anderen unkontrollierbaren Lebewesen. Deshalb werden sie auch besonders schwer krank, wenn ein Ausgleich durch Lebenslust, Offenheit und Humor fehlt.

Ich fühle mich Arsen durchaus sehr nahe, was die Genauigkeit und die Ernsthaftigkeit in der Wahrnehmung anderer Lebewesen betrifft. Aber es darf auch bunt und ausgelassen sein. Man darf auch begeisterungsfähig und lebendig bleiben. Ich halte es damit gerne wie Theresa von Avila, die sagte:

Wenn Fasten, dann Fasten,
wenn Fest, dann Fest.

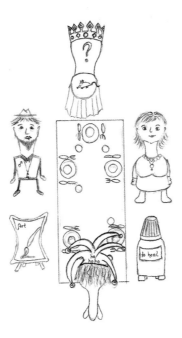

Abb. 39 Arsenisch ordentliche Tafelrunde mit unerlöstem ICH (graue Maus)

Nun zu einem denkwürdigen Praxisereignis: Joachim kam wegen chronischen Durchfalls, Haarausfalls und chronischer Rückenschmerzen in die Praxis. Vor mir sitzt ein ernster, blasser und zerknitterter Mann von erst 47 Jahren und schildert ganz sachlich seine Probleme, die ihn seit nunmehr 16 Jahren begleiten. Seit 20 Jahren meditiert er und hat so ziemlich alle Meister der Neuzeit – bekannte und unbekannte – besucht und sich bei ihnen als Schüler verdungen. Er kennt sich in allen Sparten des Buddhismus aus, isst nur biologische, vegetarische Kost, fastet dreimal pro Jahr und geht in den Ferien in spezielle Retreats. Er hat keine Freunde, aber – zu meinem größten Erstaunen – eine Frau und einen Sohn.

»Macht Ihre Frau bei Ihren Entsagungskünsten mit?«

»Meine Frau und ich akzeptieren uns, aber für meinen spirituellen Weg habe ich das Sexualleben ganz aufgegeben.«

»Und Ihr Sohn?«

»Der macht gerade Abitur und geht seiner Wege.«

»Sind Sie glücklich mit diesen Verhältnissen?«

»Ich habe mich arrangiert und komme damit gut zurecht.«

»Warum sind Sie dann hier?«

»Nun, ich dachte, Sie sind vom Fach, Sie könnten mir helfen.«

»Helfen, wobei?«

»Na ja, Durchfall und Rückenschmerzen.«

»Wer hat Durchfall und Rückenschmerzen?«

»Ich!«

»Wer ist das?«

Joachim forscht ernst in meinem Gesicht, um zu prüfen, wie ich das meine. Ich schaue ihn ebenfalls ernst an. *»Ja, ich!«*

»Zeigen Sie mir, wer das ist.«

Joachim ist über diese Aufforderung völlig verwirrt. *»Wie soll ich das denn zeigen?«*

»Weiß ich nicht. Sie sitzen seit 16 Jahren Zazen, da werden Sie mir doch jetzt spontan Ihr höheres Selbst zeigen können, von dem Sie mir eben so viel erzählt haben.«

»Sie treiben mich in die Enge.«

»Nein, in die Weite, denn die ist Ihnen so unbequem. Also, auf geht's. Wer hat Durchfall und Rückenschmerzen?«

»Ich!«

»Zeigen Sie es!«

Joachim weist mit beiden Händen in Richtung Herz und sagt: *»Ich bin das.«*

»Besser, viel besser! Mich interessiert hier kein einzelnes Symptom, sondern der ganze Mensch. Sie sind auf allen Ebenen krank und nicht nur am Rücken und im Rektum.«

»Ja, aber ich bin mental und psychisch völlig in Ordnung.«

»Gut, wenn das so ist, dann suchen Sie sich einen anderen Therapeuten. Bei mir gibt es im Falle chronischer Krankheiten keine Spaltung in Körper, Psyche und Spiritualität. Ihnen sind die zwei Symptome lästig und die wollen Sie behandelt haben, aber Sie wollen nichts auf Ihren anderen Seinsebenen ändern, um gesund zu werden.«

»Was soll denn der Darm mit Spiritualität zu tun haben?!«

»Ja, das ist Ihr nächstes Koan 'Der spirituelle Durchfall'. Reflektieren und meditieren Sie darüber. Wenn Sie sich auf einen ganzheitlichen Heilungsprozess einlassen wollen, können Sie mich anrufen.«

Joachim ist sprachlos, bewahrt aber Haltung und verabschiedet sich höflich.

Eine Woche später in äußerst ernstem, leicht arrogantem Unterton: *»Ich habe über unser Treffen nachgedacht, auch über den absurden Zusammenhang zwischen Durchfall und Spiritualität. Vielleicht ist das doch eine ernste Sache. Ich würde gerne eine ganzheitliche Behandlung eingehen.«*

»Zu welcher Erkenntnis sind Sie denn gekommen?«

»Ich habe offensichtlich etwas mit dem Durchfall zu tun.«

343

»Schön, wenn es offensichtlich ist.«

Joachim hatte (endlich!) die ersten zwei Schritte meines generellen Behandlungskonzepts getan: Erstens sein Problem angeschaut und es zweitens angenommen. Nun war die Bahn frei, um in die Veränderung zu gehen, die in einem Heilungsprozess die längste Zeit benötigt. Joachim bekam als Hausaufgabe die Übung: »Wie schön, dass es mich gibt« (vor dem Einschlafen und nach dem Aufwachen bewusst denken. Dann im Badezimmer vor dem Spiegel laut sagen). Natürlich bekam er auch Arsen, aber das war nicht das Wichtigste. Ich gab ihm außerdem die Aufgabe, 30 mal am Tag zu sagen: »Es darf auch mal leicht sein« oder »Es darf auch mal anders sein«. Erfahrungsgemäß wirkt diese Übung bei vereisten Glaubenssätzen und Lebensweisen, in denen das Lebendige ausgeklammert wird, wie ein Eisbrecher. Das laute Aussprechen schafft zudem eine besondere Realität.

Auch das ist meine lange Erfahrung: Patienten schlucken nach einem komplizierten Verordnungsplan lieber 25 verschiedene Medikamente, anstatt ihr Denken und Handeln zu ändern. Nun hat aber chronischer Durchfall etwas mit dem Selbstwert zu tun und Rückenschmerzen etwas mit der Vater- und Mutterkraft und deshalb ist eine Bearbeitung dieser Konfliktfelder erforderlich. Das ist natürlich anstrengend, doch in meiner Praxis unumgänglich. Ich habe gelernt zu warten.

Joachim rief wieder an und klagte sachlich, wie schwer ihm die Übungen fielen. Er habe außerdem schreckliche Träume von Dämonen gehabt, gegen die er gekämpft habe.

»Und wie ist der Kampf ausgegangen?«

»Zwei zu Eins für mich!«

»Das ist doch gut, oder?«

»Ja.«

»Also, machen Sie weiter.«

Nach einem Monat kommt Joachim wieder in die Praxis. Ich war stumm vor Staunen, denn ich hatte zuvor noch keinen arsenisch kranken Menschen in meiner Praxis, der innerhalb von sechs Wochen eine solch vollkommene Wandlung im Äußeren vollzogen hat. Joachim hat ein offenes Gesicht und sieht viel gesünder aus.

Er bewegt sich nicht mehr so sperrig und wirkt etwas sanfter.

»Erzählen sie, was hat sich verändert?«

»Ja, am schwersten ist mir die Übung 'Es darf auch mal anders sein' gefallen. Dadurch ist ein richtiger Schlendrian in meinen Alltag eingekehrt, was ich gar nicht gut finde.«

»Mag sein, das kleine widerspenstige Ego mag das nicht. Was ich sehe, ist ein Mensch, der auf dem Weg der Heilung ist.«

»Was ich besonders schlimm finde: Ich habe manchmal keine Lust zu meditieren.«

»Wunderbar!«

»Wunderbar finden Sie das? Wenn ich an mein Karma denke, finde ich das alles andere als wunderbar!«

»Lassen Sie mal den Karmagott seine Arbeit tun, der ist unser Freund, nicht unser Feind.«

»Auch ganz schrecklich ist, dass ich jetzt mehr gekochte Sachen esse.«

»Wo ist das Problem?«

»Ich bin eigentlich von der Rohkost überzeugt.«

»Ich habe eben warme Hände gespürt...«

»Ja, das stimmt, ich habe seltener kalte Hände und Füße.«

»Das ist doch schön, wenn Sie jemandem warme Hände reichen, oder?«

»Ich will ja gar keinem die Hände geben.«

»Eben! Könnte ja sein, jemand schenkt Ihnen Heiterkeit, Lebenslust oder Herzenswärme. Das ist natürlich *Pfui*!«

Das Unfassbare geschieht: Joachim wird von dem Hauch eines Lächelns überflutet! Es haben wenigstens die Augen gelächelt, wenn auch noch nicht der Mund.

»Sie haben mir jetzt ausführlich berichtet, was alles schrecklich, schwierig und negativ ist. Schauen wir mal, was hat sich denn positiv verändert?«

»Positiv? Ich kann das nicht positiv sehen, dass meine ganze Spiritualität verloren gegangen ist, seit ich bei Ihnen bin.«

Ich schaue unter den Tisch, an die Decke, in die Schubladen und in den Schrank und murmele: »Ja, wo ist denn bloß Ihre Spiritualität hingegangen. Wer hat sie gestohlen? Wo hat sie sich denn versteckt?«

Joachim schaut bei meinen »Suchaktionen« ernsthaft zu.

»Tut mir leid, da ist wohl ein Malheur passiert. Ihre Spiritualität hat offensichtlich das Weite gesucht und keinen Bock mehr auf Meditation und vegan essen.«

Da ich das alles in vollem Ernst inszeniere, hat die Situation eine große Komik bekommen, so dass ich mir das Lachen kaum noch verkneifen kann. Mit letzter Mühe beherrsche ich meine Lachmuskeln (Arsen hoch vier): »Herr F., es will mir scheinen, als würden Sie immer spiritueller, indem Sie das Leben annehmen und von Ihren Glaubenssätzen abweichen.«

»Soll das heißen, Sie finden das gut, dass alles durcheinander geht?«

»Ja. Eine echte Ordnung kann nur am Rande des Chaos entstehen. Leben heißt Fülle und Variation. Sie bekommen noch eine weitere Üb…«

»Oh nein! Es reicht mir schon. Mehr verkrafte ich nicht.«

»Mann, Sie haben eine arsenische Konstitution, die ist hart wie Kruppstahl. Sie werden doch wohl noch drei Minuten Zeit haben, um zu danken.«

»Danken?«

»Ja, 12 mal am Tag bewusst 'Danke' sagen: 'Danke, dass ich Veränderung zulasse'. Arsen bleibt, sonst brauchen Sie nichts.«

»Ich habe gehört, da gibt es ein tolles Mittel bei Durchfall…«

»Es gibt viele tolle Mittel. Das tollste Mittel habe ich Ihnen gerade verordnet: Danke sagen.«

Joachim will noch etwas sagen, schluckt es aber herunter, verabschiedet sich höflich und geht ernst wieder von dannen.

Es gehen weitere zwei Monate ins Land. Telefonisch erfahre ich von Joachim, dass er immer noch Mühe mit dem Chaos-Zulassen hat.

Weiter üben!

Ein Jahr ist vorbeigegangen, als Joachim wieder um einen Termin bittet.

»Ich fasse es nicht, Herr F., Sie haben ja zwei Krähenfüße im Gesicht!«

Joachim stutzt – *und eine Supernova erhellt das Weltall!* Er lächelt, so dass rechts und links der Augen tatsächlich zwei Lachfalten auftauchen und die Mundwinkel eine leichte Biegung nach oben machen. Mir treten vor Freude die Tränen in die Augen.

»Erzählen Sie, was geschehen ist. Ich bin gespannt wie ein Flitzebogen.«

»Eigentlich nicht viel. Auch wenn es mir schwer fällt es zu sagen, ich fühle mich tatsächlich leichter. Die Träume sind angenehmer. Ich bin etwas gelassener, wenn ich von meinem Programm abweiche.«

»Welche Schönheit strahlt aus Ihnen heraus, wenn Sie lächeln!«

»Meinen Sie?« Joachim lächelt wieder.

»Ja, ich sage, was ich meine. Wie ist es mit dem Kreuz und Darm?«

»Viel besser. Ich habe immer wieder Zeiten, wo der Stuhl ganz normal ist. Der Rücken tut nur noch nach langem Sitzen im Büro weh. Aber ich habe ja jetzt eine Hilfe...«

Joachim sagt dies geheimnisvoll und schaut mich beinahe vergnügt an.

»Verstehe ich nicht. Hilfe? Eine Hausangestellte?«

»Ja, eine vierbeinige!«

»Ah, haben Sie sich etwa einen Hund zugelegt?«

Drei Supernovae durchstrahlen das Universum!

Joachim strahlt über das ganze Gesicht. Ich sehe überhaupt zum ersten Mal seine Zähne.

»Ja, ich habe eine tolle Hündin, mit der ich jeden Tag lange Spaziergänge mache.«

»Und die muss auch nicht vegetarisch fressen?«

»Nein!« Joachim lacht.

»Na, das nenne ich einen Heilungsprozess, in dem auch gleich der geistige Helfer erscheint.«

Joachim fühlt sich gesund und wesentlich positiver dem Leben zugewandt.

Wir vereinbaren, dass er sich nur meldet, wenn sich weitere Heilungsschritte ergeben.

Vier Monate später: *»Ich bin's. Ich muss Ihnen was mitteilen. Ich habe ein sehr schönes Feedback von meinem Sohn bekommen. Er hat uns besucht und sich mit mir über sein Studium unterhalten. Ich konnte ihm ein paar gute Ratschläge geben, die er sogar gerne angenommen hat.«*

»Ich freue mich mit Ihnen von Herzen, dass auch das systemische Feld zu heilen beginnt.«

Wieder ein paar Monate später: *»Ich weiß gar nicht, wie ich es sagen soll. Meine Frau und ich... Sie verstehen. Es ist alles so neu.«*

»Wunderbar! Ich wünsche Ihnen eine erfüllte Zweisamkeit.«

Inzwischen sind vier Jahre vergangen, seit ich den todernsten Joachim zum ersten Mal in der Praxis gesehen habe. Jedes Jahr habe ich eine frohe Botschaft bekommen, dass es vorangeht und er die Fülle des Lebens mehr annehmen kann. Der Durchfall wird deutlich weniger, verschwindet aber nicht völlig. Das macht mich trotz aller Fortschritte nachdenklich. Meine Intuition sagt mir, dass irgendetwas nicht stimmt. Und so rufe ich Joachim eines Tages selbst an: »Darf ich Ihnen eine Frage stellen?«

»Ja, natürlich.«

»Meine Intuition sagt mir, dass mit dem hartnäckigen Symptom des Durchfalls etwas nicht stimmt. Was hat es damit auf sich?«

Joachim druckst herum, sucht nach Worten und offenbart mir folgendes: *»Ich hatte vor nunmehr sieben Jahren Darmkrebs. Man musste 40 cm Darm herausschneiden. Danach hatte ich ständig Durchfälle. Mein Arzt erklärte mir, dass das nicht mehr heilbar ist und ich damit leben muss. Ich habe mich damit arrangiert.«*

»Und warum haben Sie mir das nicht in der Erstanamnese erzählt, als ich nach Krankheiten usw. fragte?«

»Soll ich Ihnen die Wahrheit sagen?«

»Was sonst?«

»Also, ich wollte Sie ursprünglich auf die Probe stellen, ob Sie so etwas heilen können. Ich war aber nicht darauf gefasst, dass Sie den Spieß umdrehten und mich arbeiten ließen. Als ich dann merkte, was das bedeutet, »Jeder kann sich nur selbst heilen« und mein Zustand immer stabiler wurde, ging ich zu meinem Arzt und ließ mich untersuchen. Er stellte fest, dass keine Krebszellen mehr im Körper sind und der normale Stuhl, der ja immer öfter kommt, rational nicht erklärbar ist. Ich habe ihm gesagt, was Sie verordnet haben. Da hat er nur den Kopf geschüttelt und gab mir die Hand zum Abschied.«

Im Herbst desselben Jahres gab ich einen Kurs für Therapeuten. In der Pause sprach mich ein freundlicher Herr an:

»Wir haben einen gemeinsamen Patienten.«

»Ach ja? Wer ist das denn?«

»Herr F.«

»Ich bin sprachlos!«

»Ich auch, denn bei dem harten Knochen hätte ich mir nicht mal im Traum vorstellen können, dass der was in seinem Leben ändert. Als er mir dann die Übungen nannte, sprang so was wie ein Funke über. Deshalb bin ich hier. Dass der Arsen brauchte, war ja auf 30 Kilometer sichtbar. Aber was den verändert hat, waren tatsächlich die Übungen.«

Von diesem netten, humorvollen Arzt bekam ich schon drei Wochen nach dem Kurs ein Feedback:

»Die Übungen sind Spitze. Die zünden ja unglaublich. Meine Praxis kommt in den zweiten Frühling, ich bin begeistert. Jetzt macht mir die Homöopathie erst richtig Spaß. Bei meiner Ausbildung habe ich ja viele Arsen-Homöopathen kennen gelernt, die keine Miene verziehen und stocksteif das Zeug reinbüffeln. Die bräuchten auch ein paar Übungen...«

Perlen
Dr. Birgit Schmidt

Was mich in der Praxis immer wieder zum Lachen reizt, ist der Gesichtsausdruck von Patienten, die zum Erstgespräch kommen und nun ihre fünf Globuli in die Hand bekommen. Er schwankt von Ungläubigkeit bis zu mitleidvollen Blicken, die deutliche Zweifel an meinem Geisteszustand ahnen lassen: »Was, diese fünf Perlscher solle mir nun helfen?«

Lehm-Homöopathie

Erdung ist wichtig!
Äddung? Moinense des äscht?
Na klar, gut geerdet sein.
Ah so, isch dacht,
Se moinen,
isch sullt inne Dreck noi!

Hessische Eso-Patientin

Homöopathie ist für mich eine universale Heilkunst. Sie erfasst nicht nur den ganzen Menschen mit allen seinen Energieebenen, sondern sie kann auch in jeder Lebenslage präsent sein, wenn man überhaupt mit Menschen in Kontakt kommt und sie in ihrem Verhalten sozusagen durch die »homöopathische Brille« wahrnimmt. Es gibt für mich deshalb weder langweilige Bus-, Bahn- oder Flugreisen noch Ärger in einer Schlange wartender Menschen vor dem Postschalter oder beim Arzt. Überall begegnen mir die Geistwesen der Homöopathie, einfach weil es mir Spaß macht. Selbst im Urlaub finde ich es famos, menschliches Verhalten auf mich wirken zu lassen, ohne Wertung und ohne diagnostische Hintergedanken, einfach nur so zur Freude. Denn, was ich in der kleinen Vorgeschichte schon einmal erwähnte, und was doch hoffentlich auch durch meine Worte hindurchschimmerte: Ich liebe unsere Spezies. Ja, ich bin von uns Menschen immer wieder aufs Neue begeistert. Sicher, wir machen viel Unsinn, indem wir manchmal nur ein paar vereinzelte Strohhalme unseres Hirnheus benutzen, aber es geschehen doch auch viele bewundernswerte Dinge, die wir ins Werk gesetzt haben. Ich erfreue mich am menschlichen Verhalten und versuche es zu verstehen. Keine Richtung der Heilkunst bietet mir so viel Hintergrund zum Verstehen menschlicher Verhaltensweisen wie die Homöopathie. So nutze ich denn jede Gelegenheit die hauptsächlichen homöopathischen Konstitutions-Anteile menschlicher Persönlichkeiten zu studieren.

So auch »im Lehm«, genauer in der Lehmhalle eines Kurhauses nach Pastor Felke, der mit kühlen Lehmbädern viele Krankheiten kurierte. Die Lehmhalle ist ein warmer Raum mit großen Fenstern zum Garten.

Die Lehmgruben aus Klinkersteinen sind in drei Reihen so angeordnet, dass jeder Lehmbadende nach draußen schauen kann. Das therapeutisch höchst wirksame und nicht einfache Ritual besteht nun darin, eine viereckige Plastikwanne mit Wasser sowie einen Küchenschaber samt ein paar Bögen Zeitungspapier zur Lehmwanne zu bringen, das Papier rechts und links auszubreiten, damit man sich darauf später aufstützen kann, um die Grube wieder zu verlassen. Nach der Vorbereitung steigt man in den nassen Lehm hinein, stapft darin herum und setzt sich schließlich hinein. Dann bestreicht man den Oberkörper und die Arme mit dem schweren Lehm, während das Gesäß und die Beine bereits im Lehm versunken sind. Die restliche Stunde verbringt man nun damit entweder vor sich hinzudösen oder zum Beispiel eine Erdmeditation durchzuführen. Oder man matscht frühkindlich-anal ein wenig mit den Händen im Lehm herum, um die Klumpen und Klümpchen aufzulösen und die Masse sämig zu machen. Das sind alles ganz einfache Vorgänge und so ist es faszinierend, wie unterschiedlich verschiedene Menschen sie dennoch vollziehen.

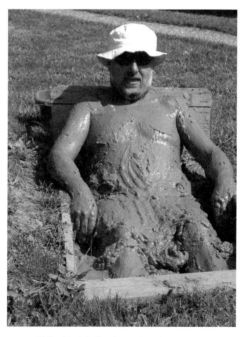

Abb. 40 Medorrhinischer Lehmfreund

Hyoscyamus im Lehm und die Kunst ihn zu kneten

Eines Tages will ich gerade leise und behutsam in meine Grube steigen, weil drei andere Frauen bereits dösen und ich sie in ihrer Ruhe nicht stören will. Da stampft eine schwerbrüstige Frau herein, knallt die Wanne mit dem Wasser auf den Boden, summt vor sich hin und tritt in den Lehm, dass es nur so spritzt und schmatzt, begleitet von einem wollüstigen »Aaaah, ham, klasse...«. Als sie endlich sitzt, matscht sie fröhlich im Lehm herum und schaut wie die Klumpen von ihrer hoch gehaltenen Hand herunterplumpsen. Dabei lacht sie fröhlich vor sich hin. Mit ihren beachtlichen Pranken knetet sie den Lehm in wenigen Minuten zu einer homogenen Masse. Ihr Lehmbad signalisiert reinen Genuss und sie schmatzt, als äße sie den Lehm. Alles ist geräuschvoll, aber durchaus nicht unangenehm und dem Lehm angemessen, denn eigentlich kann man darin gar nicht leise sein. Ohnehin gluckst und schwappt es ständig irgendwo. Bei der besagten Nachbarin steigen aus den Tiefen des Lehms inzwischen gurgelnde Laute auf, was sie mit den Worten kommentiert: »So'n Furz hat jetzt 'n ganz schön langen Weg!« und lacht wieder in sich hinein. Zwei der anderen Damen vor mir schauen angewidert weg und senden Madame »Bilsenkraut« (Hyoscyamus) feindliche Energien hinüber. Ich amüsiere mich köstlich. Madame »Bilsenkraut« beklatscht sich vorne und hinten mit dem Lehm und suhlt sich regelrecht darin, meint aber nicht ganz zu Unrecht, die Wanne »ist ja'n bisschen klein. Im nächsten Leben will ich mal klein sein. An mir ist irgendwie einfach alles groß« und lacht fröhlich in die Runde. Nach fünf Minuten hat sie auch Gesicht und Haare mit Lehm bekleistert. Nur ihre lachenden Augen schauen aus der braunen Masse lustig hervor. Sie versinkt andächtig auf den Grund der Grube und hat sich große Haufen Lehm auf den Bauch gepackt. Sie schaut mich an und sagt: »Sieht doch aus wie schwanger, wa?« Ich lache über die Unbedarftheit dieser Frau und ebenso über die indignierte Haltung der drei anderen Lehmbadenden. Madame Hyoscyamus versinkt in eine Meditation, aus der ab und zu ein wohliges Grunzen oder leises Lachen auftönt. Sie manscht mit den Händen immer wieder lustvoll im Lehm herum, hebt amüsiert ihre unförmige Lehmhand heraus und genießt, wie die Lehmstücke abfallen. »Wenn das jetzt meine Kosmetikerin sehen würde, von wegen Maniküre und so«, amüsiert sie sich.

Einmal treffen wir uns draußen, um den Lehm abzureiben. Dafür gibt es eine spezielle Stelle im »Freiluftgehege für Frauen«. Während ich mich bemühe, die Lehmteilchen, wie nach Vorschrift des Kurhauses, auf dem dafür vorgesehenen Platz abzurubbeln, stapft sie schnaubend und grunzend vor Wohlgefühl herbei, schaut sich kurz um und sagt: »'N bisschen klein, der Platz!« und fängt an, den Lehm so großzügig und dynamisch abzureiben, dass die Lehmstücke im hohen Bogen nach allen Seiten wegspratzen und ich mich alsbald in einem Hagel von Lehm befinde. Das fällt ihr aber gar nicht auf. Sie rubbelt wie besessen und kommentiert dabei: »Also, wenn das der Werner säh... haha, hihi, also nee«... »Mann, was da noch runter kommt, aaach, wutsch, das war aber noch'n ganz netter Batzen!«... »Meinen Sie, das stimmt mit der Babyhaut, was hier jeder erzählt?«

Nach zehn Minuten intensiven Abreibens ihrerseits und doppelter Arbeit meinerseits, mich nämlich von ihren herumfliegenden Lehmteilchen auch noch zu befreien, stehen wir schließlich wie zwei Stammesfrauen da – von oben bis unten schön gleichmäßig braun. Frau Bilsenkraut schaut in den Spiegel, der an der Wand hängt und sagt: »Ha, ham w'r das Sonnenbad gespart, kuckense mal, wie schön braun wir geworden sind!« und lacht glucksend vor sich hin. Nun lustwandeln wir zwei Lehm-Evas, jede für sich, im Park umher. Ich genieße die Sonne, die Wärme und den Wind, der sanft meinen Körper umspielt und die letzten feuchten Stellen trocknet. Dann folgt das letzte Ritual: Kurz rein in die Felkewanne, den Lehmstaub grob abwaschen, die Wanne auskippen, säubern und neues Wasser hinein, für das morgendliche Reibebad. Am Ende folgt das Duschen und danach die Einreibung des Körpers mit einem herzhaft duftenden Kräuteressig. Gerade, als sich der Duft des Essigs in meinem Riechhirn zu einem Bild formt, sagt Madame Hyos: »Riechense mal, jetzt riechen wir doch wie'n leckerer Wildschweinbraten, oder? Mal sehen, ob einer anbeißt!« und schaut mich mit einem so frivolen Blick an, dass wir beide laut lachen müssen. Abends im Restaurant rauscht sie an mir vorbei und zwinkert mir verständnisinnig zu...

Lycopodium im Lehm oder die Kunst zu schweigen

Am nächsten Tag nimmt eine große, schwere Frau, so um die 60 Jahre alt, in der Lehmwanne neben mir ächzend Platz. Ihr Gesicht hat einen gequälten Ausdruck und es ist ihr sichtlich unangenehm, sich in den Lehm hineinzusetzen. Mit spitzen gepflegten Fingern hat sie zuvor das Zeitungspapier zurechtgelegt. Schließlich sitzt sie und legt die sauberen Hände außen aufs Papier. Sie leidet eine halbe Stunde lang vor sich hin und schaut immer wieder sehnsuchtsvoll auf die Uhr im Raum. Es ist ihr unschwer anzumerken, dass sie geflissentlich ihre Zeit absitzt, aber ohne Freude und auch ohne Einsicht in den Sinn des Lehmbads.

Als ich genüsslich im Lehm versunken bin, schaut sie ab und zu angewidert zu mir herüber. Augenscheinlich stört sie das schmatzende Geräusch meiner Hände, die die Lehmklumpen zerkneten. Nach exakt 30 Minuten steigt sie beachtlich schnell aus dem Lehm. Dann stöhnt und ächzt sie beim Abschaben des Lehms von ihrem gepflegten Körper. Als endlich auch der letzte Krümel abgeschabt ist, rennt sie sofort zur Dusche. Eine steinalte Dame, die schon seit Jahrhunderten hier zu liegen scheint, schaut verwundert auf und sagt zu der davoneilenden Dame: »Sie, das ist aber nicht richtig. Sie sollten raus an die frische Luft und den restlichen Lehm abreiben, dann umherlaufen und danach erst duschen.« Die feine Dame bleibt erschrocken stehen, unsicher, ob sie ihrem Drang folgen soll, sich gleich von dem Schmutz zu befreien oder ob sie doch besser die Regeln einhalten sollte. Die Abneigung siegt jedoch und sie rennt raus. Die uralte Frau schüttelt das lehmbekränzte Haupt und sagt: »Diese jungen Leute haben keinen Sinn mehr für die Natur. Bloß Wellness im Kopp!« Sie schaut beifallheischend zu mir herüber, aber ich schweige und schaue ziemlich dümmlich in meine Lehmklumpen. »Sie, tun Sie nicht soviel Lehm auf die Brust, das gibt Atemnot.«

Oh nein, nicht schon wieder ein Lycopodium im Raum! Wie mich die naturheilkundlichen Besserwisser nerven! Ich schweige beharrlich, aber leider hindert das Madame Lycopodia nicht daran mir sogleich einen Vortrag über das Lehmbaden im Allgemeinen und im Besonderen zu halten. Nervtötend! Nach 45 Minuten Übung im totalen Abschalten – ich höre von Lycopodium-Wanne 14 nur noch ein Gesumme – steige ich aus und schabe mich ab, was ebenfalls genau beobachtet wird.

»Na, besonders gesprächig sind Sie ja nicht gerade...«, versucht die alte Dame, mich zum Gespräch zu provozieren. Ich schweige und sage nur auf Wiedersehen, als ich den Raum verlasse.

Am nächsten Tag habe ich das Pech, wieder zur gleichen Zeit wie die Altkurerin im Lehmraum zu sein. Sie begrüßt mich freundlich, was ich ebenso freundlich erwidere, dann: »Ich sage kein Wort. Sagen Sie mal, machen Sie 'ne Fastenkur?« »Ja, ich faste auch beim Sprechen.«

Verwundert denkt die Dame darüber nach und sagt tatsächlich nichts mehr. Später will es der Zufall, dass ich im Dampfbad sitze, wo man sich kaum sehen kann. Zwei alte Damen nehmen gegenüber Platz. Plötzlich höre ich: »Weißte, gestern hab ich ja was Ulkiges erlebt, da sagte so'n junges Ding ‚Ich faste auch beim Sprechen'. Dabei wollte ich ihr doch bloß was erklären. Ich bin doch die Älteste und kannte noch den alten Menschel persönlich und so.«

Madame Lycopodia schaut zwar zu mir herüber, erkennt mich aber dank ihrer Altersfehlsichtigkeit nicht. »Ist das nicht gut hier im Dampfbad? Ja, ich sag ja immer...« Es folgen einige weitschweifige Erklärungen über die Wirksamkeit des Dampfbades im Allgemeinen und im Besonderen...

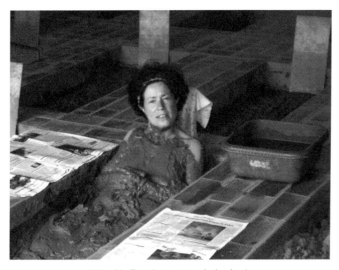

Abb. 41 Die Autorin im Lehmbad

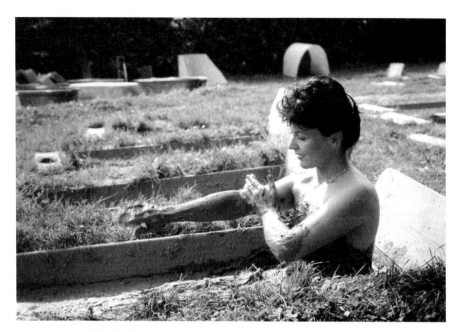

Abb. 42 Man kann im Lehmbad auch ganz ordentlich aussehen

Ich schweige. »Sie, so im Schneidersitz, das könnte ich nie wie Sie machen.« Ich schweige und habe die Augen geschlossen.

Zu ihrer Nachbarin gewandt: »Sag mal, sind wir denn hier nur von lauter stummen Fastern umgeben?!« Nach einer Weile verlasse ich das Dampfbad und höre noch missbilligendes Gemurmel hinter mir.

Der nächste Tag kommt und alsbald erkenne ich, dass ich trotz Urlaub offenbar irgendeine Geduldlektion zu lernen habe, denn die alte Dame ist schon wieder im Lehmraum und begrüßt mich gleich: »Sie, Sie sind nicht alleine. Gestern war auch so 'ne junge Frau im Dampfbad, die sagte auch keinen Ton.«

Wie nett, dass ich so jung wirke. Ich schweige beharrlich und hoffe, dass Lycopodium die Luft ausgeht und ich meine Stunde in Ruhe »lehmen« kann. Aber es kommt schlimmer. Madame Lycopodia redet wieder munter drauf los. Und was bekomme ich zu hören? »Wissense, meine Urenkelin, die Martina, die macht ja ganz was Ulkiges, die geht in so'n Seminar, wo man Medium wird oder so. Ganz hab ich das noch nicht durchschaut, aber gut ist das, die Martina ist begeistert. Nu ja, man muss ja auch nicht alles verstehn. Und wissense, die Frau, die das macht, der sehn Sie 'n bisschen ähnlich. Ich hab aber bloß das Gesicht gesehn. Die Martina hat mir 'n Buch gezeigt, wo die Frau hinten drauf ist. Psychologie, nee, Psychometrie, seltsames Wort. Martina sagt, da lernt man, wie 'n Medium Hellsehen und Hellhören. Hamse mal was davon gehört?«

So holt mich wieder die Magie des Alltags ein. Ich schüttle den Kopf. »Ja, ist ja auch selten, sagt die Martina. Ich wusste ja auch rein gar nix. Die Martina hat mir das 'n bisschen erklärt. Auf jeden Fall geht's ihr gut damit. Und das ist ja die Hauptsache. Ja, die Martina, die macht ihren Weg. Der kann ich auch mal was erklären...« Madame Lycopodia wirft mir einen vielsagenden Blick zu.

Ehe sie anfängt, mich noch weiter auszuhorchen und mich womöglich am Ende noch als die besagte Buchautorin identifiziert, sende ich intensiv Lycopodium 1.000.000. Das wirkt anscheinend. Mit einem Mal schweigt sie und manscht versonnen in ihrem Lehm herum. Ab und zu schaut sie zu mir herüber, ich lächle freundlich-stumm, sie lächelt freundlich-stumm zurück. Andern Tags treffen wir uns wieder »zufällig« im Schwimmbad. »Guten Tag, Sie, das muss ich Ihnen unbedingt sagen, mir hat das gestern auch gut getan, mal nix zu sagen.«

Staphisagria im Lehm oder die nachgeholte Kindheit

Am selben Nachmittag taucht die oben schon erwähnte leidende Dame mit den feinen Fingern wieder neben mir auf. Sie stöhnt und ächzt und kann sich kaum bewegen. Wir sind alleine in der Halle. Ich frage, ob ich ihr behilflich sein kann. »Ach, das ist so furchtbar! Dieser Matsch und Dreck... nein, furchtbar. Aber der Doktor besteht drauf!«

»Durften Sie sich früher schmutzig machen, so als Kind?«, frage ich. Entrüstete Antwort: »Wo denken Sie hin! Einmal pro Woche war Kleiderwechsel angesagt. Wir Mädchen hatten ja weiße Kleidchen an. Da war was los, wenn wir früher schmutzig wurden.« »Vielleicht könnte es Ihnen ja Spaß machen, das nachzuholen. So richtig rumsauen im Lehm...«

Entrüstet schaut sie mich an und sagt: »So habe ich das überhaupt noch nicht gesehen.« Aber es huscht ein Schmunzeln über ihr Gesicht. Sie steigt in die Grube, senkt die Hände in den Lehm, hebt sie raus, lässt die Klumpen fallen und schaut mich beinahe verschmitzt an. Ich flüstere: »Sieht ja keiner, wir spielen einfach zusammen im Matsch.« Die Dame schaut lächelnd, fast verschwörerisch, herüber. Alsbald erklingen saugende, blubbernde und glucksende Geräusche aus unseren Lehmgruben, über die wir uns sehr amüsieren. Mit immer mehr Mut manscht die Elegante ihre Klumpen zu feinem Brei. Sie vergisst völlig die Zeit. Nach 45 Minuten stehe ich auf und sie folgt, indem sie mit dem Schaber den dicken Lehm abstreift. Klatschend fallen die Fladen herunter und wir müssen wieder lachen. Ich wende mich dem Ausgang zu, zögernd folgt sie, aber schreitet dann beherzt ins Freie. Draußen laufen wir wie zwei Lehmkinder über die Wiese, gehen dann zum Abreibeplatz und reiben tüchtig die Haut. »Was glauben Sie, was für eine Babyhaut Sie nachher haben werden!« »Tatsächlich? Das wusste ich gar nicht.« Wir reiben so lange genüsslich, bis wir nur noch wie zwei Buschfrauen aussehen: ockerfarben im Gesicht. Nach dem Duschen trennen sich unsere Wege.

Am Abend kommt die Dame, trotz ihrer Körpermasse elegant gekleidet, mit ihrem Mann ins Speisezimmer, grüßt und raunt mir zu: »Danke, das war wirklich gut. Die Haut ist wie Samt. Mir geht es viel besser.

359

Der Doktor fragte schon, was denn mit mir passiert wäre, dass ich mal nicht über den Lehm meckere.«

Die nächsten Tage fiel Madame Staphisagria nicht mehr auf, denn sie tat das gleiche wie alle anderen, genoss den Lehm und sagte mir am Ende der Kur Danke für die »Behandlung«, denn nun habe sie Frieden mit ihrer Kindheit geschlossen und das Spiel im Matsch nachgeholt.

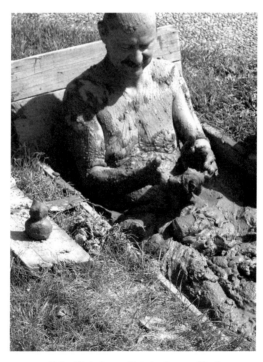

Abb. 43 Lehm erlöst das innere Kind

Arsen im Lehm oder die Ausgrabung

Im Lehmbad darf Arsen natürlich nicht fehlen. Es trug sich an einem Vormittag zu. Wir waren zu sechst im Raum. Plötzlich geht die Türe auf und eine Frau, etwa 55 Jahre alt, betritt den Raum. Ordentlich legt sie das Papier neben die Grube, stellt im rechten Winkel dazu die Wanne mit dem Schaber ab und steigt beflissen in den Lehm. Nonverbal teilt sie mit, dass es gut und gesund ist, zu »lehmen«. Mit einer bewundernswerten Akkuratesse bestreicht sie Rücken und Oberkörper. Bis dato wusste ich noch nicht, dass man im Lehm auch ganz ordentlich und sauber aussehen kann. Madame Arsen taucht die Hände in den Lehm ein und – ich fasse es kaum – holt lauter Steinchen herauf und legt sie nach Größen geordnet neben dran aufs Papier. Nun haben alle Anwesenden eine Fernsehstunde, denn alle schauen fasziniert hinüber, wie in einer Dreiviertelstunde eine Reihe Steine, fein säuberlich geordnet, neben der Grube eine Phalanx bilden. Mir kommt die Vision von einer archäologischen Ausgrabung. Ich spinne das Bild weiter, wie Madame Arsen kleine Etiketten beschriftet und jeden Stein nach Herkunft, Fundort und mineralogischer Klassifikation ausweist. Irre!

Das gleiche Schauspiel bot sich am nächsten und übernächsten Tag. Die anderen Lehmbadenden waren stets pünktlich zur Stelle, denn niemand wollte sich das Ereignis entgehen lassen. Und tatsächlich, Madame Arsen schwebte herein, begab sich in ihre Grube, holte dann Steine heraus, ordnete und klassifizierte sie, um sie am Ende einzusammeln und auf den Lehmplatz zu bringen, wo sich im Laufe der Tage ein beachtliches Häufchen bildete.

Abends sitze ich mit drei anderen »Fastern« bei einem Glas Wasser am Kamin. Im Nachbarraum soll ein Vortrag über gesunde Ernährung stattfinden. Plötzlich marschiert Madame Arsen herein und strebt sogleich in Richtung Vortragsraum. Wir lassen es uns in grenzenloser Faulheit gut gehen und schauen durch das Glasfenster zu, wie drinnen darüber gefachsimpelt wird, was nun gut oder schlecht sei in der Ernährung. Ein Teil meines Bewusstseins schwebt in den Raum, nimmt neben Madame Arsen Platz und hört: »Richtig! Fasten ist nicht gesund, denn es werden die ganzen Giftdepots gelöst, und dabei kann es zu gravierenden Beschwerden kommen... Rohkost – auf jeden Fall, ja, viele Ballaststoffe, um das Gift auszuleiten. Basisch muss die Nahrung sein... viel zu verschlackt, die meisten Menschen... dringend entschlacken, dieses viele Gift, das wir täglich durch unsere degenerierte Nahrung aufnehmen...«

Ich sehe erhitzte Köpfe und wenig Lebensfreude und kehre deshalb lieber zu unserem lauschigen Plätzchen am Kamin zurück. Unsere Mitfasterin, eine rundliche Juristin, homöopathisch ein Ausbund an Calcium, schaut versonnen in ihr Glas Wein. Als wir staunend auf das Glas schauen, sagt sie entschuldigend: »Der ist aber ganz trocken... Übrigens, abgenommen hab ich seit zwei Tagen nicht viel... waren wohl doch zu viele Kalorien neulich bei der Weinprobe...« *Weinprobe*??? Höre ich »Weinprobe?«, Harald, der zweite Genussmensch in unserer Fastengruppe, ist plötzlich hellwach. Er unterhält sich mit der netten Calcium-Dame fröhlich-angeregt darüber, wie wichtig es ist, trotz Fasten hier und da ein paar Kalorienchen einzuheimsen. Die beiden lachen, und es ist einfach schön und gemütlich am Kamin, in dessen prasselndem Feuer mir ein nettes sulfurisch-rotes Teufelchen erscheint, das lustig umhertanzt und mit seinem eisernen Dreispitz die Glut anfacht.

Wie ich da so vor mich hinträume, dringt mit einem Mal Stimmengewirr an mein Ohr. Die Ernährungsapostel strömen aus dem Vortragsraum, erhitzt und uneinig, was denn nun die optimal gesunde Ernährung sei. Was zu uns herüberweht, ist die Energie unzufriedener Menschen. Ganz besonders unzufrieden klingt die Stimme der straffen Arsen-Dame, die sich offenbar für eine Inkarnation der Gesundheit selbst hält und klar postuliert, was man auf keinen Fall gutheißen kann. Während ihre schnarrende Arsenstimme zu uns herüberschwirrt, tauchen wir verwundert aus unserem heiteren und tief schürfenden Gespräch über die Genüsse des Lebens auf. Das ist der Vorteil des Fastens: selbst ein Salatblatt mit etwas Soße avanciert mental zum Genuss pur.

Lutum Felkeanum

Im Jahr 2009 trafen sich 22 Homöopathen/innen, um Lehm zu verreiben und zu prüfen. Es handelte sich dabei nicht um irgendeine Lehmart, sondern um den Lehm, den Pastor Felke in Bad Sobernheim einst als den heilsamsten befand. Dieser Lehm bildet in der Natur insofern eine Ausnahme, als sich die Mineralstoffe in ihm im perfekten Gleichgewicht befinden. Seit dem 19. Jahrhundert verordnete Pastor Felke Lehmbäder, bei denen man sich nackt in eine Lehmgrube setzen und sich bis zur Brust mit Lehm bedecken musste.

Wir waren so motiviert den Lehm an Felkes Wirkungsort zu prüfen, dass wir auch eine Felkekur durchführten. Im Felke-Kurhaus Menschel war Monika Menschel sofort bereit, uns zu betreuen. Sie war ziemlich sicher, dass die Begeisterung der Therapeuten auf den Nullpunkt sinke, wenn es darum gehe, morgens Schlag 7 Uhr vor der Felkewanne zu stehen und anschließend das Kaltwasserreibebad durchzuführen. Aber: Wir waren pünktlich zur Stelle, direkt aus dem warmen Bett hinaus ins Freie. Auch die Männer waren im Männerpark unter der Leitung von Günther Menschel auf die Minute pünktlich und bereit, ins kalte Wasser zu steigen. Die Menschels staunten.

Sie staunten noch mehr, als dies jeden Morgen mit gleicher Begeisterung geschah und jeder Teilnehmer mindestens einmal pro Tag ein Lehmbad nahm.

Die Ursubstanz Lehm, die es zu prüfen galt, erlebten wir also buchstäblich hautnah. Eine Gruppe gackernder Homöopathinnen stürmte die Frauen-Lehmhalle. Es war ein wildes Durcheinander, bis jede Frau ihre Wanne samt Zeitungspapier und Teigschaber (zur anschließenden Entfernung des Lehms) vorbereitet hatte.

Gelächter bis zur letzten Sekunde. Dann: Mit einem Schlag Stille.

Jegliches Interesse an geistiger Tätigkeit erstarb in diesem Moment. Hier manschte eine Dame im Lehm herum, dort lauschte eine andere den aufsteigenden Blubbergeräuschen aus den Tiefen der Lehmgrube nach. Es war gerade so, als hätte auf Kommando bei allen Beteiligten der Frontallappen Urlaub genommen und das Stammhirn die Regentschaft übernommen.

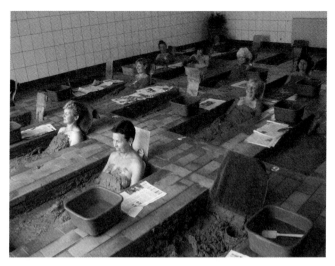

Abb. 44 Lehmhalle, mit Homöopathinnen gefüllt

Nach mehrmaligem Anlauf, etwas zu sagen, drang es undeutlich aus einer Lehmwanne der zweiten Reihe:

»Und wie ist das, wenn ich jetzt mal muss?«

Langes Schweigen. Man meinte beinahe ein Knirschen und Knattern im Hirngebälk zu hören, bis die Frage im Frontalappen ankam.

»Äh, müssen? Nix müssen wir müssen. Müssen is nich.«

Pause. Matschgeräusche, Blubbern. Stille.

»Einfach laufen lassen?«

Keine Antwort.

»Aussteigen?«

»Auf die Plätze…, fertig… Sitzenbleiben.«

Schwerfälliges Gelächter wie von alten Tanten mit Arthrose.

»Aha. Dann bleib ich eben sitzen.«

»Eben.« Alle nicken verständnisinnig, hören aber nicht auf zu nicken. Wir nehmen leicht demente Züge an.

Nach einer Stunde steigen wir wie Kingkong aus dem Lehm, mit schweren Stücken behängt. In unendlicher Geduld schaben wir die dicken Lehmklumpen ab. Eine setzt sich unvorsichtigerweise auf die Zeitung. Schon klebt sie fest.

»He, ich kann jetzt auf deinem Hintern die Zeitung lesen.«

Kein Lachen. Zu müde, alles ist anstrengend.

22 braune Stammesfrauen gehen zum Lehmabrubbelplatz. Wir rubbeln so lange, bis alle festen Teile von der Haut entfernt sind. Wir sind alle bronzefarben. Nun wird es einem leicht ums Herz. Es ist gerade so, als hätten wir »alten Kram« abgerubbelt. Wir ergehen uns noch ein Weilchen im Frauenpark. Dann wird der Lehm in der Felkewanne abgewaschen und schließlich der Rest abgeduscht.

Wir schließen das Lehm-Ritual ab und verlassen den Frauenpark. Alle haben deutlich das Gefühl, die Gehirnaktivität bewusst wieder in Gang bringen zu müssen. Wir treffen uns zur Gesprächsrunde und besprechen, was der Lehm mit uns gemacht hat, was wir erlebt haben. An diesem Abend steht ein weiteres wichtiges Ritual auf dem Programm:

Wir gehen an den Ort, wo der einmal gebrauchte Lehm der Natur zurückgegeben wird, um in 10-15 Jahren erneut Kurgästen wieder zur Verfügung zu stehen.

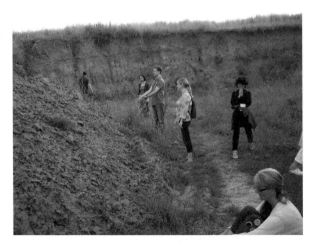

Abb. 45 Abgeben alter Themen auf der Lehmhalde

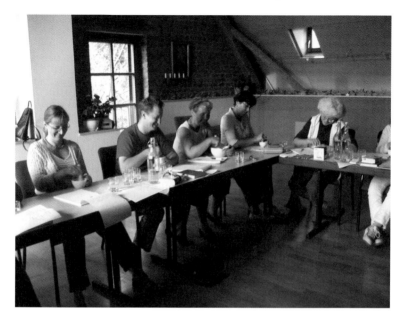

Abb. 46 Heitere Lehm-Verreibung

Dort, auf der Lehmhalde alles loszulassen, was einen behelligt, stört, ärgert, behindert, frustriert, hat eine gewaltige Wirkung.

Am nächsten Tag fühlen wir uns alle wie neugeboren. Heiter und gelöst verreiben wir den Lehm bis zur C5 Potenz.

So erlebten wir die große Bandbreite des Lehms hautnah: vom tumben Tor, dem jede geistige Anstrengung ein Gräuel ist, bis hin zu heiterer Gelassenheit. In einem Abschlussritual nannten wir das neue Heilmittel Lutum Felkeanum.

Nach der Verreibung prüften wir das Mittel noch 5 Monate lang weiter. Wir sind uns einig: Lutum Felkeanum[8] ist ein wichtiges Demenzmittel, gerade richtig für eine Zeit, in der Menschen immer früher zu Gedächtnis- und Konzentrationsschwäche, Überfüllung des Kopfes und Erschlaffung bei geringsten Anforderungen leiden.

---

[8] In verschiedenen Potenzen bei Lothar Wissel in der Stadtapotheke Rheinzabern erhältlich

Ausklang – Das ist ja das Letzte!

Richtig! Irgendwann erreicht der Leser diese Seite mit der letzten Geschichte. Einmal muss Schluss sein. Dafür habe ich mir eine unglaubliche Begebenheit aufgehoben, die vor vielen Jahren mein Leben wieder einmal vollkommen geändert hatte. So berühren sich Anfang und Ende in besonderer Weise.

Es war im Sommer 1991. Ich war nach Stansted Hall in England eingeladen, um dort gemeinsam mit meinen Lehrern für Medialität und Heilung einen Kurs zu geben. Das Durchschnittsalter der 123 Kursteilnehmer war 70 Jahre und es war unfassbar für mich, wie vital, humorvoll und zukunftsorientiert diese Senioren waren.

Wir saßen gerade in der Mittagspause im »mediums room« und plauderten über unsere Erfahrungen mit den Teilnehmern des Kurses.

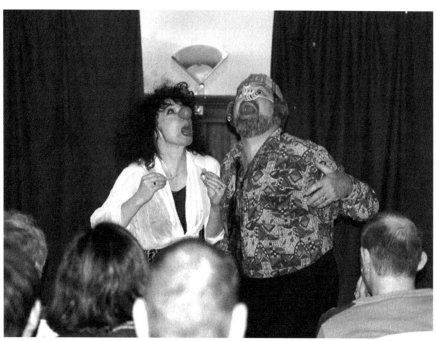

Abb. 47 Dr. Vogelsberger und Kollegin »Da geht`s lang!«

Ich massierte die Füße von Mary Duffy, einem der international bekannten englischen Medien, die auch eine meiner verehrten Lehrerinnen war. Meine Supervisorin, Margret Pearson, die mich stets auf sehr unkonventionelle Weise – nämlich immer dann, wenn ich gerade nicht darauf gefasst war – geschult hat, schaute mir versonnen zu und fragte plötzlich: »*Hör mal, Rosina, ich sehe bei dir viele medizinische Bücher. Was machst du damit?*«

Das stimmte, ich schleppte nämlich im Konzertgepäck immer irgendein Anatomiebuch für Mensch und Vogel mit mir herum. »Ich weiß auch nicht so recht, warum. Es macht mir einfach Spaß, die Funktionsweise des Körpers kennen zu lernen.«

»*Ja, das sieht ganz so aus, als wäre das ein Zeichen für die nächsten Jahre...*«

»Kann ich mir gar nicht vorstellen. Wir sind momentan so gut im Musikgeschäft. Demnächst mache ich eine CD mit Koloraturarien von Mozart, du weißt, der sängerische Hochseilakt...«

»*Oh ja, das wird sicher anstrengend. Aber ich habe den Eindruck, dass bei dir ein spiritueller Heiler von der anderen Seite bereit ist, mit dir zusammen zu arbeiten. Hast du mal was bemerkt?*«

»Nein, überhaupt nicht. Mich interessiert ehrlich gesagt auch keiner von drüben. Ich bin so froh über unsere Konzerte...«

»*Sicher, sicher, die Musik ist immer wichtig für dich. Doch die Heilkunst kommt immer mehr nach vorne. Hast du ein Konzert im Oktober? Ich sehe ein großes Schloss, wo ihr konzertiert. Es wird ein Markstein in deinem Leben werden.*«

»Ja, stimmt, wir haben ein tolles Angebot. Noch ein Markstein, Margret? Brauch ich nicht. Mal sehen, was wird.«

Ich war nur höflich zu Margret, aber ihre Botschaft ergab für mich überhaupt keinen Sinn. So vergaß ich sie wieder. Es kam der Herbst. Der Konzertveranstalter von Bad Schussenried, einer riesigen Schlossanlage, bat unser Ensemble Sephira um »*ein richtig tolles, fröhliches Powerprogramm mit italienischem Frühbarock, erotisch und so.*«

Nichts leichter als das, denn das 17. Jahrhundert strotzt in Italien vor lauter erotischer Poesie, kunstvoll in Kantaten gefasst. Wir, das heißt, vier Instrumentalisten und ich, stellten ein Superprogramm zusammen und freuten uns auf das Konzert. Als wir im Schlossareal ankamen, waren wir etwas ernüchtert, denn es stellte sich heraus, dass alle Gebäude, mit Ausnahme des Konzerthauses, Kliniken waren. Der joviale Veranstalter begrüßte uns und erklärte:

»Es kommen auch Patienten und Klinikangehörige. Die freuen sich immer, wenn sie mal was anderes erleben als immer nur Krankheit.«

Das Konzert sollte beginnen und wir waren schon auf der Bühne. Als Sängerin stand ich ganz vorne und schaute in den Saal, während die Kollegen ihre Instrumente stimmten. Mir fiel auf, dass die ganze erste Reihe frei war. Amüsiert dachte ich: Die haben wohl Angst, uns zu nahe zu kommen oder von der erotischen Musik weggeblasen zu werden.

Die Kollegen waren startbereit, nickten mir freundlich zu und ich holte tief Luft, um den ersten Ton zu entlassen. Als der Luftstrom sich gerade auf den Weg von den Zehen zum Scheitel machte, ging auf einmal knarrend die Saaltüre auf. Der Veranstalter gab uns schnell ein Zeichen, noch nicht anzufangen und raunte uns zu: *»Entschuldigung. Das ist doch das Letzte!«*

Also, ließ ich die Luft leicht genervt wieder raus und dachte ebenfalls: Das ist doch das Letzte!

Da kam eine seltsame Prozession herein: Damen und Herren in weißen Kitteln, die unschwer als Ärzte, Pfleger und Krankenschwestern auszumachen waren. Jeder hatte offensichtlich einen Patienten im Arm eingehakt. Diese Leute waren in Trainingsanzüge gekleidet, einige von ihnen hatten die Kapuze übergezogen. Als die stumme Schar nach vorne kam und sich in die erste Reihe setzte, fiel uns auf, dass sowohl die Patienten als auch ihre Begleiter uns allesamt mit einem wunderbaren Lächeln anstrahlten.

Wir bekamen das Zeichen, nun zu beginnen und alsbald erschallte der Saal in virtuosen Kantaten und Arien, deren Texte mal Harald, mal ich in süffisanter Weise vorher übersetzten, damit die Leute den Inhalt der altitalienischen Poesie verstehen konnten.

Das Publikum applaudierte frenetisch und wir waren in Bombenform und sehr inspiriert. Nach drei Vokalwerken hatte ich Pause und setzte mich nach hinten, blieb aber auf der Bühne. Als ich mich dort etwas entspannte, erlebte ich ein unbeschreibliches Feuerwerk von Farben über den Menschen im Saal. Zum ersten Mal sah ich hellsichtig die Energie der Musik und die Wirkung auf die Zuhörer. Für einen Moment war ich so überwältigt, dass ich fast vergaß, wo ich war.

Dann war mir, als stünde jemand hinter mir, berührte mich sanft und liebevoll und wendete mein Bewusstsein zur ersten Reihe. Dort sah ich ungewöhnlich helles Licht, ganz anders als das der Menschen dahinter. Ich war fasziniert und spürte einen intensiven Sog. Meine Vernunft erinnerte mich rechtzeitig daran, dass jetzt wieder Singen angesagt war. Deshalb konzentrierte ich mich kurz auf meinen Solarplexus, bis ich dort mein ruhig atmendes Blümchen visualisieren konnte und ließ die mediale Erfahrung wieder los.

Es folgten zwei weitere Power-Vokalwerke mit höchster Brillanz und Virtuosität. Riesenapplaus, danach Pause. Glücklich über unser gemeinsames Erlebnis beglückter Zuhörer, gingen wir in die Künstlergarderobe. Ich hatte eine Garderobe für mich allein, ging hinein und sagte als erstes: Danke für dieses schöne Konzert!

Der Veranstalter war ganz aus dem Häuschen und ging zuerst zu den Herren unseres Ensembles und dankte Harald Knauss für die fabelhafte Moderation und Wahl des Programms. Dann schaute er noch kurz bei mir herein, bedankte sich ebenfalls und sagte: *»Das war genau, was ich mir vorgestellt habe. Die Leute sind total begeistert!«*

»Darf ich Sie mal etwas fragen?«

»Ja, klar.«

»Irgendetwas Besonderes ist mit den Menschen in der ersten Reihe. Ich fühle mich ganz stark hingezogen, aber kann es mir nicht erklären...«

»Ja, das sind besondere Leute. Das sind alles Patienten, die wissen, dass sie in zwei, drei Wochen sterben. Sie haben sich dieses Konzert gewünscht.«

Stille. Das Weltall blieb stehen und die Zeit stand still.

Ich weiß nicht, wohin meine Stimme fiel, jedenfalls so weit weg, dass ich den Mann sprachlos anstarrte und das Gefühl hatte, jemand zieht mir den Boden unter den Füßen weg. Ich war vom Donner gerührt und hatte nur den einen Gedanken: »Da gehst du nicht mehr raus. Ich kann keinen Ton mehr singen. Aus. Ende.«

»Hätte ich das nicht sagen sollen?«, fragte der Veranstalter besorgt.

»Doch, doch, ist schon gut. Bis später.«

Da saß ich in dem Raum, unfähig auch nur einen Muskel zu bewegen. Paralysiert. Die Musik war aus meinem Bewusstsein wie ausgelöscht.

Der Cembalist klopfte an die Türe: *»Hey, Rosina, in drei Minuten ist wieder Dudeljöh!«*

Ich musste unwillkürlich lachen, denn der Cemablo-Harald war, wie Harald Knauss, ein Witzbold. Das Lachen holte mich ein wenig in den Körper zurück. Nun kam noch Gitarren-Harald und sagte: *»Mensch, wie siehst du denn aus? Du bist ja käsebleich, als hättest du einen Geist gesehen!«*

»Hab ich auch!«

»Oh diese Sänger! Alles klar? Können wir loslegen?«

Die Fröhlichkeit steckte mich ein wenig an. Bevor ich die Garderobe verließ, sandte ich das intensivste Gebet meines Lebens an alle meine Erste-Hilfe-Schutzengel: »Bitte helft mir, die Schwäche zu überwinden. Gebt mir inspirative Kraft.«

Dann kam ich auf die Bühne und mir wurde schwummerich. Meine Knie zitterten, wie ich es noch nie erlebt hatte und ich sandte noch einmal den intensiven Wunsch in die geistige Welt, mir beizustehen. Ich schloss die Augen, konzentrierte mich und vermied den Blick in die erste Reihe. In diesem Moment begriff ich wieder einmal, wie gut es ist, wenn man zwischen Privatem und der Profession trennen kann. Die imaginäre Linie war überschritten und ich war nun wieder ganz Musikerin. Meine Schwäche schwand, meine Stimme war unter Kontrolle und wir boten wieder ein Feuerwerk italienischer Bravourmusik. Bei der zweiten Arie traute ich mich, auch die erste Reihe in mein Blickfeld zu integrieren und wieder tauchten wunderschöne, helle Farbenspiele auf, die mich in meiner Musik noch mehr inspirierten.

Das Konzert kam zum Ende. Drei Zugaben, dann Standing Ovations, ein grandioser Erfolg. Glücklich und erschöpft kehrten wir in die Garderobe zurück. Als wir nachher beisammen saßen, fragten mich die Kollegen, was denn mit mir los gewesen sei.

»Dieses Konzert haben sich Menschen gewünscht, die in den nächsten zwei, drei Wochen sterben.«

Stille. Die Männer hörten auf zu essen und starrten mich fassungslos an. Es dauerte eine Weile, bis sie die Tragweite dieses außerordentlichen Erlebnisses begriffen. *»Und da wünschen die sich ausgerechnet diese erotische Powermusik?!«*, sinnierte ein Kollege.

Drei Wochen später. Der Veranstalter rief uns an, bedankte sich noch einmal herzlich für das gelungene Konzert und sagte: *»Das wird Sie freuen. Alle Patienten sind tatsächlich gestorben. Sie sind leicht gegangen. Bis zum letzten Augenblick sprachen sie über nichts anderes als über Ihr Konzert, wie fröhlich, leidenschaftlich und lebensfroh es war. Sie haben ihnen ein großes Geschenk gemacht und dafür sind Ihnen auch die Ärzte und Betreuer sehr dankbar.«*

Das war die Wende für mich. Es folgten zwar noch sechs Jahre weiterer reger Konzerttätigkeit, doch in meinem Gepäck waren nun noch mehr medizinische Bücher, die ich in jeder freien Minute studierte. Erst im Nachhinein verstand ich, was der Veranstalter uns zugeraunt hatte: »Das ist doch das Letzte...« – das letzte Konzert für diese Menschen. Für diese Menschen, die an Krebs starben und die die heilende Kraft der Musik erlebten, war es ein Abschied von unserer Dimension. Für mich öffnete sich eine neue Türe in ihre Dimension. Das letzte Konzert für die Sterbenden war mein erster bewusster Schritt in die Heilkunst.

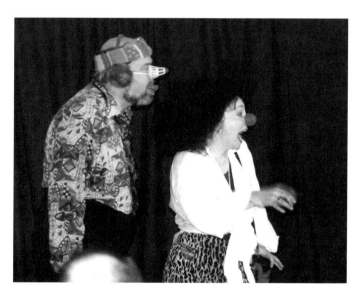

Abb. 48 Neue Ausblicke

Abbildungen

Fotos von David Gilmore: Abb. 1, 47, 48

Foto von Dr. Christiane May-Ropers: Abb. 2

Fotos von Sandra und Frank Schiebel: Abb. 14, 30

Fotos von Dr. Rosina Sonnenschmidt und Harald Knauss: Abb. 3, 4, 7, 8, 10, 11, 18, 23, 26-28, 33, 35-37, 40-46

Bleistiftzeichnungen von Anke Domberg: Abb. 5-6, 9, 12, 13, 15-17, 19-21, 29, 31-32, 34, 38-39

Grafiken von Martin Bomhardt: Abb. 22, 24, 25

Allen Bildinhabern herzlichen Dank für die freundliche Abdruckgenehmigung!

Weiterführende Literatur

Aeppli, August: Lebensordnungen. Emil Oesch Verlag 1944

Bäuerle, Emil Aurelius: Lebensschwung aus bewusster Atmung. Lebensweiser Verlag 1951

Beckmann, Horst: Die Anti-Krebs Strategie. Biodidact Publishing, BOD Verlag 2009

Béliveau, Richard und *Gingras, Denis*: Krebszellen mögen keine Himbeeren. Kösel 2007

Bhatmanghelidj, F.: Wassertrinken wirkt Wunder. VAK Verlag 5. Aufl. 2010

Bircher-Benner, Max: Ordnungsgesetze des Lebens. Bircher-Benner Verlag 2005

Bischof, Marco: Biophotonen. Verlag Zweitausendeins 1996

Bossinger, Wolfgang und Eckle, Raimund (Hg.): Schwingung und Gesundheit. Traumzeit Verlag 2008

Büdingen, Angela von: Gereimte Homöopathie. Haug Verlag 1997

Bühler, Walther: Der Leib als Instrument der Seele. Verlag Freies Geistesleben 1987

Friedrich, Edeltraud: Satiropathie. Selbstverlag Friedrich 1999

Greve, Karin: Geistig-spirituelle Heilweisen neben Medizin und Alternativmedizin. Tectum Verlag 2004

Grillparzer, Marion: Körperwissen. Gräfe&Unzer Verlag, 3. Auflage 2009

Hahn, Eva: Max und Moritz im Spiegel der Elemente, Chinesische Medizin zum Schmunzeln. BOD Verlag 2000

Holtzapfel, Walter: Im Kraftfeld der Organe. Verlag am Goetheanum 2004

Keymer, Martin und *Schmedtmann, Norbert O.*: Bioenergie-Therapie. Jopp Oesch 2005

Keymer, Martin, Bressendorf, Otto von: Die Geheimnisse der Rhythmik des Lebens und des Universums. Dermatologisches Privatinstitut Martin Keymer, Preetz 2006

Knauss, Harald und *Sonnenschmidt, Rosina*: Die zwölf Tore der Heilung. Verlag Homöopathie+Symbol 2005

Knauss, Harald und *Sonnenschmidt, Rosina*: Moderne Medial- und Heilerschulung. Edition Elfenohr 2008 (Bezugsadresse siehe im Anhang)

Knauss, Harald und *Sonnenschmidt, Rosina*: Übungs-CD mit Musik zu den Atem- und Drüsenübungen. Narayana Verlag 2009

Knauss, Harald, Sonnenschmidt, Rosina: Homöopathische Heilungsprozesse im Spiegel des Gartens; Sonntag Verlag 2004

Knauss, Harald: Die sieben Heilungsschritte. Narayana Verlag 2009

Knauss, Harald: Leben und Sterben aus medialer Sicht, Edition Elfenohr, 2008 (Bezugsquelle siehe Anhang)

Knauss, Harald: Schriftenreihe Spirituelle Heilkunst, Band 4 „Töne, Klänge, Vokale – Vom Wesen der inneren Lebensordnungen" Narayana Verlag 2011

Knauss, Harald: Schriftenreihe Spirituelle Heilkunst, Band 1 „Grundlagen und Hintergründe der spirituellen Heilkunst". Narayana Verlag 2009

Köhler, Bodo: Biophysikalische Informations-Therapie. Gustav Fischer Verlag 1997

Köhler, Bodo: Grundlagen des Lebens. Videel 2001

Kratky, Karl W.: Komplementäre Medizinsysteme. Ibera Verlag 2003

Kuhnhardt, Gert von: Kleiner Aufwand, große Wirkung – Phänomen Trampolin. Bellicon Deutschland GmbH, 13. Aufl. 2011

Lütz, Manfred: Lebenslust. Pattloch Verlag 2002

Mayr, Franz Xaver: Blut- und Säftereinigung. Haug Verlag, 22. Aufl. 2005

Mayr, Franz Xaver: Fundamente zur Diagnostik der Verdauungskrankheiten. Turm Verlag 1974

Mayr, Franz Xaver: Medizin der Zukunft. Haug Verlag, 2. Auflage 2009

Meier-Koll, Alfred: Chronobiologie. C.H. Beck 1995

Moody, Raymond: Lachen und Leiden. Rowohlt Verlag 1979

Nowikowa, Natalja Alexandrowna und *Butzke, Bernd*: Russische Volksmedizin. Nymphenburger Verlag 2011

Oschman, James L.: Energiemedizin. Urban&Fischer 2006

Pfrogner, Hermann: Die sieben Lebensprozesse. Verlag Die Kommenden 1978

Rauch, Erich: Blut- und Säftereinigung. Haug Verlag 1966

Rothkranz, Markus: Heile dich selbst. Hans Nietsch Verlag 2. Aufl. 2009

Schnack, Gerd: Swing & Relax. Elsevier Urban&Fischer 2006

Schnack, Gerd: Natürlich gesund. Herder Verlag 2009

Sonnenschmidt, Rosina: Das Tier im Familiensystem. Sonntag Verlag 2. Aufl. 2009

Sonnenschmidt, Rosina: Der Mutteratem in der Familienaufstellung. Narayana Verlag 2011

Sonnenschmidt, Rosina: Der Papagei – eine homöopathische Arzneierfahrung. Verlag Homöopathie+Symbol 2003

Sonnenschmidt, Rosina: Die Schüßler-Therapie mit 36 Mineralsalzen. Narayana Verlag 2011

Sonnenschmidt, Rosina: Exkarnation – Der große Wandel. Verlag Homöopathie+Symbol, 3. Aufl. 2012

Sonnenschmidt, Rosina: Homöopathie und Radioaktivität. Narayana Verlag 2012

Sonnenschmidt, Rosina: Homöopathisches Krebsrepertorium. Verlag Homöopathie+Symbol 2005

Sonnenschmidt, Rosina: Mediale Mittel in der Homöopathie, Sonntag Verlag 2. Aufl. 2004

Sonnenschmidt, Rosina: Miasmatische Krebstherapie. Verlag Homöopathie+Symbol 2008

Sonnenschmidt, Rosina: Miasmen und Kultur - Krankheit und Heilung aus kulturhistorischer und homöopathischer Sicht, Verlag Homöopathie+Symbol 2007

Sonnenschmidt, Rosina: Miasmen-Test. Verlag Homöopathie+Symbol 2008

Sonnenschmidt, Rosina: Radionischer Energietest. Narayana Verlag 2008

Sonnenschmidt, Rosina: Schriftenreihe „Organ – Konflikt – Heilung", Bände 1-12. Narayana Verlag

Sonnenschmidt, Rosina: Über Gewicht. Narayana Verlag 2010

Sonnenschmidt, Rosina: Wege ganzheitlicher Heilkunst, Anamnese-Diagnose-Heilung; Sonntag Verlag 2005

Sonnenschmidt, Rosina; Knauss, Harald; Krüger, Andreas: Die Kunst zu heilen. Verlag Homöopathie+Symbol 2003

Sonnenschmidt, Rosina; Knauss, Harald: Das Auto aus heiterer und homöopathischer Sicht. Narayana Verlag 2009

Sonnenschmidt, Rosina; Knauss, Harald: Tiermittel in der Homöopathie; Sonntag Verlag 2007

Spiller, Wolfgang: Dein Darm. Waldthausen 2004

Spork, Peter: Das Uhrwerk der Natur, Chronobiologie. Rowohlt 2004

Tepperwein, Kurt: Die Botschaft deines Körpers. MVG Verlag, 11. Auflage 1999

Werner, Benno: Im Rhythmus der Jahreszeiten. Rowohlt Verlag 1998

Yeager, Selen: Heilkraft unserer Lebensmittel. Weltbild Verlag 2009

Zierden, Irmgard, Mayr, Peter: F.X.Mayr-Kur: Das Basisbuch. Haug Verlag 2005

Kursangebote und Internetseiten

Kursangebote und Zeitschrift „Medialität und Heilkunst":

www.mediale-welten.com

Email: info@mediale-welten.com

Homöopathiekurse:

www.sonnenschmidt-knauss.de

www.rosina-sonnenschmidt.de

Email: rosinamaria@t-online.de, haraldknauss53@t-online.de

CDs und DVDs der Autorin

Eine große Auswahl an CDs und DVDs der Autorin finden Sie beim Verlag Homöopathie + Symbol (www.homsym.de)

Weitere CD/DVD-Titel aus dem Steinhardt Verlag :

- Einführung in die Miasmen
- Miasmatische Homöopathie Kurs 1 Syphilinie und Sykose
- Miasmatische Homöopathie Kurs 2 Tuberkulinie, Skrofulose, Psora
- Miasmatische Homöopathie Kurs 3 Karzinogenie
- Miasmatische Homöopathie: Niere – Blase
- Miasmatische Homöopathie: Atemsystem
- Miasmatische Homöopathie: Verdauungssystem
- Miasmatische Homöopathie: Leber – Galle
- Auch für komplizierte Krankheiten gibt es einfache Heilungswege
- Schüssler- Salze 1 – 27
- Alpha-Reisen
- Moderne Medial- und Heilerschulung
- Going Far East (Music CD von Harald Knauss und Rosina Sonnenschmidt)

Vita der Autorin

Dr. phil. Rosina Sonnenschmidt, Heilpraktikerin

- ☜ 1979 Promotion in Musikethnologie, Indologie, Ägyptologie
- ☜ 1981-1998 Konzertsängerin des Sephira-Ensembles, CDs, Filme, Konzerttätigkeit
- ☜ 1986-1994 Privatstudium in Homöopathie mit dem Schwerpunkt der Miasmen
- ☜ 1984-1999 Medial- und Heilerschulung bei Margaret Pearson, Mary Duffy, Ray Williamson, Chris Batchelor, Tom Johanson in England und Deutschland
- ☜ Seit 1995 zusammen mit Harald Knauss Leitung der eigenen Medial- und Heilerschulung
- ☜ Seit 1999 Naturheilpraxis
- ☜ 2006 und 2009 Einladung zur Kaiserlichen Homöopathiegesellschaft nach Tokyo
- ☜ 2009 Ernennung zum Ehrenmitglied der Kaiserlichen Homöopathiegesellschaft Japans
- ☜ 2010 Ehrung in London von der Holistischen Japanischen Homöopathie-Gesellschaft für die Verdienste, japanische Homöopathen in „Organ, Konflikt, Heilung" auszubilden.
- ☜ Autorin vieler erfolgreicher Fachbücher zum Thema Heilkunst

Rosina Sonnenschmidt
Exkarnation - Der große Wandel
Sterben und Tod im Lichte der Medialität, Homöopathie, Farb- und Baumenergien

3. Aufl., 261 Seiten, 13 x 21 cm gebunden
21 Schwarzweiß- und 8 Farbabbildungen
ISBN 978-3-937095-20-2, EUR[D] 34,-

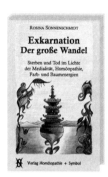

Rosina Sonnenschmidt arbeitet seit vielen Jahren, unterstützt durch ihre mediale Befähigung, mit schwer kranken Patienten und Sterbenden. Aus ihrer Arbeit und der Lehre des Tibetischen Totenbuches, dem uralten Wissen östlicher Kulturen, erwuchs ein Verständnis des Todes, das ihn nicht als Bedrohung, sondern als natürlichen Übergang in eine neue Daseinsform sieht. Diesen Schatz hat sie in unsere Kultur übertragen.

Im vorliegenden Buch stellt sie ihre Erfahrungen und Möglichkeiten, Sterbenden und Angehörigen beim Übergang zu helfen und den Tod zu erleichtern, theoretisch und praktisch vor. Dabei kommen homöopathische Mittel, Farblichtbestrahlung, Baumenergien und mediale Methoden zum Einsatz. Durch konkrete Übungen und interessante Fallbeispiele werden sie nachvollziehbar und anwendbar.

Lebendig, freimütig und doch sachlich führt uns die Autorin zu einem vertrauensvollen und tabulosen Umgang mit dem Sterbeprozess und macht Mut und Hoffnung für seine Annahme - als eine der wichtigsten Voraussetzungen für ein erfülltes Leben.

Verlag Homöopathie + Symbol
www.homsym.de

Rosina Sonnenschmidt / Harald Knauss
Andreas Krüger

Die Kunst zu heilen

257 Seiten, A5-Format, geb., 28 Farb- und 26 SW-Abb.
ISBN 978-3-937095-01-1, EUR[D] 29,-

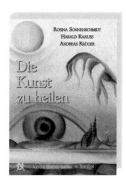

Was ist die Kunst in der Heilkunst? Welche Fähigkeiten jenseits von Therapietechnik, Wissen und Verstand machen einen Heiler aus und führen zu Heilerfolgen? Wie können diese Qualitäten entwickelt und unterstützt werden? Drei als Therapeuten und Lehrer weithin bekannte und erfolgreiche Autoren stellen sich gemeinsam diesen Fragen und tragen ihre langjährigen Erfahrungen zusammen.

Inspiration, sensitive Wahrnehmung und andere Grundelemente des Heilens, schon von Paracelsus postuliert, werden in die heutige Zeit übertragen. Dabei ist ein Buch für die Praxis entstanden, das Heilkunst in vielen Geschichten und Fallbeispielen humorvoll vermittelt und heilerische Qualitäten auch mittels einfacher Übungen schulbar macht.

Ein Paradigmenwechsel im Gesundheitswesen steht an, weg von einer materialistischen und zudem kostspieligen Technokratie, hin zu einem einfühlsamen Umgang mit Krankheit, wo letztendlich nicht der Behandler heilt, sondern der Patient.

Verlag Homöopathie + Symbol
www.homsym.de

Rosina Sonnenschmidt

Miasmen und Kultur
Krankheit und Heilung aus homöopathischer und kulturhistorischer Sicht

576 Seiten, 15 x 21 cm gebunden, 141 Abb., mit Musik-CD
ISBN 978-3-937095-09-7, EUR[D] 48,-

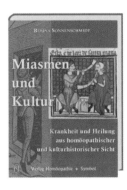

Auf spannende Weise beschreibt Rosina Sonnenschmidt in ihrem Buch ein Miasmenmodell, das in unserer eigenen Kulturgeschichte gründet und sich darin widerspiegelt. In der Übertragung auf die heutige Arbeit mit Patienten hat sich die Anwendung dieses Modells bereits vielfach bewährt – ganz im Sinne der kosmischen Regel »wie im Großen, so im Kleinen«.

In ihrem umfassenden Werk führt uns die Autorin zunächst auf eine Zeitreise durch unsere kulturelle Vergangenheit, von den syphilitisch geprägten Epochen Mittelalter und Renaissance über den sykotischen Barock, das psorische Rokoko und das tuberkuline Bürgertum bis hinein in die Neuzeit. Das Wesen von Miasmen wird als kollektive Manifestation des epochalen Zeitgeistes deutlich, dessen Nährboden Formen von Unterdrückung und Intoleranz sind – ein dynamischer Potenzialraum für Unheil, der über Generationen fortleben und sich beim individuellen Kranken verkörpern kann. Doch gleichzeitig entstehen heilende Qualitäten und zeigen sich in Musik (Beispiele auf der CD), Kunst und neuen Lebensweisen.

Diese Krankheits- und Heilungsprinzipien münden in ein klares Behandlungskonzept, mit dem sich die miasmatische Krankheitsebene bei Patienten sowohl diagnostizieren als auch homöopathisch therapieren lässt. Fallbeispiele verdeutlichen seine Einfachheit und belegen seine Wirksamkeit.

Verlag Homöopathie + Symbol
www.homsym.de

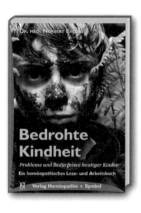

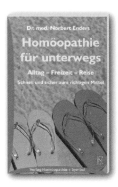

Seminare auf CD - *Homöopathie hören* - Auswahl

Titel / Teile	Best.nr.	St	Preis
Weibliche Organe *Konflikte und ihre homöopathische Lösung*	MH-291	12	88,-
Blut - Der Fluss des Lebens *Homöopathische und naturheilkundliche Behandlung*	KS-287	8	67,-
Familiensystemische Krankheiten und ihre organischen *Manifestationen* *Leber, Galle, Pankreas, Blut*	MW-271	12	96,-
Lebensrhythmus und Homöopathie	LH-291	12	88,-
Leidenschaft (die Leiden schafft) und Liebesdienst – *der Liebe dienen*	KA-220	9	76,-
Esoterik und Krankheit *Licht und Schatten spiritueller Betätigung*	ME-206	9	76,-
Homöopathie und Intuition *Zur Wahrnehmung von Arzneifamilien*	MW-272	7	59,-
Exkarnation - Der große Wandel (Seminar)	HF-209	8	71,-
Homöopathie - Mentale Heilkunst (mit Übung)	MH-248	1	10,-
Unheilbarkeit ist eine Fiktion	HF-211	1	10,-
Komplette Reihe aus folgenden drei Miasmenkursen:	MW-25	33	238,-
Syphilinie und Sykose	MW-251	12	96,-
Psora und Tuberkulinie	MW-252	12	96,-
Karzinogenie	MW-253	9	76,-

Unseren Gesamtkatalog und Informationsblätter
sowie alle unsere Bücher und Audiomedien erhalten Sie per
direkter Bestellung unter folgender Verlagsadresse:

Verlag Homöopathie + Symbol
Martin Bomhardt
Rheinstraße 5, 12159 Berlin
Tel. 030 / 8510 3920 Fax 030 / 8510 3930
Email: info@homsym.de
Online-Sortiment mit Hörproben: **www.homsym.de**